◎燕京医学流派传承系列丛书◎

燕京医学流派
中医耳鼻咽喉科古今医案

主　编　王俊阁

全国百佳图书出版单位
中国中医药出版社
·北京·

图书在版编目（CIP）数据

燕京医学流派中医耳鼻咽喉科古今医案 / 王俊阁
主编 . — 北京：中国中医药出版社，2022.4
（燕京医学流派传承系列丛书）
ISBN 978-7-5132-7431-9

Ⅰ.①燕… Ⅱ.①王… Ⅲ.①中医五官科学—耳鼻咽
喉科学—医案—汇编 Ⅳ.① R276.1

中国版本图书馆 CIP 数据核字（2022）第 031521 号

中国中医药出版社出版

北京经济技术开发区科创十三街 31 号院二区 8 号楼
邮政编码　100176
传真　010-64405721
保定市西城胶印有限公司印刷
各地新华书店经销

开本 880×1230　1/32　印张 13　字数 290 千字
2022 年 4 月第 1 版　2022 年 4 月第 1 次印刷
书号　ISBN 978-7-5132-7431-9

定价　69.00 元
网址　www.cptcm.com

服 务 热 线　010-64405510
购 书 热 线　010-89535836
维 权 打 假　010-64405753

微信服务号　zgzyycbs
微商城网址　https://kdt.im/LIdUGr
官 方 微 博　http://e.weibo.com/cptcm
天猫旗舰店网址　https://zgzyycbs.tmall.com

如有印装质量问题请与本社出版部联系（010-64405510）

序 言

　　"燕京医学流派"是以北京地区中医名家为主体融合而成的地域性中医学术流派，尤其是清朝以后，明显表现为以京城四大名医及其传承人的学术经验为核心，以宫廷医学为基础，以家族传承、学院教育、师承教育相结合为特点，以中医为体、西医为用的中西医结合特色。研究、挖掘、整理燕京医家的学术思想对于促进中医药事业的发展，造福人类，具有重要意义。

　　"燕京医学流派"上溯金代，下迄当代，历史跨度800余年。在相当长的历史时期内，燕京医学既形成了鲜明的地域特色，又不断吸纳融汇外地医学创新发展。燕京大地，人杰地灵，名医辈出，他们不仅医术精湛、医德高尚，深得患者信赖，且能广收门徒，著书立说，造就了一大批中医杰出人才。燕京地区的医学流派主要有为皇室及其贵族看病的御医派、传统师承家传模式下形成的师承派、院校教育培养出来的学院派。随着社会的发展和时代的变迁，当今"燕京医学流派"逐步向中西医汇通方向发展，各学术流派的传人大都是熟知现代医学理论的中医大家。

　　尽管有众多前辈对燕京医学的某一分支做了大量的研究，但是业界对于燕京医学学术特色、代表性医家医著的研究尚缺乏统一性和全局性的共识，对于各流派代表性传承人及传承谱系的梳理也不够全面系统。随着在世的老中医越来越少，关于传承的第一手资料逐渐消失殆尽，对于老专家学术资源的挖掘整理显得尤为紧迫，属于抢救性保护工作。

2019年，在北京市中医管理局的大力支持下，"燕京流派传承研究项目"立项，由首都医科大学附属北京中医医院具体组织实施。医院领导非常重视该项目，专门成立了"燕京流派创新性传承拳头工程"工作组，由刘清泉院长担任组长、刘东国副院长任副组长，项目办公室设在北京中医医院医务处。同年，医院进行分项目遴选，对入选的分项目展开了专业、专家、专著、技术和药物的研究。同时，医院统一组织各分项目对全国著名中医学术流派进行了实体考察，经过数次会议论证，各分项目逐步形成了研究燕京医学学术流派的思路和方法，燕京医学系列丛书书目申报也相应完成。各燕京医学学术流派研究小组开展了文献检索、实地调查、专家采访、资料整理等工作，在尊重历史、务求真实的基础上对燕京医学的学术特色进行了深度挖掘。

经过一年多的辛勤劳动，凝聚众多编者心血的《燕京医学流派传承系列丛书》终于要与读者见面了。总体上来说，本套丛书具有以下特点：

一、丛书由一整套书籍组成，各分册既可以独立成册，又具有内在关联性。丛书分册由北京中医医院各专科主任负责牵头编写，代表了本专科的最新研究成果和燕京医学的学术特色。

二、丛书资料务求真实。由于时间仓促，在时间维度上，研究范围不能够完全涵盖每个历史时期，尤其是金元以前燕京地区医学的发展情况还有待继续深入研究。

三、丛书内容力求公正。各流派谱系梳理过程中，尽量收集多方资料，保证真实准确，避免闭门造车和门户之见。

四、丛书中借鉴了很多前辈及同行的优秀研究成果，具有兼容并蓄的特点。

本套丛书的编写得到了北京市中医管理局、北京中医药大学、中国中医药出版社等相关单位及领导、专家的大力支持，同时借鉴了很多前辈的研究成果，在此一并表示感谢。由于丛书编写时间紧、任务重，编者都是临床一线医务人员，仓促之中难免瑕疵，敬请同行批评指正。

北京中医医院燕京医学学术流派研究办公室

2021 年 10 月

编写说明

　　历代名医医案是中医学宝库中的瑰宝，体现了医家辨证思路、遣方用药和治疗疾病的经验，同时也反映了医家的学术思想和所处时代的医学成就。研习历代名医医案，不仅是学习先贤诸家临证法要之门径，更是医林后学切实提升诊疗水平之阶石。北京作为"六朝古都"及宫廷医学的兴起发展地，逐步形成了独具特色的燕京医学流派。燕京医学流派由御医派、师承派、学院派组成，各派之间相互借鉴，取长补短，共同发展。耳鼻咽喉科是"燕京医学流派"的重要学科分支，疾病病证复杂，涉及面广泛。为挖掘燕京医学流派史料，进行燕京医学流派溯源研究，规范燕京医学流派的病证理论体系和诊治特点，北京中医医院耳鼻咽喉科对"燕京医学流派"相关的耳鼻咽喉疾病古今医案进行了整理和挖掘。

　　本医案集是燕京医学流派耳鼻咽喉疾病的古今名医医案荟萃，所选医家从明清到当代，无论祖籍是否为燕京地区，只要在燕京地区行医就纳入本书范围，其中大多医家虽不以治疗耳鼻咽喉疾病闻名于世，但其辨治耳鼻咽喉疾病颇具特色，也纳入其中。由于史料有限，囿于时代、认识，对古医案不做删改，以保持原貌；至于明显的错讹字句，则随文予以订正，以求其更易于阅读，便于应用，一般不出校语。对医案评按，原著作早有定评，不做阐释。限于水平，疏误自知不免，幸祈读者不吝指正。

本书编写过程中，中国中医科学院信息研究所李敬华副研究员在文献检索方面给予了大力支持和协助，谨在此表示谢意。

《燕京医学流派中医耳鼻咽喉科古今医案》编委会

2021 年 10 月

目 录 ～

一、薛　铠

薛铠，字良武，生活于明代中期，江苏吴县人。明代医学家，宫廷御医，临床以儿科见长，其辨治耳鼻咽喉疾病颇具特色。

出身医药世家，家学渊源。精于医书，熟谙医理，曾以名医入征于太医院医士，后赠院使。工儿科，撰有《保婴撮要》《钱氏小儿直诀校注》，并校注名医医著如滑寿之《十四经发挥》等行于世。《保婴撮要》前十卷论述婴儿初生护养、儿科疾病诊法、小儿变蒸、五脏生病以及幼儿内科杂病的证治，这十卷除临床医案部分为薛己补入外，均系薛铠原作。后十卷论述有关幼儿外科、皮科、痘疹、五官科等病证治及其医案，均为薛己所撰。书中介绍了较为丰富的治法，并收载了大量儿科医案，为本书的特色之一，其辨治耳鼻咽喉疾病经验甚佳。薛铠以其丰富的儿科临床经验，撰写《保婴撮要》，为后世中医儿科的发展做出了巨大贡献。

1. 肾疳

一小儿耳内出脓，秽不可近，连年不愈，口渴足热，或面色微黑。余谓肾疳症也，用六味地黄丸，令母服加味逍遥散而愈。后因别服伐肝之药，耳症复作，寒热面青，小便频数。此

肝火血燥也，用柴胡栀子散以清肝，六味地黄丸以滋肾，遂痊。（《保婴撮要·耳症》）

2. 耳疮

一小儿耳出秽水，属肝肾不足，先用九味芦荟丸而痊。毕姻后，面黄发热多病，又用黄柏、知母等药，更胸膈痞满，饮食少思，痰涎上壅，又利气化痰，加噫气下气，余用六君子、补中益气二汤，干姜、木香等味治之，寻愈。（《保婴撮要·耳症》）

3. 耳疮

一小儿水入耳内，耳外生疮，脓水淋沥，经岁不愈。余谓肝火上炎，用大芦荟丸而愈。（《保婴撮要·疳症》）

4. 耳疮

一小儿耳内出脓，久不愈。视其母，两脸青黄，属乳母郁怒致之也，遂朝用加味归脾汤，夕用加味逍遥散，母子皆愈。（《保婴撮要·耳症》）

5. 耳疮

一小儿耳中流脓，项中结核，眼目或眨或赤痛，小便或痒或赤涩，皆肝胆经风热之证也，用四味肥儿丸悉愈。（《保婴撮要·耳症》）

6. 耳痛

一小儿因乳母恚怒，兼经行之后，多食炙煿，儿遂耳内作痛出脓，余先用加味小柴胡汤，次用加味逍遥散，令其母服之，子母并愈。（《保婴撮要·耳症》）

二、薛 己

薛己（1487—1559），字新甫，号立斋，吴县（今江苏苏州）人。明代医学家，临床涉及诸科，以外科见长，其辨治耳鼻咽喉疾病颇具特色。

其父薛铠曾为太医院医士，薛己自幼继承家学，精研医术，聪颖博学，善师张元素、李杲、钱乙等医家，擅长内、外、妇、儿、口齿、骨伤诸科。正德元年（1506）补为太医院院士，1514年升为御医，1519年授南京太医院院判，1530年以奉政大夫南京太医院院使致仕。薛己治学刻苦，论著颇多，主要著作有《外科枢要》《内科摘要》《女科撮要》《疬疡机要》《正体类要》《口齿类要》，此外还有许多校订书流传，如《妇人良方大全》《小儿药证直诀》《明医杂著》《外科精要》等。

1. 耳鸣

一妇人因劳，耳鸣头痛体倦，此元气不足，用补中益气加麦门、五味而痊。三年后得子，因饮食劳倦，前症益甚。月经不行，晡热内热，自汗盗汗，用六味地黄丸、补中益气汤顿愈。

前症若因血虚有火，用四物加山栀、柴胡；不应，八珍加前药。若气虚弱，用四君子。若怒耳便聋或鸣者，实也，小柴胡加芎、归、山栀；虚用补中益气加山栀。若午前甚作火治，用小柴胡加炒连、炒栀，气虚用补中益气，午后甚作血虚，用四物加白术、茯苓。若阴虚火动，咽痛将且作渴，必用地黄丸以壮水为主。经云：头痛耳鸣，九窍不利，肠胃之所生也。脾胃一虚，耳目九窍皆为之病。(《女科撮要·经闭不行》)

2. 耳鸣

少宰李蒲汀，耳如蝉鸣，服四物汤，耳鸣益甚。此元气亏损之证，五更服六味地黄丸，食前服补中益气汤，顿愈。

此症若血虚而有火，用八珍加山栀、柴胡。气虚而有火，四君加山栀、柴胡。若因怒就聋或鸣，实用小柴胡加芎、归、山栀，虚用补中益气加山栀。午前甚用四物加白术、茯苓，久须用补中益气。午后甚用地黄丸。

疏曰：耳如蝉鸣，固属肾之症。而四物之剂，以之补水，亦不甚相远，何至服之而鸣益甚耶？足以见补水补血，大相径庭，而不可混也。且人徒知耳鸣为肾阴不足，而不知其有元气亏损者甚多也。经云头痛耳鸣，九窍不利，肠胃所主之病。盖肠为肺之腑，胃为脾之腑，腑与脏同气，而脾肺非元气所主之地乎？经文炳炳，人自不读耳。夫头象天，耳口鼻之系于头者，犹日月星辰之系于天也，而所以不轻不坠，运行普照者，一气之充升也，人同乎天亦犹是也。此补中益气所以治头痛耳鸣，九窍不利之症者，充升其不升之气耳。然不可忘情于肾，以肾为元气之根，而耳实为肾窍。故此案于五更服六味地黄丸，所以壮肾于一阳初动之时，且抑其虚火上炎之势，于食前服补中益气汤，所以补元气于阳明正旺之时，且助其升腾易上之势，此欲升先降、补阳根阴之法也。若读其诸法，而此症之灵变尽矣。(《薛案辨疏·肝脾肾亏损头目耳鼻等症》)

3. 耳鸣

少司马黎仰之南银台时，因怒耳鸣，吐痰作呕不食，寒热胁痛，用小柴胡合四物加山栀、陈皮、茯苓而瘥。

疏曰：以大概观之，肝经火也。然要知虽有怒伤肝之说，而其怒火之所发者，每从少阳胆经而来，少阳为相火故耳。古人所以治怒火，悉用小柴胡汤是也。然或有伤肝及脏之血者，故合四物补之，更乘所胜，而累及脾胃之气者，故用茯苓、陈皮，同人参、甘草合四君补之。曰何以知其伤于肝也？以寒热胁痛知之，何以知其累及脾胃也？以吐痰不食知之。何以不用白术？白术闭气，非怒气所宜也。何以更加山栀？清三焦肝火所宜也。(《薛案辨疏·肝脾肾亏损头目耳鼻等症》)

4. 耳疮

太卿魏庄渠，癸卯仲冬，耳内作痛，左尺洪大而涩。余曰：此肾水枯竭，不能生肝木，当滋化源。彼不信，仍杂用直补之剂。余谓其婿陆时若曰：庄渠不能生肾水，来春必不能起。至明年季春十八日，复请治，昏愦不语，顺耳之分已有脓矣，且卵缩便数，方信余言，求治。辞不克，用六味丸料一钟，阴茎舒出，小便十减六七，神思顿醒。余曰：若砭脓出，庶延数日，为立嗣之计，否则脓从耳出，死立待矣。或谓不砭可生者，余因辞归。翌日，果耳内出脓，至二十一日己未火日而卒。(《外科枢要·论耳疮》)

5. 耳疮

一妇人耳内肿痛，寒热口苦，耳内出水，焮连颈项，饮食少思，此肝火甚而伤脾也。用小柴胡汤加山栀、牡丹皮稍愈，用加味逍遥散及八珍汤加柴胡、山栀、丹皮，调补肝脾而痊愈。(《外科枢要·论耳疮》)

6. 耳疮

一妇人因怒发热，每经行两耳出脓，两太阳作痛，以手按之，痛稍止。怒则胸胁乳房胀肿，或寒热往来，或小便频数，或小腹胀闷，皆属肝火血虚也。先用栀子清肝散二剂，又用加味逍遥散数剂，诸症悉退，乃以补中益气加五味而痊愈。(《外科枢要·论耳疮》)

7. 耳痛

一男子，耳内出脓，或痛或痒，服聪耳益气汤不应，服防风通圣散愈甚。予以补肾丸治之而愈。(《外科心法·口齿咽喉并肾虚耳痛》)

8. 耳疮

一小儿十二岁，素虚羸，耳出脓水，或痛或痒，至十四，稍加用心，即发热倦怠，两腿乏力八年矣。用补中益气汤及六味地黄丸，稍愈。毕姻后，朝寒暮热，形气倦怠，两足心热，气喘唾痰，仍用前二药，佐以六君子汤而愈。因后不守禁忌，恶寒发热，头晕唾痰。余谓肾虚不能摄水而似痰，清气不能上升而头晕，阳气不能护守肌肤而寒热，遂用补中益气汤加蔓荆、附子一钱，四剂不应；遂用人参一两，附子一钱，二剂而应；乃用十全大补汤，百余剂而痊。又因大劳入房，喉喑痰涌，两腿不遂，用地黄饮子顿愈，仍用十全大补汤而安。后又起居失宜，朝寒暮热，四肢逆冷，气短痰盛，两寸脉短，用十全大补汤加附子一钱，数剂而愈。乃去附子，用人参三钱，常服始安。(《保婴撮要·耳症》)

9. 耳疮

立斋治一人，年二十，耳内出水作痛，年余矣。脉洪数，尺脉为甚。属肝肾二经虚热，用加减地黄丸料，一剂而愈。

（《古今医案按·耳》）

10. 耳疮

一男子每入房，耳内或作痒，或出水，常以银簪挖人，甚喜阴凉。此属肾经虚热也，用加减八味丸而愈。（《外科枢要·论耳疮》）

11. 耳疮

一儒者因怒，耳内作痛出水，或用祛风之剂，筋挛作痛，肢体如束。此肝火伤血也，用六味丸料，数服而愈。（《外科枢要·论耳疮》）

12. 耳疮

文选姚海山，耳根赤肿，寒热作痛，此属三焦风热也。但中气素虚，以补中益气加山栀、炒黄芩、牛蒡子治之而愈。

（《外科枢要·论耳疮》）

13. 耳痛

一妇人耳内不时胀痛，内热口干，劳则头晕，吐痰下带。此肝脾气虚也，朝用补中益气，夕用加味逍遥散而痊。（《续名医类案·耳》）

14. 耳痛

一妇人素郁怒，耳内作痛，肿燃寒热，面色青黄，经行则变赤，余用加味归脾汤、加味逍遥散而愈。（《续名医类案·耳》）

15. 耳痛

一妇人，耳内或耳后顶侧作痛，寒热口苦，月经不调。此肝胆经火兼伤脾胃，用四君加柴胡、升麻、黄芪、白芍而愈。后因劳役怒气，呕吐胁胀，用六君子汤加山栀、柴胡而安。

（《续名医类案·耳》）

16. 耳痛

一妇人耳内外肿痛，胸胁不利，寒热往来，小便不调。此肝火伤血，先用龙胆泻肝汤四剂，诸症顿退。又用加味逍遥散而愈。又因怒复作，用小柴胡汤而痊。(《续名医类案·耳》)

17. 耳痛

一妇人经行后，因劳怒发寒热，耳作痛，以经行为血虚，用八珍汤加柴胡。怒气为肝火，用加味逍遥散。劳役为气伤，用补中益气汤加山栀而愈。(《续名医类案·耳》)

18. 耳痛

一妇人怀抱素郁，因怒耳作肿痛，经行不止，发寒发热，面色青赤，肝脉弦数。此久郁伤脾，暴怒伤肝，先用加味小柴胡汤，随用加味逍遥散而痊。(《续名医类案·耳》)

19. 耳痛

一妇人性急，或耳内作痛，或耳外赤肿，发热胁胀，日晡益甚。余以为怒气伤肝，气血俱虚，朝用加味逍遥散加黄柏、桔梗，夕用归脾汤送地黄丸而愈。(《续名医类案·耳》)

20. 耳疖

一女子耳下肿赤，寒热口苦，月经不调，小便内结一块。此肝火气滞而血凝也，先用小柴胡加山栀、川芎、丹皮，又用柴胡清肝散而痊。(《续名医类案·耳》)

21. 鼻衄

一小儿鼻衄滞颐，作渴时汗。乃胃经实热也，先用泻黄散，二服而滞颐止；又用四味肥儿丸，数服而鼻血愈。后鼻不时作痒，发渴便血，用《圣济》犀角地黄汤四剂，母子并服，别令儿童更服四味肥儿丸，月余而愈。(《保婴撮要·鼻塞鼻衄》)

22. 鼻衄

一小儿遍身生疥，挖鼻出血，因肝脾有热，用四味肥儿丸而愈。后食炙煿，鼻血复出，疮疥复发，先用清胃散二剂，又用四味肥儿丸，月余而痊。(《保婴撮要·鼻塞鼻衄》)

23. 鼻衄

一小儿鼻衄，久不愈，四肢倦怠，饮食少思，恶风寒。此脾肺虚也，先用五味异功散，而鼻血止；又用补中益气汤，而不畏风寒；继用四君，少加柴胡、升麻而痊愈。(《保婴撮要·鼻塞鼻衄》)

24. 鼻衄

一小儿鼻衄，服止血之剂，反见便血，右腮色黄或赤。此脾气虚热，不能统血也，用补中益气汤，又用五味异功散加柴胡、升麻而愈。(《保婴撮要·鼻塞鼻衄》)

25. 鼻衄

一小儿鼻衄，发热作渴，右腮色青。余谓肝火乘脾，先用加味逍遥散，母子并服，热渴渐止；另用五味异功散少加柴胡、升麻，与子服之而愈。(《保婴撮要·鼻塞鼻衄》)

26. 鼻衄

一小儿鼻衄，两颏赤。余谓禀赋肾气不足，虚火上炎也。不信，别服清热凉血之药，病益甚。余用地黄丸果效。毕姻后，虚证悉至，用八珍汤、地黄丸料，寻愈。(《保婴撮要·鼻塞鼻衄》)

27. 鼻衄

一小儿潮热鼻衄，烦渴便秘，气促咳嗽，右腮色赤。此肺与大肠有热也，用柴胡饮子，一服诸症顿退。后因惊复作，微搐顿闷。此肝脾气血虚也，用四君子加芎、归、钩藤钩而愈。

（《保婴撮要·鼻塞鼻衄》）

28. 鼻渊

薛立斋治一男子，面白，鼻流清涕，不闻香臭三年矣，此肺气虚也。用补中益气汤加山栀、麦冬而愈。（《续名医类案·鼻》）

29. 酒齇鼻

一人酒齇鼻红赤，用金花丸（芩、连、栀、柏、大黄、桔梗、白葛粉，井水为丸）晚服，用六味地黄丸全料加当归二两，苦参四两，空心服，不足两月而愈。（《续名医类案·鼻》）

30. 鼻疳

陈都宪夫人患鼻疳，烂通鼻孔，用鹿角一两，白矾一两（瓦上煅过），人头发五钱（灯火上烧过），为末，用花椒汤洗净，掺药疳上，三四次即愈。如不收口，瓦松烧灰存性，研末干掺之即收。（《续名医类案·鼻》）

31. 喉痹

薛立斋治甫田史侍卫，患喉痹，以防风通圣投之，肿不能咽。此症须针乃可，奈牙关已闭，遂刺少商穴出血，口即开。更以胆矾吹患处，吐痰一二碗许，仍投前药而愈。常见患此病者，畏针不刺多毙。此笔头藏针之法，为至妙也。少商穴在手大指内侧，去爪甲角韭叶许。（《续名医类案·咽喉》）

32. 喉痹

薛立斋治于县尹喉痹，肿痛寒热。此手少阴心火，足少阴相火，二经为病，其症最恶，唯刺患处，出血为上。因彼畏针，先以凉膈散服之，药从鼻出，急乃愿刺，则牙关已紧，不可刺，遂刺少商二穴，以手勒去黑血，口即开。乃刺喉间，治以前药，及金锁匙吹之，顿退。又以人参败毒散加芩、连、元参、牛蒡，四剂而平。经曰：火郁发之。发谓发汗，出血乃发汗之一端也。处方凉膈散。连翘、大黄、芒硝、甘草、黄芩、薄荷、栀子。（《续名医类案·咽喉》）

33. 喉痹

一儒者三场毕，忽咽喉肿闭，不省人事，喘促痰涌，汗出如水，肢体痿软，脉浮大而数。此饮食劳役，无根虚火上炎，用补中益气加肉桂，一剂顿苏。（《续名医类案·咽喉》）

34. 喉痹

李通判咽喉肿痛，口舌生疮。此上焦风热，先用荆防败毒散二剂，喉痰渐愈。又以元参升麻汤，口舌遂愈。（《续名医类案·咽喉》）

35. 喉痹

薛立斋治一妇人，产后喉痛，服清热等剂益甚，此膀胱经血虚也。盖膀胱之脉，上行至喉而还。用八珍汤加丹皮、柴胡、酒炒黑黄柏，二剂而愈。（《续名医类案·咽喉》）

36. 喉痹

一男子咽痛而脉数，以荆防败毒散加芩、连二剂稍愈，乃去芩、连，又二剂而愈。（《立斋外科发挥·咽喉》）

37. 喉痹

一妇人咽喉肿痛，大小便秘，以防风通圣散一剂，诸症悉退，又荆防败毒散，三剂而安。常治此症，轻则荆防败毒散、吹喉散，重则用金锁匙，及刺患处，出血最效，否则不救。针少商二穴亦可，不若刺患处之神速耳。（《立斋外科发挥·咽喉》）

38. 喉痹

一男子咽喉肿痛，脉数而实，以凉膈散一剂而痛止，以荆

防败毒散加牛蒡子，二剂而肿退，以荆防败毒散二剂，又以甘、桔、荆、防、玄参、生蒡子，四剂而平。(《立斋外科发挥·咽喉》)

39. 喉痹

一男子咽喉肿痛，药不能下，针患处，出紫血稍愈，以破棺丹噙之，更以清咽清毒散服之而愈。(《立斋外科发挥·咽喉》)

40. 喉痹

一男子咽喉干燥而痛，以四物汤加黄柏、知母、玄参，四剂稍愈，更以人参固本丸，一剂不再发。(《立斋外科发挥·咽喉》)

41. 喉痹

一男子咽痛，午后益甚，脉数无力，以四物汤加黄柏、知母、荆、防，四剂而愈，仍以前药去荆、防，加玄参、甘、桔数剂，后不再发。(《立斋外科发挥·咽喉》)

42. 咽痛

一弱人咽痛，服凉药或遇劳愈甚，以补中益气汤加芩、连，四剂而愈，乃去芩、连，又数剂，不再发。常治午后痛，去芩、连，加知母、黄柏、玄参亦效。(《立斋外科发挥·咽喉》)

43. 喉痹

一男子咽喉作痛，痰涎上壅，予欲治以荆防败毒散，加连翘、山栀、牛蒡子，彼自服甘寒降火之药，反加发热，咽愈肿痛。急刺少商二穴，仍以前药加麻黄汗之，诸症并退。唯咽间一紫处仍痛，此欲作脓，以前药去麻黄一剂，脓溃而愈。

凡咽痛之疾，治之早，或势轻者，宜用荆防败毒散以散之；治之迟，或势重者，须刺少商穴。瘀血已结，必刺患处，亦有刺少商。咽虽利而未全消者，必成脓也，然脓去即安。若有大便秘结者，虽经针刺去血，必欲以防风通圣散攻之。甘寒之剂非虚火不宜用。(《立斋外科发挥·咽喉》)

44. 喉痹

秋官叶，素阴虚，因怒忽喉肿，寒热头痛，项强目直，小便自出，此皆肝火之症。肝主筋膜，火主肿胀，火旺则血涸筋挛，目系紧急，颈项如拔，阴挺瘘痹，则小便自遗。遂刺患处出毒血，用四物、柴胡、山栀、玄参、甘草而苏。再用六味丸料，以生肝血、滋肾水，诸症悉愈。(《续名医类案·咽喉》)

45. 喉痹

义士顾克明，咽喉作痛，至夜发热，此肝肾阴虚之热。用四物加酒炒黑黄柏、知母、麦门、五味，治之而愈。后因劳咽喉肿闭，刺患处出血，用桔梗汤，吐痰而消。至仲夏干咳声嘶，作渴发热，日晡作热，用滋肾丸、加减八味丸，间服三月余，喜其年富，谨疾得愈。(《续名医类案·咽喉》)

46. 喉痛

地官黄北盘喉痛，作渴饮冷，大便不通，此上下表里实热，用防风通圣散，治之顿愈。(《续名医类案·咽喉》)

47. 喉痛

地官胡诚甫，咽喉燥痛，此肾经膀胱虚热，用四物加黄柏、知母、玄参，四剂少愈；更以人参固本丸，一剂不复发。(《续名医类案·咽喉》)

48. 喉痛

一儒者脚发热则咽喉作痛，内热口干，痰涎上涌。此肾经亏损，火不归经，用补中益气加麦门、五味，及加减八味丸而痊愈。(《续名医类案·咽喉》)

49. 喉痛

一老人咽喉痛，小便赤而涩，口唇儿甚。此膀胱阴虚，当滋化源，以补中益气加酒炒黑柏、知母二味，四剂咽痛稍可，乃去二味，加山萸、山药、麦门、五味顿愈。(《续名医类案·咽喉》)

50. 喉痛

一男子素善饮，咽喉作痛，内热作渴，小便不利，饮食如常。此膀胱积热，用四苓散加茵陈、大黄，四剂诸症渐退，又用清心莲子饮而安。(《续名医类案·咽喉》)

51. 乳蛾

一男子乳蛾肿痛，脉浮数，尚未成脓，针去恶血，饮荆防败毒散，二剂而消。(《续名医类案·咽喉》)

52. 喉痹

一妇人咽间作痛，两月后始溃，突而不敛，遍身筋骨亦痛，诸药不应。先以萆薢汤，数剂而敛；更以四物汤倍用萆薢、黄芪二十余剂，诸症悉退。(《立斋外科发挥·咽喉》)

53. 喉喑

薛立斋治一膏粱之人，素不慎起居，忽失音不语，神思昏愦，痰涎上涌。此肾经虚寒气厥，不能上接清阳之气故也。须用地黄饮子，否则后必啮舌。经曰：少阴气至则啮舌，少阳气至则啮颊。不信，仍用风药，后果啮舌，急用前汤而安。(《续名医类案·喑》)

54. 喑

一小儿目睛白多黑少，吐泻后喉喑口渴，大便不实，朝夕悉服地黄丸而痊。后患泻，其喉复喑，仍服前丸遂愈。(《保婴撮要·喑》)

55. 喑

一小儿亦面色目睛多白，大便频泄，侵晨作泻，肌体骨立，食少唾痰。先君谓肾气不足之故。不信，后加头晕声喑，足胫逆冷，复请治，仍欲祛痰。又云：头晕声喑，中气不能上升也，足胫逆冷，阳气不能充达也。遂用补中益气汤及四神、八味二丸，以补命门之火而愈。(《保婴撮要·喑》)

56. 痘喑

一小儿出痘声喑，脉息如前，余用前药治之，声渐复清。又饮食过多，泄泻复喑，朝用益气汤，夕用异功散、地黄丸，声始如旧。(《保婴撮要·痘喑》)

57. 痘喑

一小儿痘后，声喑半载，以为废人。余询之，但云头晕，其声即喑，脉浮而缓，按之不及一寸。此中气虚不能上接清阳之气耳，用补中益气汤、地黄丸俱加五味子，不半载，声音渐复。(《保婴撮要·痘喑》)

58. 痘喑

一男子痘后患喑，恶寒体倦，劳则头晕。余谓：元气虚而不能上升。不信，乃服清痰降火之药而殁。(《保婴撮要·痘喑》)

59. 痘喑

一小儿痘愈，而声喑面赤，五心发热，小便赤少。先君谓肾经虚热，用地黄汤、益气汤而愈。其时患是症者，用清热解毒之药，俱致不起。(《保婴撮要·痘喑》)

60. 痘喑

一小儿痘愈而声喑面白，两睛多白，两足发热，作泻饮汤，脉浮数，左尺更数而无力。余谓禀肾经阴虚，朝用益气汤，夕

用地黄丸加五味子，两月余声渐出，又服两月余而效。(《保婴撮要·疳喑》)

61. 喑

一小儿患泄泻，声音不亮，杂用清热等剂，声音如哑，饮食少思，去后多在侵晨。朝用地黄丸加五味子，夕用补中益气汤，其泻顿止。却专服前丸，不两月声亮而愈。(《保婴撮要·喑》)

62. 喑

一小儿面色目睛多白，两足胫常热，所患之症，悉属肾虚。毕姻后，唾痰口干，头晕久泻，忽然失音。先君云：此亦肾虚也。用补中益气汤，八味、四神二丸，补之寻愈。(《保婴撮要·喑》)

63. 语迟

一小儿五岁不能言，咸以为废人矣，但其形色悉属肺肾不足，遂用六味地黄丸加五味子、鹿茸，及补中益气汤加五味子。两月余，形气渐健；将半载，能发一二言；至年许，始音声如常。(《续名医类案·语迟行迟》)

64. 喑

一小儿解囟不言，其形属肾虚而兼疳症，先用六味地黄丸以补肾水，又用补中益气汤以补肺金，半载渐愈，年余疳病痊而能言。(《保婴撮要·喑》)

65. 痘喑

一小儿仲冬出痘，呻吟烦躁，焮痛作渴，音哑便实。先君谓心肺实热之证，令急与水饮之。遂恣啜始定，大便稍和，更食梨子数枚得生。夫梨者利也，能令人作渴，今食之而安，乃内有实热而应用也。(《保婴撮要·痘喑》)

66. 语迟

一小儿白睛多，泻后喉喑，口渴兼吐，大便不实，朝夕服地黄丸而瘥。后患泻，喉复喑，仍服前丸而愈。此皆禀赋肾气不足，故用是药。(《保婴撮要·语迟》)

67. 梅核气

一疬妇咽间如一核所鲠，咽吐不出，倦怠发热，先以四七汤治之而咽利，更以逍遥散。又一妇所患同前，兼胸膈不利，肚腹膨胀，饮食少思，睡卧不安，用分心气饮并愈。(《续名医类案·咽喉》)

68. 耳疮（耳不时燥痛）

宪副姜时川，癸卯冬，右手寸口浮数而有痰，口内若有疮然。余曰：此胃火传于肺也，当薄滋味、慎起居以御之。甲辰秋，尺脉洪数而无力。余曰：此肺金不能生肾水，无根之火上炎也。宜静调养、滋化源以治之。彼云：今喉耳不时燥痛，肢体不时发热。果是无根之火，殒无疑矣。后会刘古峡云：姜公之病，已如尊料。遂拉同往视，喉果肿溃，脉愈洪大。又误以为疮毒，而投苦寒之剂，卒于仲冬二十八日，乃药之促其亡也，否则尚能延至仲夏。(《外科枢要·论耳疮》)

69. 喉闭

杜举人，咽喉肿痛，口舌生疮，先以清咽消毒散二服，更以玄参升麻汤而愈。(《外科心法·喉闭》)

70. 吐痰

一男子素吐痰，遇怒其痰益甚，胸膈痞满，此肝木制脾土也，用六君加木香治之而瘥。

疏曰：此案当用六君加升麻、柴胡治之，而何以不用耶？岂以遇怒则痰益甚，为肝气亢逆于上，故不宜升提乎？大抵如前卢抑斋、杨朴庵二案。一曰木乘土，一曰木克土，皆土受木邪，而木已陷于土中，故用升麻、柴胡，从土中升出升气而上始安。兹案乃曰：木制土上者，受其节制而已，其木尚未陷入土中。故只补其脾，运其气，则不受其制矣，不必升提也。(《薛案辨疏·脾肺亏损咳嗽痰喘等症》)

71. 咳嗽

鸿胪苏龙溪，咳嗽气喘，鼻塞流涕，余用参苏饮一剂，以散寒邪。更用补中益气汤以实腠理而愈。后因劳怒仍作，用前饮益甚，加黄连、枳实，腹胀不食，小便短少，服二陈、四苓前症愈剧，小便不通。余曰：腹胀不食，脾胃虚也；小便短少，肺肾虚也。悉因攻伐所致，投以六君加黄芪、炮姜、五味二剂，诸症顿退。再用补中益气加炮姜、五味，数剂痊愈。

疏曰：此案以鼻塞流涕之故，知其有寒邪，特用参苏饮以散之。然必预有脾胃肺气之证，故继以补中益气而愈。后因劳则脾胃复伤，因怒则土受木克矣。何以不用补中益气而反用参苏？且更加黄连、枳实，宁不重伤脾肺乎？至于现症，虽有肾虚一说，然究不越脾胃土虚，不能生肺金，金虚不能生肾水，从源溯流，只补其土金，而水自得生。故唯用六君补中为主，加五味以生水而已。若庸工遇此，鲜不以金匮肾气丸为对症之方，然不知腹胀不食之症，宜乎先用六君运之，并宜先用补中提之，而况肾气丸泥滞窒塞之品乎？此医道之精，其间不容丝毫之误也。(《薛案辨疏·脾肺亏损咳嗽痰喘等症》)

72. 咳嗽

地官李北川，每劳咳嗽，余用补中益气汤即愈。一日复作，自用参苏饮益甚。更服人参败毒散，项强口噤，腰背反张，诊其脉躁劲。余曰：此误汗亡津液而变痉矣。仍以前汤加附子一钱，四剂而痊。感冒咳嗽，若误行发汗过多，喘促呼吸不利，吐痰不止，必患肺痈矣。

疏曰：此案只每劳二字，以见其气之虚矣。补中益气治气虚之方也。业已用之而得效奈何？复作而反用发散之药，以致津液暴亡，脉躁劲成痉，自取之也。独是补中加附子乃治误汗亡阳，汗流不止之方。而此症是误汗亡津液，津液阴类，法当滋养阴血，以润其筋脉，何反用附子以燥益燥乎？岂以气虚为本，而虚甚当补阳乎？抑以色脉之间，多现阳气之虚，而不现阴血之虚而然乎？一友云：此即仲景真武汤法也，原法误汗亡阳证。此案虽云误汗亡津液，其实将亡阳矣，故用之。(《薛案辨疏·脾肺亏损咳嗽痰喘等症》)

73. 咳嗽

侍御谭希曾，咳嗽吐痰，手足时冷，余以为脾肺虚寒，用补中益气加炮姜而愈。

疏曰：此案必有虚寒之脉也可验，不然手足时冷，不无有热厥火郁者乎？一友云：手足时冷，有寒热之分，虚实之异，不可概作虚寒主治。如此案之用补中加炮姜者，大约右脉必虚数微数，故以补中补其虚，加炮姜退其脉之数耳。(《薛案辨疏·脾肺亏损咳嗽痰喘等症》)

74. 咳嗽

职方王用之，喘嗽作渴，面赤鼻干，余以为脾肺有热，用二陈加芩、连、山栀、桔梗、麦冬而愈。

疏曰：此症必有实热之形脉可验。不然面赤口渴，不无有阴虚火旺者乎？不但面赤口渴，非必尽属实火。即喘嗽一症，自有寒热虚实之分，气血阴阳之异，如此案之用二陈加清火之品者，大约属痰火证耳，其脉必洪数有力也。(《薛案辨

疏·脾肺亏损咳嗽痰喘等症》)

75. 咳嗽

金宪阮君聘，咳嗽面白，鼻流清涕，此脾肺虚而兼外邪，用补中益气加茯苓、半夏、五味治之而愈，又用六君、芎、归之类而安。

疏曰：一友曰：此案明系外邪，而投补中益气者，乃邪之所凑，其气必虚，所谓养正则邪自退矣。脉必见虚微，故用之。犹恐邪气乘虚又袭，故加五味子以敛其腠理，盖盗出闭门之意耳。余谓此案面白者，气虚也；鼻流清涕者，外邪也；补中益气加味，允得其宜。然五味子虽为盗出闭门之意，而初服实未可用矣。二三剂后，外邪散去，然后用之则无闭门之虞。(《薛案辨疏·脾肺亏损咳嗽痰喘等症》)

76. 咳嗽

司厅陈国华，素阴虚，患咳嗽，以自知医，用发表化痰之剂，不应，用清热化痰等药，其症愈甚。余曰：此脾肺虚也。不信，用牛黄清心丸，更加胸腹作胀，饮食少思，足三阴虚证悉见。朝用六君、桔梗、升麻、麦冬、五味，补脾土以生肺金，夕用八味丸，补命门火以生脾土，诸症渐愈。经云：不能治其虚，安问其余？此脾土虚不能生肺金而金病，复用前药而反泻其火，吾不得而知也。

疏曰：素阴虚患咳嗽者，非肾阴虚而相火上烁肺金，即脾阴虚而燥土不能生肺金也，斯时宜养脾肾之阴，而肺得全其所养矣。奈何惒惒受侮，无恃之肺金，不急扶之培之，而反散之削之，寒凉之，不特肺更受侮，而肺之母亦受伤。肺母之家，无不受伤矣。斯时所以胸腹作胀，饮食少思，足三阴虚证悉见也。六君加味者，补肺之母也。八味丸者，补肺母之家也。即所谓隔二隔三之法也。甚矣！阴虚之人，不可发表化痰清热，而世之阴虚者，皆是世之医家发表化痰，清热者亦皆是世之病。人甘受其发表化痰清热者，无不皆是悲夫。(《薛案辨疏·脾肺亏损咳嗽痰喘等症》)

77. 咳嗽

一妇人素郁结，胸膈不宽，吐痰如胶，用加味归脾汤乃瘥。

疏曰：吐痰如胶，世皆为之火痰、老痰、顽痰，虽或有知其虚者，亦必先用清消之品而后补之。不知多成于素郁结之人，为郁火熏烁其津液所致也。夫郁结者，其心脾之伤也。可知虽吐痰如胶，只补其心脾而已。清消之品，吾知其不胜任矣，故用归脾汤以补之。然郁结者，必有郁火，况吐痰如胶，其火必盛，故用加味归脾汤兼解其郁结也。(《薛案辨疏·脾肺亏损咳嗽痰喘等症》)

78. 咳嗽

大参李北泉，时唾痰涎，内热作渴，肢体倦怠，劳而足热，用清气化痰益甚。余曰：此肾水泛而为痰，法当补肾。不信，另进滚痰丸。一服吐泻不止，饮食不入，头晕眼闭。始信，余用六君子汤，数剂，胃气渐复，却用六味丸，月余诸症悉愈。

疏曰：此案以时唾痰涎，内热作渴而言，似宜清气化痰之剂。然以肢体倦怠言之，则已属脾胃气虚矣；劳而足热言之，则已属肾水不足矣。合之时唾涎痰、内热作渴之症，岂非肾水少而为痰乎，乃进滚痰丸而气虚之证悉具，斯时胃气更急，故先六君以救胃气，后用六味以治本来也。然肾水之所以泛而为痰者，由脾胃土虚不能制水故耳。是以既欲补肾，当先补脾胃，相制正所以相济也。(《薛案辨疏·脾肺亏损咳嗽痰喘等症》)

79. 咳嗽

武选汗用之，饮食起居失宜，咳嗽吐瘀，用化痰发散之药，时仲夏，脉洪数而无力，胸满面赤，吐痰腥臭，汗出不止。余曰：水泛为痰之证，而用前药，是谓重亡津液，得非肺痈乎？不信，仍用前药，翌日果吐脓，脉数左尺右寸为甚，始信。用桔梗汤一剂，脓数顿止，再剂全止，面色顿白，仍于忧惶。余曰：此症面白脉涩，不治自愈。又用前药一剂，佐以六味丸治之而痊。

疏曰：此案吐痰腥臭，是胃经淤积之痰火使之。然淤积既久，浊气熏蒸肺经，势必成痈。是皆肾水亏损，致阳明津液不能流润所致，法当补肾为主。然淤积未去，补之反害，故先用桔梗以开提之，使淤积去，而后以六味补之，斯为正治。虽然此症有本实先拨之虞，盖缘中气败坏不运者有之，肾气亏损欲绝者有之，不先补而徒事开提，往往不救也。(《薛案辨疏·脾肺亏损咳嗽痰喘等症》)

80. 咳嗽

中书鲍希伏，素阴虚，患咳嗽，服清气化痰丸及二陈、芩、连之类，痰益甚；用四物、黄柏、知母、元参之类，腹胀咽哑，右关脉浮弦，左关脉洪大。余曰：脾土既不能生肺金，阴火又从而克之，当滋化源。朝用补中益气加山萸、麦冬、五味，夕用六味地黄加五味子，三月余，喜其慎疾得愈。

疏曰：此案右关脉浮弦，土虚而木乘矣。左尺脉洪大，阴虚而火旺矣。朝用补中益气，所以补土而平木也，加萸肉、麦冬、五味者，不特保肺，亦以敛降其阴火也；夕用六味，所以补阴而制火也，加五味子者，不特敛火，亦以之滋养其水源耳。(《薛案辨疏·脾肺亏损咳嗽痰喘等症》)

81. 咳嗽

锦衣李大用，素不慎起居，吐痰，自汗，咳嗽，发热，服二陈、芩、连、枳壳、山栀之类，前症不减，饮食少思；用四物、二陈、芩、连、黄柏、知母、元参之类，前症愈甚，更加胸腹不利，饮食益少，内热晡热；加桑皮、紫苏、杏仁、紫菀、桔梗之类，胸膈膨胀，小便短少；用猪苓、泽泻、白术、茯苓、枳壳、青皮、半夏、黄连、苏子，胸膈痞满，胁肋膨胀，小便不通；加茵陈、葶苈，喘促不卧，饮食不进。余诊之，六脉洪数，肺肾二部尤其。余曰：脾土既不能生肺金，而心火又乘之，此肺痈之作也。当滋化源，缓则不救。不信，后唾脓痰，复求治。余曰：胸膈痞满，脾土败也；喘促不卧，肺金败也；小便不通，肾水败也；胁肋膨胀，肝木败也；饮食不化，心火败也。此化源既绝，五脏已败，岂药饵所能生耶？已而果然。

疏曰：此案云素不慎起居，知其戕贼不少，而所以奉生之道，不能承顺者多矣。及病至而不用对病之药以治之，不唯以此药而退此病，反因此药而进此病，是其元气无权化源，无主矣。凡病若此，皆不可治，不特咳嗽而已。至于六脉洪数，则五脏皆有火而肺肾两部尤甚，当云阴火上乘肺金，非心火也。凡病阴火上乘者为难治。盖以清之不可，降之不能，而肾又为先天根本之地，补之又不易充足，故每多不救。若心火乘之，则清之可也，降之可也，补之亦易为力也。然阴火与心火乘克肺金，治之不得其法，多成肺痈，及肺痈成而元气未惫者可治。今日化源已绝，五脏已败，则何可治耶。故其死，不死于肺痈而死于素不慎起居，而用药杂乱之故也。业医者宜加察慎之。

（《薛案辨疏·脾肺亏损咳嗽痰喘等症》）

82. 咳嗽

上舍史瞻之，每至春咳嗽，用参苏饮加芩、连、桑、杏乃愈。乙巳春患之，用前药益甚，更加痰喑，就治，左尺洪数而无力。余曰：此是肾经阴火刑克肺金，当滋化源，遂以六味丸料加麦冬、五味、炒栀及补中益气汤而愈。

疏曰：此案每至春咳嗽，则知其为肝火上逆肺金也。肝经之所以生火者，皆肾水不足，不能生木，致木动而生火也。久之，则肾水益虚，则肾经亦有火矣。肾经之火，当壮水以主之。若仍用前方发散寒凉之品，则肺气愈虚而阴火被遏，宜乎咳嗽益甚，而反加喉喑也。是喑也，不特水虚，亦且金破，故既用六味以壮水，更用补中以生金。然必先用六味，后继补中者，盖此案以水虚为本，金破为标也。况肺中既有阴火，不先壮水以制之，则参、术、升、柴适所以助之耳。此先后之序也。（《薛案辨疏·脾肺亏损咳嗽痰喘等症》）

83. 咳嗽

儒者张克明，咳嗽，用二陈、芩、连、枳壳，胸满气喘，侵晨吐痰；加苏子、杏仁，口出痰涎，口干作渴。余曰：侵晨吐痰，脾虚不能消化饮食；胸满气喘，脾虚不能生肺金；涎沫自出，脾虚不能收摄；口干作渴，脾虚不能生津液。遂用六君加炮姜、肉果，温补脾胃，更用八味丸，以补土母而愈。

疏曰：此案因服芩、连而症剧，其属脾胃虚寒也固矣，此六君加炮姜、肉果之所以宜也。独口干作渴四字，虽曰脾虚不能生津液，然半夏、炮姜何敢用乎？抑以脾气为寒凉所伤，不能熏蒸津液，以潮润肺金，故温之使其气化乎。抑胃家之津液为寒凉所凝聚而为痰涎，不能游溢敷布以灌溉肺金，故燥之。适所用润之乎，然用之不当，反增干嗽，痰不能出，兼之口干

咽燥者多矣。宜详审而用之，未可以为必然也。一友云：此案
用六君加炮姜、肉果，必有大便不实一症夹之，也或咳而遗矢
者也。(《薛案辨疏·脾肺亏损咳嗽痰喘等症》)

84. 咳嗽

一男子，夏月吐痰或嗽，用胃火药不应。余以为火乘肺金，
用麦冬汤而愈。后因劳复嗽，用补中益气加桔梗、山栀、片芩、
麦冬、五味而愈，但口干体倦，小便赤涩，日用生脉散而瘥。
若咳而属胃火有痰，宜竹叶石膏汤。胃气虚，宜补中益气加贝
母、桔梗。若阴火上冲，宜生脉散送地黄丸，以保肺气、生肾
水。此乃真脏之患，非滋化源决不能愈。

疏曰：此案服胃火药不应。不应者，病未去耳，无所加也，
无所加，则火未尝无独不在胃耳。时当夏月，正肺金畏火之时，
症见吐痰咳嗽，岂非火乘肺金乎？然金被火乘，肺气必虚，故
用麦冬汤以补肺气兼散火郁。后因劳复发，其气之虚也，不独
在肺，而且在脾，故用补中益气以补脾肺之气，仍加山栀、片
芩，以去素有之火，又加麦冬、五味合生脉散，正夏月保肺之
要药也。先生用药可谓丝毫无漏者矣。(《薛案辨疏·脾肺亏损
咳嗽痰喘等症》)

85. 咳嗽

一妇人，患咳嗽，胁痛，发热，日晡益甚，用加味逍遥散、
熟地，治之而愈。年余，因怒气劳役而前症仍作，又太阳痛或
寒热往来，或咳嗽遗尿，皆属肝火血虚，阴挺痿痹，用前散及
地黄丸，月余而瘥。

疏曰：此案属肝肾阴虚而兼火郁证也。加味逍遥治肝经郁
火方也。加熟地兼补肾水，补肾水所以滋肝木，散郁火所以达
肝木。一滋一达，所谓风以散之，雨以润之，同时而进，木有

不得其乔者乎？仿此可以知用方加减法，并可以知方之合用法。肾咳嗽遗尿一症，《内经》所谓肾咳不已，则膀胱受之，膀胱咳状，咳而遗溺者是也。而治法用茯苓甘草汤。此亦邪气相干而论，未见别法。不知尚有肝火血虚、阴挺痿痹之论，而用逍遥、六味之法。故知读古人之书，不可不自定其眼目也。(《薛案辨疏·脾肺亏损咳嗽痰喘等症》)

86. 咳嗽

表弟妇，咳嗽发热，呕吐痰涎，日夜约五六碗，喘嗽不宁，胸满躁渴，饮食不进，崩血如涌。此命门火衰，脾土虚寒，用八味丸及附子理中汤加减治之而愈。

疏曰：此案无一症不似热极，而先生独断为火衰土寒者，其必有色脉可凭耳，非臆度也。然以其中二症论之，其呕吐痰涎，若属热证，其声必亮，其味必苦，其形必浊，而其出也，必艰涩而不多。今曰日夜五六碗，非艰涩可知，固宜温补以摄之者也。又崩血，若属热证，其小腹必痛，其色必紫黑，其来必有块。而其出也，必淋沥而不断。今曰如涌，非淋沥可知，当温补之者也。故见如是症不必色脉为据，即应留意在虚寒一路，更何论咳嗽发热、胸满躁渴等症，疑为不可温补也。(《薛案辨疏·脾肺亏损咳嗽痰喘等症》)

87. 咳嗽

一妇人，不得于姑，患咳，胸膈不利，饮食无味，此脾肺俱伤，痰郁于中，先用归脾汤加山栀、抚芎、贝母、桔梗，诸症渐愈。后以六君加芎、归、桔梗，间服而愈。

疏曰：此案云患咳者，干咳而无痰也。丹溪云咳而无痰者，此系火郁之证，乃痰郁火邪在中，用桔梗以开之下，用补阴降火不已，则成劳。此为不得志者有之。今此案云不得于姑，岂非不得志者乎？以丹溪法论，治当先用开提之品，继用补阴降火之药，参、芪、术等似未可用。而先生先用归脾加味者，诚可见其脾肺俱伤也。夫归脾治郁结伤心脾之方，未尝言及于肺。然郁结既能伤心脾，何不能伤脾肺？归脾既能治心脾，何不能治脾肺耶？且其所以加山栀、抚芎、贝母、桔梗者，山栀即寓降火之意，抚芎即寓散郁之意，贝母即寓清痰之意，桔梗即寓开提之意，标本兼治法也。后以六君加芎、归，亦气血两补而兼消痰之剂，更加桔梗，仍不忘开提意耳。独始终不用补阴之品，是先生之独见也。予曾治一妇人，患干咳嗽而兼泄泻，先用异功散而泄泻止，继用逍遥散而干咳瘥。一医用滋阴之品，内熟地五钱，一剂而两症俱剧，泻剧则咳亦剧。余仍用前药不应，乃以异功散内白术三钱，陈皮易橘红，加苏梗一钱，桔梗二钱，两剂而愈，四剂而瘥。是知此证多不利于补阴降火也。盖不得志而至于郁结者，其气多陷，补阴降火则其气更陷矣，宜增其剧也。然此是治脾肺气虚所致者，然而若因阴虚火燥及血虚火郁所致者，则补阴降火之法，仍不可废。《原病式》曰：瘦者腠理疏通而多汗泄，血液衰少，而为燥热，故多劳嗽之疾也。又《医贯》曰：有一等干咳嗽者，极难治，此系火郁之证，乃痰郁其火邪在中，用逍遥散以开之下，用补阴之剂，此阴血虚而火郁治法也。（《薛案辨疏·脾肺亏损咳嗽痰喘等症》）

88. 咳嗽

一妇人，咳嗽，早间吐痰甚多，夜间喘急不寐。余谓早间多痰，乃脾虚饮食所化，夜间喘急，乃肺金阴火上冲，遂用补中益气加麦冬、五味而愈。

疏曰：早间正脾胃空虚之时，故凡病发于此时，皆作气分主治，不特咳嗽吐痰为然也。夜间正阴经行度之时，故凡病发于此时，皆作阴分主治，不特喘急不寐为然也。况痰属饮食所化，非脾虚不化也。而早间又饮食正化之后，乘虚而动，能不吐痰乎？喘属阴火上冲，非阴虚不冲也。而夜间又阴火正冲之候，乘虚而上，能不喘急乎？但补中益气汤在咳嗽者，恒畏用之，而在喘急，又恒忌用之。不知脾肺虚者，非补中不愈，加麦冬、五味则升者，不致骤升，而无犯于喘急之畏忌，且能敛降阴火，正合其宜也。或曰阴火上冲，何不兼用六味，曰此案咳嗽吐痰喘急，大概脾肺气虚为重，不宜于六味之沉降也。（《薛案辨疏·脾肺亏损咳嗽痰喘等症》）

89. 咳嗽

上舍陈道复长子，亏损肾经，久患咳嗽，午后益甚。余曰：当补脾土滋化源，使金水自能相生。时孟春，不信，乃服黄柏、知母之类，至夏吐痰引饮，小便频数，面目如绯。余以白术、当归、茯苓、陈皮、麦冬、五味、丹皮、泽泻四剂，乃以参、芪、熟地、萸肉为丸，俾服之，诸症顿退。复请视，余以为信，遂用前药，如常与之，彼仍不信，竟用别剂，卒致不起。

疏曰：此案既云亏损肾经，午后益甚，则知其为阴虚咳嗽也，无疑法当用六味丸治之。先生乃曰当补脾土，诚以脾为至阴，又为金水二脏之本，故虽曰亏损肾经，以致久患咳嗽者，然必先补脾土，斯为治得其法。乃至服黄柏、知母而变症迭出，其脾土更虚矣。土虚则肺金同受其亏，故先用补养脾肺为重，而以茯苓、泽泻渗其小便，并降其阴火。而补肾之药，未之用也。及用丸药以熟地、萸肉补肝肾，仍用参、芪之品，究不忘脾肺二经，可谓得其源者矣。奈何世人一见咳嗽，午后发热益甚者，必先补肾滋阴，以致内热益增，饮食益减，而不知补脾一法，在补肾补肺之先也乎？（《薛案辨疏·脾肺亏损咳嗽痰喘

等症》）

90. 咽喉肿闭

一男子，咽喉肿闭，牙关紧急，针不能入，先刺少商二穴，出黑血，口即开。更针患处，饮清咽利膈散，一剂而愈。大抵吐痰针刺，皆有发散之意，故效。此症不用针刺，多致不救。（《续名医类案·咽喉》）

91. 咽间作痛

薛立斋治一妇人，咽间作痛，旬余突肿如赤杨梅状，两月后始溃而不敛，遍身筋骨亦痛，诸药不应。（此时行杨梅疮也。）先以土萆薢汤，数剂而敛。更以四物汤，倍加土茯苓、黄芪，二十余剂，诸症悉愈。（《续名医类案·咽喉》）

92. 咽喉肿闭

一男子，咽喉肿闭，痰涎壅甚，以胆矾吹咽中，吐痰碗许。更以清咽利膈饮，四剂而安。（《续名医类案·咽喉》）

93. 嗌痈肿痛

一男子，嗌痈肿痛，脉浮数，更沉实，饮防风通圣散一剂，泻一次，势顿退。又荆防败毒散，二剂而消。（《续名医类案·咽喉》）

94. 咽喉肿痛

一男子，咽喉肿痛，欲针之以泄其毒。畏针止服药，然药既熟，已不能下矣。始急针患处，出毒血，更以清咽消毒药而愈。（《续名医类案·咽喉》）

95. 咽喉肿痛

太守叶，咽喉肿痛，痰涎不利，手足发热，喜冷饮食，用清咽利膈汤，二剂不应。刺少商穴，喉少宽，痰从鼻出如胶，患处出紫血稍宽，五七日咳出秽脓而愈。（《续名医类

案·咽喉》)

06. 咽喉肿痛

职方卢抑斋，咽喉肿痛，两目蒙昧，小便赤色，此膀胱湿热。用四苓散加知、柏、黄连、茵陈、防己，治之顿愈，又用六味地黄丸而痊。(《续名医类案·咽喉》)

97. 喉痛

一星士，劳而入房，喉痛渐闭，痰涎上涌，四肢乍热，此阴虚阳气飞扬，用补中益气加附子，煎灌而愈。(《续名医类案·咽喉》)

98. 咽喉肿痛

云间吴上舍，年逾五十，咽喉肿痛。或针出血，神思虽清，尺脉洪数而无伦次，按之微细如无。曰：有形而痛，阳之类也。当峻补其阴，今反伤阴血，必死。已而果殁。盖此证乃肾气亏损，无根之火为上患，唯加减八味丸料煎服，使火归原，庶几可救。(《续名医类案·咽喉》)

99. 咽喉肿痛

一妇人，肥甚，暑热咽喉痛肿甚，痰涎上壅，语声不出，甚危，用针刺毒血，次以金锁钥，吐去稠痰五六碗。以清咽利膈汤，一服肿痛少。减去硝、黄，又服而安。(《续名医类案·咽喉》)

100. 咽喉肿痛

一男子，咽喉肿痛，脉数而实，以凉膈散，一剂而痛止，以荆防败毒散加牛蒡子，二剂而肿退，又以甘、桔、荆、防、玄参、牛蒡子，四剂而平。(《续名医类案·咽喉》)

101. 瘰疬

薛立斋治一男子，患瘰疬肿痛，发热，大便秘结。以射干

连翘散，服六帖，热退大半。以仙方活命饮四帖而消。(《续名医类案·瘰疬》)

102. 瘰疬

一男子，患此症，肿硬不作脓，脉弦而数，以小柴胡汤兼神效栝蒌散，各数剂，及隔蒜灸数次，月余而消。(《续名医类案·瘰疬》)

103. 瘰疬

一妇人，颈肿不消，与神效栝蒌散，六剂少退。更以小柴胡汤加青皮、枳壳、贝母，数剂消大半。再以四物对小柴胡，数剂而平。(《续名医类案·瘰疬》)

104. 瘰疬

一男子，因怒，项下结核，肿痛痞闷，兼发热。用方脉流气二帖，胸膈利。以荆防败毒散，二帖而热退。肝脉尚弦涩，以小柴胡加芎、归、白芍，四剂，脉症顿退。以散肿溃坚丸，一料将平。唯一核不消，乃服遇仙无比丸，二两而痊。(《续名医类案·瘰疬》)

105. 瘰疬

薛立斋治一妇人，久郁，患瘰疬不溃，既溃不敛，发热口干，月水短少，饮食无味，日晡尤倦。以益气养荣汤，二十余帖少健。谓须服百帖，庶保无虞。彼欲求速效，反服斑蝥之剂，及数用追蚀毒药，去而复结，致不能收敛，出水不止，遂不救。此证属虚劳气郁所致，宜补形气，调经脉，未成者自消，已成自溃。若投剽悍之剂，则气血愈虚，多变为瘵症。然坚而不溃，溃而不合，气血不足明矣。况二经之血，原自不足，不可不察。(《续名医类案·瘰疬》)

106. 瘰疬

男子，瘰疬溃久不敛，神思困倦，脉虚，欲投以托里，彼以为迂，乃服散肿溃坚汤。半月余，果发热，饮食愈少。复求治，投益气养荣汤三月，喜其谨守，得以收效。齐氏云：结核无脓，外症不明者，并宜托里；脓未成者，使脓早成；已溃者，使新肉早生；血气虚者，托里补之；阴阳不和，托里调之。大抵托里之法，使疮无变坏之症。(《续名医类案·瘰疬》)

107. 瘰疬

一男子，瘰疬久不敛，脓出更清，面黄羸瘦，每清晨作利泻，与二神丸，数服泻止。更以六君子汤加芎、归，月余肌体渐复。灸以豆豉饼，及用补剂作膏药贴之，三月余而愈。(《续名医类案·瘰疬》)

108. 瘰疬

一妇人，患此症，溃后核不腐，以益气养荣汤三十余剂，更敷针头散腐之，再与前汤三十余剂而敛。(《续名医类案·瘰疬》)

109. 瘰疬

一男子，瘰疬未溃，倦怠发热，以补中益气汤治之少愈。以益气养荣汤，月余而溃，又一月而痊。(《续名医类案·瘰疬》)

110. 瘰疬

一妇人，肝经积热，患瘰疬作痛，脉沉数。以射干连翘汤，四帖少愈。更用散肿溃坚丸，月余而消。丹溪云：瘰疬必起于足少阳一经，不守禁忌，延及足阳明经，食味之厚，郁气之久，曰风曰热，皆此二端。扼引变换，须分虚实，实者易治，虚者可虑。此属胆经，主决断，有相火，且气多血少。妇人见此，

若月水不调，寒热变生，稍久转为潮热，自非断欲食淡，神医不能疗也。(《续名医类案·瘰疬》)

111. 瘰疬

一室女，年十七，项下时或作痛，午寒午热如疟状，肝脉弦长，此血盛之证也。先以小柴胡汤二剂，少愈。更以地黄丸治之而痊。《妇人良方》云：寡妇之病，自古未有言也，唯《仓公传》与褚澄略为论及。言寡者，孟子所谓无夫曰寡是也。如师尼丧夫之妇，独阴无阳，欲男子而不可得，是以郁悒而成病也。《易》曰：天地氤氲，万物化醇，男女媾精，万物化生。孤阳独阴可乎？夫处闺门，欲已萌而不遂，致阴阳交争，午寒午热，有类疟疾，久而为痨。又有经闭、白淫、痰逆、头风、膈气、痞闷、面黚、瘦瘠等症，皆寡妇之病。诊其脉，独肝脉弦，出寸口而上鱼际。究其病源，其疾皆血盛而得。经云：男子精盛则思室，女人血盛则怀胎。观其精血，思过半矣。(雄按：此脉由阴虚火动所致，未可均指为血盛。)(《续名医类案·瘰疬》)

112. 瘰疬

一男子耳下患五枚如贯珠，年许尚硬，面色萎黄，饮食不甘，劳而发热，脉数软而涩。以益气养荣汤六十余剂，元气已复，患处已消。一核尚存，以必效散二服而平。(《续名医类案·瘰疬》)

113. 瘰疬

一男子体素弱，瘰疬溃后肉不腐，此气血皆虚，用托里养荣汤，气血将复。核尚在，以簪挺拨去。又服前药，月余而愈。(《续名医类案·瘰疬》)

114. 瘰疬

一男子患瘰疬，痰盛，胸膈痞闷，脾胃脉弦，此脾土虚，肝木乘之也，当以实脾土、伐肝木为主。彼以治痰为先，乃服苦寒化痰药不应。又加以破气药，病愈甚。始用六君子加芎、归数剂，饮食少思。以补中益气汤倍加白术，月余中气少旺健。又以益气养荣汤，两月肿消而血气亦复矣。夫左关脉弦，弦属木，乃木盛而克脾土，为贼邪也。虚而用苦寒之剂，是虚虚也。况痰之为病，其因不一，主治之法不同。凡治痰，利药过多，则脾气愈虚，则痰愈易生。如中气不足，必用参、术之类为主，佐以痰药。（《续名医类案·瘰疬》）

115. 瘰疬

一妇人因怒项肿，月经不通，四肢浮肿，小便如淋，此血分证也。先以椒仁丸数服，经行肿消。更以六君子汤加柴胡、枳壳数剂，项肿亦消矣。亦有先因小便不利，后身发微肿，致经水不通，名曰水分，宜葶苈丸治之。《妇人良方》云：妇人肿满，若先因经水断绝，后致四肢浮肿，小便不通，名曰血分。水化为血，血不通则复化为水矣，宜服椒仁丸。若先因小便不利，后身浮肿致经水不通，名曰水分，宜服葶苈丸。（《续名医类案·瘰疬》）

116. 瘰疬

一室女年十九，颈肿一块，硬而色不变，肌肉日削，筋挛急痛，此七情所伤，气血所损之证也，当先滋养血气。不信，乃服风药，后果不起。卢砥镜曰：经云，神伤于思虑则肉脱，意伤于忧愁则肢废，魂伤于悲哀则筋挛，魄伤于喜乐则皮槁，志伤于盛怒则腰脊难以俯仰。何侍郎有女适人，夫早逝，患十指挛拳，垂莫能举，肤体疮疡如栗果然，又汤剂杂进，饮食顿减，几于半载。适与诊之，则非风也，正乃忧愁悲哀所致耳。病属内因，药仍以鹿角胶辈，多用麝香熬膏贴疡处，挛能举，

指能伸，病渐安。(《续名医类案·瘰疬》)

117. 瘰疬

一病妇四肢倦怠，类痿证，以养气血健脾胃药而愈。(《续名医类案·瘰疬》)

118. 瘰疬

一室女性急好怒，耳下常肿痛，发寒热，肝脉弦急。投以小柴胡汤加青皮、牛蒡、荆、防而寒热退。更以小柴胡对四物，数剂而肿消。其父欲除病根，勿令再发。谓肝内主藏血，外主荣筋。若恚怒气逆则伤肝，肝主筋，故筋蓄结而肿。须病者自能调摄，庶可免患，否则肝迭受伤，则不能藏血，血虚则为难瘥之症矣。后不戒，果结三核，屡用追蚀药而殁。(《续名医类案·瘰疬》)

119. 瘰疬

一少妇耳患肿毒，勤苦，发热口干，月水每过期而至且少。一老媪以为经闭，用水蛭之类通之，以致愈虚而殁。夫月水之为物，乃手太阳、手少阴二经主之，此二经相为表里，主上为乳汁，下为月水，为经络之余气。苟外无六淫所侵，内无七情所伤，脾胃之气壮，则冲任之气盛，故为月水，适时而至。若面色萎黄，四肢消瘦，发热口干，月水过期且少，乃阴血不足也，非有余热之证。宜以滋养血气之剂，徐而培之，则经气盛而经水自依时而下。(《续名医类案·瘰疬》)

120. 瘰疬

一室女年十七，患瘰疬久不愈，月水尚未通，发热咳嗽，饮食少思。有老妪欲用巴豆、肉桂之类，先通其经。谓此症潮热，经候不调者，不治。但喜脉不涩，且不潮热，尚可治，须养气血，益津液，其经自行。彼惑于速效之说，仍用之。薛曰：非其治也。此类乃剽悍之剂，大助阳火，阴血得之则妄行，脾胃得之则愈虚。经果通而不止，饮食愈少，更加潮热，遂致不救。经云：女子七岁肾气盛，齿更发长。二七天癸至，任脉通，太冲脉盛，月事以时下。然过期而不至，是为失常，必有所因。夫人之生，以血气为本，人之病，未有不先伤阴血者。妇女得之，多患于七情。寇宗奭曰：世有室女童男，积想在心，思虑过多，当多致劳损。男子则神色先衰，女子则月水先闭。何以致然？盖忧愁思虑则伤心，心伤则血逆竭，血逆竭则神色先散，而月水先闭也。火既受病，不能荣养其子，故不嗜食。脾既虚，则金气亏，故致咳嗽既作。水气绝，故四肢干。木气不充，故多怒，鬓发焦，筋骨痿。俟五脏传遍，故卒不能死者，然终死矣。此一种于劳中最难治。盖病起于五脏之中，无有已期，药力不可及也。若或自能改易心志，用药扶接，如此则可得九死一生。举此为例，其余诸方可按脉与症而治之。（《续名医类案·瘰疬》）

121. 瘰疬

一男子先于耳前下患瘰疬将愈，次年延及项侧、缺盆，三年遂延胸及腋，不愈。诊之肝脉弦数，以龙荟、散坚二丸治之，将愈，肝脉尚数。四年后，小腹阴囊内股皆患毒，年余不敛，脉诊如前，以清肝养血及前丸而愈。

薛立斋云：一富商项有瘰痕一片，颇大，云因怒而致，困苦二年，百法不应。忽方士与药一服，即退二三，再服顿退，四服而平。以重礼求之，乃必效散。又一妪治此，乃用中品锭纤疮内，以膏药贴之，其根自腐。未尽再用，更搽生肌散药，数日即愈。又一道人治此，用鸡子七个，每个入斑蝥一枚，饭上蒸熟，每日空心食一枚，求者甚多。……合前二法观之，唯气血不虚者有验，虚者恐不能治也。（《续名医类案·瘰疬》）

122. 瘰疬

薛立斋治一瘰妇，面黄体倦，咽酸嗳气。此中气虚弱，欲用补中益气汤加茯苓、半夏。不信，反降火利气，胸膈痞满，病疮肿痛。又散坚利气，嗳气不绝，大便不实，四肢时冷。曰：今变中气虚寒矣。用六君子汤加姜、桂，少用升麻、柴胡，渐愈，更佐以补中汤全愈。（《续名医类案·瘰疬》）

123. 瘰疬

一妇人患瘰疬，嗳气，用降火清胃，食少吞酸，胸膈痞闷。用利气消导，吐痰气促，饮食日少。用清热化痰，大便坚涩，内热身瘦。曰：吞酸嗳气，脾胃气虚也；胸痞痰喘，脾肺气虚也；大便坚涩，内热日瘦，脾肺血虚也。遂以补中益气汤加炒黑吴茱萸三分数剂，佐以六味丸，诸症顿退。乃用归脾汤、逍遥散，间服而愈。（《续名医类案·瘰疬》）

124. 瘰疬

一男子患瘰疬肿硬，久不消，亦不作脓，服散坚败毒药不应。令灸肩尖、肘尖二穴，更服益气养荣汤，月余而愈。（《续名医类案·瘰疬》）

125. 瘰疬

一妇人瘰疬久溃发热，月经每过期且少。用逍遥兼前汤，两月余气血复而疮亦愈。但一口不收，敷针头散，灸前穴而痊。常治二三年不愈者，连灸三次，兼用托里药，必愈。（《续名医类案·瘰疬》）

126. 瘰疬

田氏妇年逾三十，瘰疬已溃不愈。与八珍汤加柴胡、地骨皮、夏枯草、香附、贝母，五十余剂，形气渐转。更与必效散二服，疮口遂合。唯气血未平，再与前药三十余剂而愈。后田生执此方，不问虚实，概以治人，殊不知散中斑蝥性毒，虽瘰疬多服则损元气。若气血实者，以此下之，而投补剂，或可愈。或虚而用下药，或用追蚀药，瘀肉虽去，而疮口不合，反致难治。(《续名医类案·瘰疬》)

127. 瘰疬

一儒者病愈后，体瘦发热，昼夜无定，此足三阴气血俱虚。用八珍汤加麦冬、五味，二十余剂，又用补中益气加麦冬、五味及六味而愈。(《续名医类案·瘰疬》)

128. 瘰疬

儒者张子容素善怒，患瘰疬久而不愈，疮出鲜血，左关弦洪，重按如无，此肝火动而血妄行，证属气血俱虚，用补中益气汤以补脾肺、六味丸以滋肾而愈。(《续名医类案·瘰疬》)

129. 瘰疬

陆子温病两耳下肿硬，用伐肝软坚之剂益甚，其脉左关弦紧，左尺洪数，此肾水亏损而筋挛也。当生肺金、滋肾水，则肝得血而筋自舒矣。彼不悟，仍服前药，竟至不起。(《续名医类案·瘰疬》)

130. 瘰疬

薛立斋治一男子，素嗜欲且劳神，恶热喜冷，仲冬始衣绵，乃患瘰疬，脉洪大无力。曰：此阴气耗散，阳无所附，阳气浮散于外而恶热也。败毒散加芩、连、山栀，服四剂少愈。再以四物汤加芩、连、白芷、桔梗根、甘草、金银花，数剂而消。(《续名医类案·瘰疬》)

131. 瘰疬

薛立斋治一妇人，患瘰疬，延至胸腋，脓水淋沥，日久五心烦热，肢体疼痛，头目昏重，心忪颊赤，口干咽燥，发热盗汗，食少嗜卧，月水不调，脐腹作疼。谓非疮故，乃血虚而然也。服逍遥散，月余少可。更服八珍汤加丹皮、香附，又月余而经通。再加黄芪、白术，两月余而愈。(《续名医类案·瘰疬》)

132. 瘰疬

沈氏室患瘰疬，久而不消，自汗恶寒，此气血俱虚也。遂以十全大补汤，月余而溃。然坚核虽取，而疮口不敛，更灸以豆豉饼，仍与前药加乌药、香附，两月而愈。大抵坚而不溃，溃而不合，皆由气不足也。尝见患此者，疮口虽合而不加补，往往变为瘵症。(《续名医类案·瘰疬》)

133. 瘰疬

薛立斋治一妇人，因怒耳下肿痛，以荆防败毒散加连翘、黄芩，四剂而愈。尝治此旬日不消者，以益气血药，及饮远志酒（远志一味，末之，酒一盏调，澄清饮之，以渣敷，先宜泔浸患处。治女人乳疽尤效），其肿自消。若无脓者亦自溃。不戒忿怒者难治。(《续名医类案·瘰疬》)

134. 瘰疬

一妇人患瘰疬不消，脓清不敛，以八珍汤治之，少愈。忽肩背痛不能回顾，此膀胱经气郁所致，当以防风通气汤治之。盖膀胱之脉，始于目内眦，上顶颠，至脑后，过风府，下项走肩膊，一支下腰臀。是经气动，则脊痛项强，腰似折。按此非膀胱经证而何？彼乃云：瘰疬，胆经病也。其脉主行项侧，即是经火动而然。遂自服清肝降火之药，反致不食，痛盛。复求治，诊其脉，胃气愈弱，先以四君子汤加陈皮、炒芍、半夏、羌活、蔓荆子，四剂，食进痛止。继以防风通气汤，二剂而愈。又一妇流注溃久，忽发热，乃虚也，与补药二剂。不用，另用人参败毒散，大热而毙。夫老弱之人，虽有风邪，亦宜以补中益气汤治之，况又非表证而峻表，不死何俟？（瘰疬乃虚损之症，最为难治。古人虽有成法，而用之多不验。余得一膏药方，用红毛雄鸡一只，取全骨一具，先用麻油煎枯，去渣，入降香五两，千里奔即骡马修下蹄甲五钱，当归、甘草各一钱，槐枝三十寸，煎枯去渣，黄丹收膏，红绢摊贴。未成者即消，已溃者即变出稠脓，屡试屡验。并治一切肿毒未成者，贴之即行消散，神效无比。）（《续名医类案·瘰疬》）

135. 瘰疬

一男子因怒，耳下及缺盆患疬，溃延腋下，形气颇实，疮口不合，以散肿溃坚丸治之而愈。一妇患此，气血不弱，亦服此丸，其核并消。而疮口不敛，更以十全大补汤及灸以豆豉饼始痊。（《续名医类案·瘰疬》）

136. 瘰疬

江中翰侄，年及二十，耳下患疬，焮痛，左关脉数，此肝经风热所致。以荆防败毒散三帖，表证悉退。再与散肿溃坚丸，月余而复。（《续名医类案·瘰疬》）

137. 瘰疬

一妇年二十，耳下结核，经水每过期，午后头痛，服头风药愈甚。以八珍汤加柴胡、地骨皮，二十余剂而愈。

治瘰疬丸方：元参（蒸）、牡蛎（煅）、醋炒川贝母（去心）各四两，炼蜜为丸。每服三钱，开水下，日二服。此方神效，治愈不计其数。（《续名医类案·瘰疬》）

三、龚　信

　　龚信，字瑞芝，号西园，江西金溪人。明代中期医学家，宫廷御医，临床涉及临床诸科，其辨治耳鼻咽喉疾病颇具特色。

　　龚信撰有《古今医鉴》《医学源流肯綮大成》《图像本草药性赋定衡》《太医院补遗医学正传》。《古今医鉴》由其子龚廷贤续编，初刊于万历四年（1576）。龚氏提出"王道"论，重视《内经》阴阳互根之说，倡导丹溪"阳常有余，阴常不足"之论，提出"胃气弱则百病生，脾阴足则万邪息，调理脾胃为医中之王道，节戒饮食乃却病之良方"，主张"医称多术"，这也是龚氏祖孙三代成为太医院医官的基础。《古今医鉴》是一本综合性医书，书中首论脉诀、病机、药性、运气等理论基础，分论内、妇、小儿及五官等病，理法方药俱全，切合临床，并且龚氏在《古今医鉴·麻疹》专篇首创"麻疹"一词。所搜集文献上自《内经》《难经》，下迄金元诸家学说，并能结合己见论述病证；所收方剂颇为广泛，其中还记载了不少民间验方和外治、针灸疗法，很有参考价值。其子龚廷贤。

1. 牙痛

　　一牙痛胃脉弱而无力者，以补中益气汤加生地黄、牡丹皮。（《古今医鉴·牙齿》）

2. 鼻中肉赘

治鼻中肉赘，臭不可近，痛不可摇，以白矾末加硇砂少许，吹其上，顷之化水而消。与胜湿汤、泻白散二帖，此厚味壅湿热蒸于肺门，如雨霁之地突生芝兰也。(《古今医鉴·鼻病》)

四、龚廷贤

龚廷贤（1522—1619），字子才，号云林山人，又号悟真子，江西金溪人。明代医学家，宫廷御医，临床涉及诸科，其辨治耳鼻咽喉疾病颇具特色。

龚廷贤出身医学世家，父亲龚信为御医。他自幼听从父亲教诲，为日后学医创造了良好的条件。成年后他科举屡不中第，便决心弃儒从医。他在随父学医的同时，精研经典，遍访名师，勤于临证，最终在临床各科均有建树，成为一代大家，被赞为"天下医之魁首"。且因治愈鲁王妃鼓胀之疾，被鲁王赠以"医林状元"匾额。他深受道家"太上养神，其次养形"之说的影响，注重心神养护和德行修养，其所著医籍中蕴含着丰富的中医心身医学思想和心身疾病诊治、防护经验，对现代心身疾病防治和心身调养有着广泛的指导意义。龚廷贤著有《万病回春》《寿世保元》《鲁府禁方》《种杏仙方》《云林神彀》《小儿推拿秘旨》《济世全书》等十余部医籍。其中《万病回春》《寿世保元》是其流传最广的两本代表性著作，汇集了龚廷贤毕生的临床诊疗经验和养生思想理论。

1. 耳鸣

李少宰耳如蝉鸣，服四物汤耳鸣益甚。余以为足三阴

虚，五更服六味丸，食前服补中益气汤，顿愈。(《万病回春·耳病》)

2. 耳鸣

黎司马因怒耳鸣吐痰，作呕不食，寒热胁痛，用小柴胡汤（方见伤寒）合四物汤（方见补益）加山栀、茯神、陈皮而痊。(《万病回春·耳病》)

3. 不闻香臭

一男子，面白鼻流清涕，不闻香臭三年矣。余以为肺气虚，用补中益气加麦门、山栀而愈。(《万病回春·鼻病》)

4. 咳嗽

一儒者，每至春咳嗽，用参苏饮之类乃愈。后复发，仍用前药，反喉暗，左尺洪数而无力。余以为肾经阴火刑克肺金，以六味丸料加麦门冬、五味子、炒山栀，以补中益气汤而愈。(《万病回春·咳嗽》)

5. 酒齄鼻

治男子酒齄鼻，雄猪胆，每早以好热酒调服一个，不过半月如旧。(《济世全书·鼻病》)

6. 鼻衄

一人年近五旬，素禀怯弱，患衄血，长流五昼夜，诸药不止，六脉洪数无力。此去血过多，虚损之极。以八物汤加龙骨、熟附子等分，又加真茜草五钱，水煎服，连进二剂，其血遂止，又根据前方去茜草、龙骨，调理十数剂而痊。(《寿世保元·衄血》)

7. 鼻衄

一女子因翻身望后一跌，鼻血长流，止后，一有所感，其血即流，诸医不效。一方用白面和水，包大附子一个在内，火

煨熟，去附子，用面烧存性为末，每二钱，白水调服，永不复发。(《寿世保元·衄血》)

8. 流涕

一老人鼻中流涕不干，独蒜四五个，捣如泥，贴脚底心下，用纸贴之，其涕不再发。(《寿世保元·鼻病》)

9. 酒齄鼻

一人酒齄鼻，红赤，予用此方，晚服用六味地黄丸全料加当归二两、苦参四两，空心服，不两月而愈。(《寿世保元·鼻病》)

10. 耳鸣

一妇人因劳耳鸣，头痛身倦，此中气不足，用补中益气汤加麦门冬、五味子而痊。(《济世全书·耳病》)

11. 耳痛

一寡妇耳内外作痛，不时寒热，脉上鱼际，此血盛之证。用小柴胡汤加生地黄，以抑其血而愈。又项间结核如算珠，寒热，用加味归脾汤、加味逍遥散，调补肝脾而愈。(《寿世保元·耳病》)

12. 舌病

一男子口舌常破如无皮，或咽喉作痛，服清咽利膈散愈甚，予以汤治之乃愈。(《济世全书·舌病》)

13. 齿伤

一人齿咬破指头，痛不可忍，久则烂脱手指并手掌。诸方不载。急用人尿使瓶盛之，将患指浸在内，一宿即愈。如烂者，用食蛇龟壳烧灰敷之。如无龟，用鳖壳烧灰，搽敷立愈。(《寿世保元·齿伤》)

14. 齿痛

牛丁部午后有热，调苍遗精，其齿即痛，此脾肾虚热，先用补中益气汤、六味丸，更以十全大补汤而愈。(《寿世保元·牙齿》)

15. 齿痛

一男子齿浮作痛，耳面黧色，口渴，日晡则剧，脾虚弱也，用补中益气汤、加减八味丸而愈。(《寿世保元·牙齿》)

16. 口臭

一男子口臭，牙龈赤烂，腿脚痿软，或用黄柏等药益甚，时或口咸，此肾经虚热，余用六味地黄丸而瘥。(《寿世保元·牙齿》)

17. 牙浮肿

一男子每遇发热，牙即浮肿，此足三阴虚火，用加减八味丸，而不复作。(《寿世保元·牙齿》)

18. 齿痛

李小园患满口牙齿疼痛，溃烂动摇，饮食不下，乃牙疳也。诸医不效，忽遇一道人传方，一擦即愈。

川椒（炒）一钱半，铜青一钱，硼砂一钱，上三味为末，每少许擦患处，流涎立已。(《寿世保元·牙齿》)

19. 口舌

一人口内如无皮状，或咽喉作痛，喜热饮食，此中气真寒而外虚热，用加减八味丸而愈。(《寿世保元·口舌》)

20. 口舌

一人舌肿舒出口外。舌者心之苗，又脾之经络，连舌本，散舌下，其热当责于心脾二经，所谓热胜则肿也，当用蓖麻子去壳，纸裹，捶出油，透纸作捻，烧烟熏之而愈。本草云：蓖

麻主浮肿恶气，取油涂之，叶主风肿不仁，捣蒸敷之，则其能解风肿内热也。(《寿世保元·口舌》)

21. 口舌生疮

一人胃弱痰盛，口舌生疮。彼服滚痰丸愈盛，反泻不止，恶食倦怠，此胃气被伤也。予以香砂六君子汤，数剂少可。再以补中益气汤加茯苓、半夏而愈。夫胃气不足，饮食不化，亦能为痰。补中益气，乃治痰之法也。若虚证而用峻利之剂，岂不危哉。(《寿世保元·口舌》)

22. 口舌生疮

一人脾胃虚，服养胃汤、枳术丸，初有效，而久反虚，口舌生疮，劳则愈盛。此中气虚寒，用理中汤少愈，更以补中益气汤加半夏、茯苓而安。夫养胃汤，香燥之剂也。若饮食停滞或寒滞中焦，服则燥开胃气，宿滞消化，最为近理。使久服则津液愈燥，胃气愈虚。胃气本虚而用之，岂不反甚其病哉。亦有房劳过度，真气衰败，或元气不足，不能上蒸，中州不运，致饮食不进，以补真丸治之。若丹田之火，上蒸脾土，脾土一和，中焦自治，饮食自进，何口疮之不愈哉。(《寿世保元·口舌》)

23. 口舌

一人舌青黑有刺，乃热剧也。良由思虑过度，怒气所得病者，要将舌来土壁上贴之方好，予制此方即效。清心散：赤茯苓（去皮）一钱，酸枣仁一钱，麦门冬（去心）一钱，远志（甘草水泡，去心）五分，黄连一钱，胡麻仁一钱，枳壳（去瓤）八分，小木通八分，小甘草二分，上锉，水煎，温服。(《寿世保元·口舌》)

24. 齿病

王侍御，齿摇龈露，喜冷冻饮食，此胃经湿热。先用承气汤以退火，又用清胃散以调理而齿固，继用六味丸以补肾而痊。（《万病回春·牙齿》）

25. 牙痛

一男子，晡热内热，牙痛龈溃，常取小虫，此足三阴虚火、足阳明经湿热，先用桃核承气汤（方见伤寒）二剂，又用六味丸而愈。（《万病回春·牙齿》）

26. 口舌

郑秋官过饮，舌本强肿，言语不清，此脾虚湿热，用补中益气加神曲、麦芽、干葛、泽泻而愈。（《万病回春·口舌》）

27. 舌痛

一膏粱之人患舌痛，敷服皆消肿之药，舌肿势急。余刺舌尖及两旁出紫血杯许，肿消一二；更服犀角地黄汤一剂，翌早复肿胀，仍刺出紫血杯许，亦消一二；仍服前汤良久，舌大肿；又刺出黑血二杯许，肿渐消。忽寒热作呕，头痛作晕，脉洪浮而数，此邪虽去而真气愈伤，以补中益气倍用参、归、术，四剂而安，又数剂而愈。（《万病回春·口舌》）

28. 舌胀

昔余治一妇人，木舌胀，其舌满口，诸医不愈，余以银针小而锐者砭之五七度，肿减，三日方平，计所出血，几至盈斗。（《寿世保元·喉痹》）

29. 喉肿

余昔又治一男子，缠喉风肿，表里皆作，药不能下。余用凉药灌于鼻中，下十余行，外用拔毒散敷之。阳起石（烧淬）与伏龙肝各等分，细末之，以新水扫百遍。三日热始退，肿始

消。(《寿世保元·喉痹》)

30. 喉痹

又尝治一贵妇喉痹，盖龙火也，虽用凉剂，而不可使冷服。为龙火，宜用火逐之。人火者，烹饪之火是也，乃使曝于烈日之中，登于高堂之上。令家人携火炉，坐药铫于上，使药常极热，不至太沸。通口时时呷之，百余次，其火自然而散。此法以热行寒，不为热而插格故也。(《寿世保元·喉痹》)

31. 喉闭

一人患喉闭，以防风通圣散治之，肿不能咽。此症须针之，无奈牙关已闭，遂刺少商穴出血，口即开。更以胆矾入患处，吐痰一二碗许，仍投药乃愈。尝见患此疾者，畏针不刺，多毙。少商穴在手大指内侧，去爪角如韭叶许。(《寿世保元·喉痹》)

32. 喉闭

一人喉闭，肿痛寒热，脉洪数，此少阴心火、少阳相火，二经为病，其症最恶，唯刺患处出血为上。因彼畏针，先以凉膈散服之，药从鼻出。急乃愿刺，则牙关已紧，不可针。遂刺少商二穴，以手勒去黑血，口开，仍刺喉间。治以前药，及前吹喉散吹之，顿愈。又以人参败毒散加芩、连、牛蒡子、玄参，四剂而平。经曰火郁发之谓发汗，出血乃发汗之一端也。河间云：治喉之火，与救火同，不容少怠。尝见喉闭不出血，喉风不去痰，以致不救者多矣。每治咽喉肿痛，或生疮毒，以荆防败毒散加芩、连，重者用防风通圣散。(《寿世保元·喉痹》)

33. 喉痛

一男子口舌常破，如无皮状，或咽喉作痛，服诸凉药，愈甚，余以理中汤一剂，乃可。(《寿世保元·喉痹》)

34. 喉痛

一人脚发热，则咽喉作痛，内热口干，痰涎上壅。此肾经亏损，火不归经。用补中益气加麦冬、五味，及用加减八味丸而愈。(《寿世保元·喉痹》)

35. 喉痛

一人患喉痛，日晡益甚，此血气虚而有热，用八珍汤而愈。后每入房，发热头痛，用补中益气汤，又加麦冬、五味，及六味丸常服，后不复作。(《寿世保元·喉痹》)

36. 喉闭

一儒者，三场毕，忽咽喉肿闭，不省人事，喘促痰涌，汗出如水，肢体痿软，脉浮大而数，此饮食劳役，无根虚火上炎，用补中益气加肉桂，一剂顿苏。(《万病回春·咽喉》)

37. 喉痛

李判府，咽喉肿痛，口舌生疮，此上焦风热。先用荆防败毒散二剂，喉痛渐愈；又以玄参升麻汤，口舌遂愈。(《万病回春·咽喉》)

五、张景岳

张景岳（1563—1640），名介宾，字惠卿，号景岳。出生于会稽（今浙江绍兴）。明代医学家，临床涉及诸科，其辨治耳鼻咽喉疾病颇具特色。

张景岳积 30 年辛劳研究《素问》《灵枢》，撰成《类经》。《类经》以类分门，详加注释，条理井然，便于寻览。在医学理论方面，提出"阳非有余"及"真阴不足""人体虚多实少"等理论，主张补益真阴元阳，慎用寒凉和攻伐方药，在临证上常用温补方剂，被称为"温补学派"。时人称他为"仲景、东垣再生""医术中杰士""仲景以后，千古一人"。著有《类经》《类经图翼》《类经附翼》《景岳全书》等，其学术思想对后世影响很大。

1. 耳疮

予尝治一儒者，年近三旬，素有耳病，每年常发，发必肿溃。至乙亥二月，其发则甚，自耳根下连颈项，上连头角，耳前耳后莫不肿痛。诸医之治，无非散风降火。至一月后，稠胀鲜血自耳迸出，每二三日必出一酒钟许。然脓出而肿全不消，痛全不减，枕不可近，食不可加，气体俱困，自分其危，延余治之。察其形气，已大不足。察其病体，则肿痛如旧，仍若有余。察其脉息则或见弦急，或见缓弱，此非实热可知。然脉不甚紧而或时缓弱，亦得溃疡之体，尚属可治。遂先以六味汤二三剂，而元气稍振；继以一阴煎加牛蒡、茯苓、泽泻，仍倍加白蒺藜为君，服五十余剂，外用降痈散，昼夜敷治，两月而后愈。盖此证虽似溃疡有余，而实以肝肾不足，上实下虚一奇证也，故存识之。(《景岳全书·外科钤·耳疮》)

2. 喉痹

余友王蓬雀，年出三旬，初未识面。因患喉痹十余日，延余诊视。见其头面浮大，喉颈粗极，气急声哑，咽肿口疮，痛楚之甚，一婢倚背，坐而不卧者，累日矣。及察其脉，则细数微弱之甚。问其言，则声微似不能振者。询其所服之药，则无非芩、连、栀、柏之属。此盖以伤阴而起，而复为寒凉所逼，以致寒盛于下，而格阳于上。即水饮之类俱已难入，而尤畏烦热。余曰：危哉，再迟半日，必不救矣。遂与镇阴煎，以冷水顿冷，徐徐使咽之。用毕一煎，过宿而头项肿痛尽消如失。余次早见之，则然一瘦质耳，何昨日之巍然也。遂继用五福饮之类，数剂而起。疑者，始皆骇服。自后，感余再生，遂成莫逆。(《景岳全书·杂证谟·咽喉》)

3. 喉痹

来宅女人，年近三旬，因患虚损，更兼喉癣疼痛，多医罔效。余诊其脉，则数而无力。察其证，则大便溏泄。问其治，则皆退热清火之剂。然愈清火而喉愈痛。察之既确，知其本非实火，而且多用寒凉，以致肚腹不实，总亦格阳之类也。遂专用理阴煎及大补元煎之类出入间用，不半月而喉痛减，不半年而病全愈。(《景岳全书·杂证谟·咽喉》)

六、王之政

王之政（1753—1815），字献廷，号九峰，江苏丹徒人，清代医学家，临床涉及诸科，其辨治耳鼻咽喉疾病颇具特色。

初业儒，后转而攻医，博闻强识，医术高超，于乾嘉间颇有盛名，后征为太医院院监，人称"王征君"，因耳聋，又号王聋子。王氏编撰作品有《痘疹汇评》《医林宝鉴》《六气论》《笔随医案》及《王九峰心法》，其医案《王九峰医案》，又名《王九峰临证医案》，由其子硕如编辑。其门徒甚多，其中盛名者有李欣园、蒋宝素。

1. 耳聋

左脉虚弦，右脉滑疾，心、肝、肾之阴不足，中虚湿痰不运，两耳失聪，如风雨声，间或蝉鸣。肝虚生风，心阴、肾阴不足，脾虚生湿，肾虚不能纳气。

处方：生地、黄肉、菖蒲、泽泻、茯苓、山药、柴胡、苡米、半夏、木通、远志、故纸、胡桃。（《王九峰医案·耳聋》）

2. 耳聋

心开窍于耳，肾之所司也。耳闭之症，不宜劳神动火，厥少不和，夹有湿热生痰。利湿伤阴，清热耗气。清心保肾，佐以宁心柔肝，兼化湿痰。

处方：生地、丹皮、山药、萸肉、茯苓、泽泻、菖蒲、磁石、黄芩、柴胡、木通。(《王九峰医案·耳聋》)

3. 耳聋

去秋右耳或闭，或作蝉鸣，或如风雨声。冬月患痔，时痛时痒，水流不止，遂服补中益气。痔患虽愈，右耳仍闭，昼夜常鸣，二目迎亮处，无限小黑点闪烁不定。右脉滑疾无力，左脉虚弦。气虚有痰，肝虚生风，脾虚生湿。每日服天王补心丹一钱，以养其气，午后服资生丸以助坤顺。

处方：黑归脾汤去阿胶。(《王九峰医案·耳聋》)

4. 耳聋

童年患耳，延今不已，现在耳轰不聪。湿热阻于气分，少阳不和。已近精通之岁，心火肝阳不宁。脉来滑数，厥少不和，防其失聪。

处方：柴胡、木通、炒芩、半夏、茯苓、甘草、萸肉、菖蒲、菊花。(《王九峰医案·耳聋》)

5. 耳聋

耳肿胀作痒作痛，兼有黏臭黄水，心火肝阳不宁，少阳湿热为患，先以小柴胡合导赤散。

处方：生地、木通、炒芩、茯苓、党参、柴胡、蝉蜕、甘草、石斛、荆芥。(《王九峰医案·耳聋》)

6. 耳聋

壮水则火静，火静则痰消，毋拘拘乎化气，勿汲汲乎清心。年甫十七，厥少不和，心相不宁，非老年重听可比。引北方以济南方，乙癸同源，兼和厥少，水源生则龙相宁，必得静养为妙。

处方：知柏地黄加木通、柴胡、橘红、茯苓，为末，加菊花、麦冬，熬膏和丸。

服二料后，加活磁石（醋煅，童便飞）为衣。（《王九峰医案·耳聋》）

7. 耳聋

因于湿，首如裹。耳目如蒙，热蒸湿腾，鼓郁阳明湿痰，少阳不透，致有耳鸣之患。

处方：小柴胡合温胆加蒺藜、菊花、羚羊。（《王九峰医案·耳聋》）

8. 耳聋

左脉虚数，右脉虚细，先天固属不足。气分有湿，阻蔽清窍，升降失常，湿蒸热腾，少阳不和，清窍不灵，致有耳蔽之患。

处方：逍遥散加生地，三剂后加蚕茧。

服逍遥后，右耳作响，响后听语稍清，左耳如故。前方加菊花。（《王九峰医案·耳聋》）

9. 耳聋

脉弦右滑，按之大疾，气分有湿有痰，耳闭不聪，精通之时，清心相以化湿热，午后服资生丸。

处方：生地黄汤加柴胡、木通、川柏、茯苓、蚕茧。

两耳不聪，气火交并于上，清心相以和肝肾。风热平静，清上实下，是其王道，多酌明哲。原方加磁石、黄芩、羚羊。（《王九峰医案·耳聋》）

10. 耳聋

经以十二经脉，三百六十五络，其气血皆上注于目，而走空窍。其别气走于耳而为听，心开窍于耳，肾之所司也。肾为藏水之脏，肾虚则水不能上升，心火无由下降，壮火食气，二气不能别走清空。阴液下亏，脉络干涸，气血源流不畅，是以耳内常鸣，寿名抑郁，五志不伸，水虚不能生木，肝燥生脾，土虚不能生金，肺病及肾，二气不平，五内互克，辗转沉痼，岁月弥深。壮年固不足虑，恐衰年百病相侵，未必不由乎此，岂仅耳闭而已哉！是以澄心静养，遣抱舒怀，辅以药饵，方克有济。拟《局方》平补镇心丹加减，走上病下取之意。

处方：熟地、洋参、茯苓、麦冬、菖蒲、枣仁、远志、龙齿、龟板、玄参、山栀、白术、丹皮、当归、五味子，蜜丸。（《王九峰医案·耳聋》）

11. 鼻渊

脑为髓海，鼻为肺窍，脑渗为涕，胆移热于脑，则辛颏鼻渊。每交秋令，鼻流腥涕，不闻香臭，肺有伏风，延今七载，难于奏捷。

处方：孩儿参、苍耳子、辛夷、杏仁、菊花、白蒺藜、地骨皮、黄芩、桑皮、甘草。（《王九峰医案·七窍》）

12. 鼻渊

经以胆移热于脑，则辛颏鼻渊。胆为甲木，脑为髓海，鼻为肺窍。素本酒体，肥甘过度，或为外感所乘，甲木之火，由寒抑郁，致生湿热，上熏于顶，津液溶溢而下，腥涕常流，为鼻渊之候，有似比之天暑，湿蒸热乃能雨，源源不竭。髓海空虚，气随津去，转热为寒，亦犹雨后炎威自却，匝地清阴而阳虚，眩晕等症所由生也。早宜调治，久则液道不能扃固，甚难为力也。

处方：苍耳子、辛夷、薄荷、川芎、白芷、蒺藜、防风根、甘草。（《王九峰医案·七窍》）

13. 喉痛

三年前蒂丁下垂,愈后喉痛不能食盐,不耐烦劳,脉来虚数,心、肝、肾三阴皆亏。厥阴循咽,少阴绕喉,湿热痰火,郁而不达。拟清上实下,久防喉痛。

处方:孩儿参、南沙参、北沙参、生地、白芍、茯苓、桔梗、苏梗、大力子、甘草。(《王九峰医案·咽喉》)

14. 喉肿溃烂

小产多次,喉肿溃烂不疼,蒂丁烂去半边,医治未痊。去岁小产后,咳嗽缠绵,耳底疼痛,行生白颗,食入作噎。厥阴循咽,少阴绕喉,火毒内郁,金水两伤。

处方:孩儿参、绿豆花、野菊花、桔梗、川贝、丹皮、黑豆皮、水中金(童便)。

咳嗽大减,唯觉痰多,蒂丁之烂,不能完固,火毒内郁,行经腹痛,气血不调,虑难奏捷,以膏代煎,徐徐调治。

处方:孩儿参、生地、甘草、桔梗、川柏、玉竹、归身、黑豆皮、白芍、绿豆皮、野菊花根。

上药熬膏,少加芝麻油胶,每早开水服五钱。(《王九峰医案·咽喉》)

15. 喑

肺气郁而音不开,会厌作梗,喉痛食难,肺胃干槁,阴不上承。舌苔干白,心境不畅,郁结化火,老年所忌。

处方:苏子、杏仁、桔梗、牛蒡、孩儿参、茯苓、橘饼、淡干菜、鸡子清。

恙源前方已着,喉疼会厌作干,汤水不下,药难为力。

处方:前方去苏子、杏仁、鸡子清、橘饼,加猪肤、桃肉、腻粉团。(《王九峰医案·咽喉》)

16. 喉疼音哑

阴损干阳，液化为痰，精不化气，气不生阴，金水交伤，脉来细数，脏阴津液俱耗。无阳则阴不生，无阴则阳不化。阴耗阳竭，饮食入于阴，长气于阳，喉疼音哑，咳嗽痰多，肾水不升，肺阴不降，阳气不敛，阴气不收，生气伤残。

处方：陈米团、猪肤、党参、熟地、甘草、陈皮、桔梗、天花粉、象贝母。(《王九峰医案·咽喉》)

17. 咳嗽

咳嗽气喘，胸中气急且闷，多食不舒，甚则头面上火，脉来沉滑而疾。气闷痰郁，肺胃不展，暂以外台茯苓饮加味。

处方：外台茯苓饮加苏梗、杏仁、半夏、甘草、枇杷叶。

进外台茯苓饮，气喘已平，肺胃已展，气仍上冲。久恙中虚，肝肾不纳。原方加减。

处方：原方去杏仁、生姜、苏梗，加熟地、紫苏子。(《王九峰医案·咳嗽》)

18. 咳嗽

左脉涩，右脉沉，按之颇不宁静。心、肝、肾三阴内亏，疟后又伤湿热，郁而不化。中虚肺虚，劳动气喘，面带阳光。素有疝气，不能温补。客冬牙疼，火炎于上，咳嗽不宁，两胁微疼。金水交伤，气火升腾莫制。肺为娇脏，恶寒恶热，恶风恶燥。病延已久，虑难奏捷。

处方：杏苡仁、生熟地、桑白皮、老苏梗、光桃仁、大麦冬、杭白芍。(《王九峰医案·咳嗽》)

19. 咳嗽

言乃心之声，赖肺气以宣扬。金空则鸣，金塞则哑，金破则嘎。素本劳倦过度，劳力感风，肺气不展，声音不扬，已延一载有余，防成肺痿。

处方：苏杏二陈汤加孩儿参、炒牛子、桔梗、鸡子清、青橘叶。

服药以来，肺胃渐开，音声渐朗，现溽暑流行，火气发泄，必得养阴益气。

处方：二陈汤加桑枝、苏梗、太子参、党参、生地、白扁豆、淮山药。（《王九峰医案·咳嗽》）

20. 咳嗽

左脉沉涩，右脉沉滑，推之不静。痰郁咳嗽，阴亏虽虚，肺气不展，久咳不已，则三焦受伤，慎勿轻视，舒肺胃，以展气化。最怕心令司权，致有音哑之患。

处方：光杏仁、北沙参、地骨皮、白茯苓、紫苏梗、款冬花、桑白皮、生甘草、鼠粘实（研）、玉桔梗。

次去冬花、桑皮、桔梗，加慈菇汁。脉来滑数，肺有郁痰，咳喘不宁，口干身倦，不思饮食。病久人虚，极难奏效。

处方：杏苏二陈汤加桔梗、炙麻黄根、香豆豉、葶苈子。

次去麻黄，加款冬花、麦冬，咳嗽渐减，饮食未增，腹泻不痛，土弱金虚。再拟六君子加味。

处方：六君子汤加百花膏、焦楂肉。（《王九峰医案·咳嗽》）

21. 咳嗽

咳嗽痰多，脉来濡滑，气虚痰郁。脾受湿侵，渍之于肺。杏苏二陈加味。

处方：杏苏二陈汤加桔梗、白术、款冬花。

阳维为病苦寒热，热后呛咳无痰。四肢干热，无汗，形神疲倦，食少无味。土弱金伤，已延四月，肺胃俱困。拟补中益气加味。

处方：补中益气汤加杏仁、麦芽。

二进补中益气，诸羔渐退，唯呛咳未能全止。原方加减。

处方：前方去参、芪、杏仁、麦芽，加阿胶、麦冬。(《王九峰医案·咳嗽》)

22. 咳嗽

咳嗽复萌，左腋作痛。暑伤气，肺不展也。

处方：明党参、杜阿胶、桑白皮、炙甘草、巨胜子、大麦冬、杏仁泥（去皮尖）、玉桔梗、杭白芍、鲜芦根。

进清燥救肺，呛咳不已，腋下作痛勿止。肺气不展，仍以舒肺胃，以展气化。

处方：杏仁泥、芽桔梗、大力子、粉甘草、紫菀茸、大贝母、上广皮、川白蜜、老苏梗、生姜自然汁。

咳仍未止，腋痛未已。疑因初起曾服腻补收敛之剂，邪闭于肺，气滞痰郁。

处方：杏苏二陈汤加春柴胡、全当归、白芷、山楂。

服药四剂，咳嗽稍松，肺气已舒，腋痛已止，脉尚未清。

处方：原方加白芥子。

咳嗽稍松，腋痛全已，唯胸中作闷，气机尚未舒展。

处方：原方去白芥子，加太子参。

次补中益气去升麻、芪，加杏仁、楂肉、半夏。

咳出于肺，有声有痰，咳痰甚黏。肺为娇脏，不耐邪侵，毫毛袭肺在咳。所服药石，皆是理路，但咳有邪无止法，舒肺以展气化，庶可宁嗽。拟方候酌。

处方：栝楼仁、光杏仁、秋桔梗、炒牛子、京川子、老苏梗、生甘草。(《王九峰医案·咳嗽》)

23. 咳嗽

风痰伏肺，咳嗽不宁。

处方：杏苏二陈汤加信前胡、西豆豉、款冬花、青防风、牛蒡子。（《王九峰医案·咳嗽》）

24. 咳嗽

脾胃失调，饮食不香，加之劳力伤中，气郁作闷，腰痛首疼，现寒热咳嗽，阳维为病，肺胃不展。

处方：补中益气汤去芪，加杏仁、苏叶。

四剂后去升、柴、党参，加空沙参、款冬花。（《王九峰医案·咳嗽》）

25. 咳嗽

始由病后失调，金水交伤，久咳不已，形神消瘦，劳动气喘，肾亏子窃母气。谨防火令司权，咳甚吐食，喉痛音哑之患。

处方：杏苏二陈汤加蒸百合、款冬花、玉竹。

久咳不已，三焦受之，不独专于理肺也。劳动气喘，金水交伤，虑难奏捷。

处方：六君子汤加杏仁、苏叶、熟地、胡桃肉、款冬花。（《王九峰医案·咳嗽》）

26. 咳嗽

久咳痰多，喉痛作痒，头眩耳鸣，寤寐不安，胸次不宽，食不甘味。操劳烦心，心火上炎，肾水不升，肺气不降，谨防音哑喉痹之患。

处方：大生地、桑白皮、京川贝（去心）、秋桔梗、麦门冬、研牛子、酸乌梅、粉甘草、元参心、白射干、榧子肉、猪肤。

药服三帖，痰咳、耳鸣、胸闷、头晕俱减，喉痒渐止，唯食减、神疲依然。水亏于下，火炎于上，火灼金伤。益水源之弱，制火炎之炽。

处方：六味地黄丸加生地、首乌、陈皮、牛子。

六进生熟地黄汤，诸症向安，唯头晕，神倦食减，夜寐易醒，心嘈喉痒，间有痰嗽。乃心虚浮火上升，仍以壮水制火。

处方：六味地黄丸加生地、麦冬、牛子、苏梗、乌梅。

进乙癸同源法，兼舒肺胃，咳解九分，喉痒已愈，头晕未已，夜寐易醒，口内先甜后苦，已历三年。心、肺、肾三阴不足，脾虚湿郁，不宜操劳动怒。(《王九峰医案·咳嗽》)

27. 咳嗽

左脉沉小，右脉濡涩。肝阴不足，气虚痰郁，肺为娇脏，不耐邪侵，犯之毫毛必咳。肺不和则鼻不闻香臭，冒风则咳甚，卧时喉中有水鸡声。肺虚治节不行，肝虚气冲于上。本用金水六君，现肺郁风邪，先以清疏为主。

处方：杏苏二陈汤加款冬花、葶苈子、白蜜、姜汁。

咳嗽有声有痰。读成功书云：有声无痰谓之咳，无声有痰谓之嗽。脾受湿侵，肺由火灼，胸闷气阻，痰豁即安，夜寐喉内有声，天明吐浓痰数口方安。中虚肺虚，肾气亦虚。先从中肺进步。

处方：杏苏二陈汤加炙麻黄、炒恶实。

脾为生痰之源，肺为贮痰之器。清晨痰多，夜来痰嘶，肺气不展，中虚肾虚，口干痰带腥味，似觉欲吐。仍从肺胃进步。

处方：万氏定喘汤去苏子，加川贝、橘红、桔梗、葶苈。

喉内痰声，下午尤甚，清晨吐浓痰数口，气方平顺。痰郁气机，随气而升，随肺而降。舒肺不应，降肺亦不应，滞腻难投，舒肺以展气化。

处方：六君子汤加甜葶苈、黄芩、海参、姜汁、白蜜。

服药三帖，痰声已无，唯走泄后夜寐易醒。心肾不交，原方加味。

前方加夜交藤、合欢皮、夜合花。(《王九峰医案·咳嗽》)

28. 咳嗽

肝升于左，肺降于右。少腹属厥阴肝也。少腹气冲左右，不能安卧，有升无降，木击金鸣，咳唾白痰，入夜尤甚。食不甘味，月不及期，热甚白带，四肢无力。气郁伤中，肝失条达，木制中胃，气血双亏，中虚肺虚。左右者，阴阳之道路也。偏久致损，损不能复，最为可虑。宜息怒宁神，保守太和为妙。

处方：归芍六君子汤加生地、麦冬、阿胶、苏梗，蜜丸。(《王九峰医案·咳嗽》)

29. 咳嗽

素饮膏粱，中伤肺伤。暴怒伤阴，喊叫提气，气不下降，咳嗽声哑。虽有湿热，当从太阴、太阳化之，极难奏效。

处方：温胆汤加甘葛、黄芩、姜汁、白蜜。(《王九峰医案·咳嗽》)

30. 咳嗽

久咳痰多，动劳气喘，寒热往来，心烦不寐，饮食减少，呕嗳不舒。内损已久，难以奏效。

处方：六君子汤加川贝子、淡竹茹、杏仁、苏叶，次加香柴胡、芽桔梗。(《王九峰医案·咳嗽》)

31. 咳嗽

惊则气乱伤心，恐则气下伤肾，气血紊乱，致有吐衄。服猪油敛而止，腻滞气血，由此咳嗽痰多，心绪烦劳，昼夜无眠。起自八月，延今不已。形神日羸，饮食日少，每日两次寒热，手足心热。舌绛苔白，中有红巢，并且麻木。阳维为病，肺胃中伤，防喘促之剧。

处方：补中益气汤去芪，加牛膝、制半夏、山楂、茯苓、桃仁、枣仁。

昨进药后，寒热、手足心热均退，半夜咳减痰稀，方能安睡，不能左卧。但病人虚，春分节令，慎调为要。

处方：四君子汤加杏仁、苏叶、半夏、归身、枣仁、楂肉、研牛子、白沙参。

昨药后，咳嗽更甚，痰多色白浓厚，至半夜后，咳减痰稀，方能安卧，左卧不能，食不甘味，言语稍清，舌绛渐退。病势深危，但难奏效，原方加减。

处方：原方去枣仁、归身，加白芍、浙贝母。次服六君子汤加白芥子、赤苏子、枳实炭。

咳势大减，夜能安寐，痰涎已少，舌苔已化，饮食稍增，语言如常，脉来甚小。正气已虚，仍宗前法，助以辅正。

处方：六君子汤加象贝母、苏梗、牛子、谷芽、山楂。

病咳愈后复萌，日轻夜重，痰不豁动，中伤肺损，不宜操劳，谨防肺痿。

处方：杏仁泥（去皮尖）、烘冬术、玉桔梗、川白蜜、紫苏梗、孩儿参、生甘草、姜汁。

次加葳蕤、鼠粘子。

咳势已平，夜卧喉内微有水鸡声，中伤肺虚，服药即效，以丸代煎。

处方：六君子汤加太子参、杏仁、苏梗、桔梗、玉竹、牛子，以姜汁、白蜜和水泛丸。（《王九峰医案·咳嗽》）

32. 咳嗽

咳病六载，动劳气喘，手足发冷，饮食不甘，冷痰甚多，面黄浮肿，脾肺肾三经交病。

六君子汤加川百合、芡实、菟丝子、冬瓜子、薏苡仁。

久病浮肿，咳嗽不已，脾肺两伤，不欲饮食，进补土生金，饮食稍增，浮肿不退，咳势似松，痰带腥味，防其喘满。

原方去百合、菟丝、冬瓜子，加山楂、核桃、藕节。(《王九峰医案·咳嗽》)

33. 咳嗽

实火宜泻，风火宜清宜散。水亏于下，火升于上，厥阴绕咽，少阴循喉，久嗽音哑喉痛。金水交伤，阴不上潮，涸澈燎源，阴耗阳竭，精血内夺。苦寒败胃，清火清热，取一时之快利。所谓扬汤止沸，终归不吉。导龙入海，引火归原，古之良谋，无不效者。鄙见浅陋，多酌明哲。小徒请开肺清热之法，尚属平稳。服一二剂，看其如何。

处方：生熟地、太子参、川熟附、还原水、天麦冬、京玄参、淮牛膝。

咳为肺病，喘为肾病，五脏六腑皆令人咳，不独在肺，明矣。咳嗽痰涎白沫，音岚日哑，饮食日少，形容日羸，舌白脉弦。土败金伤，肾虚水泛为痰，中虚积饮水湿，浸淫渍之与肺，肺伤于肾，三焦俱病，殊堪大虑，谨防喘促。

处方：真武汤加炙甘草。

服真武汤虽效，亦非常法。今拟脾肾同治，六君加味。若音开咳减，再进阳八味可也。

处方：六君子汤加枸杞、菟丝、孩儿参，炼蜜丸。(《王九峰医案·咳嗽》)

34. 咳嗽

卯咳不宜时，去秋疟后而剧，肺注于寅，行于卯，手阳明之气，不能下逮而上犯作咳。小柴胡、温胆、泻心，是理俱不。拟治足阳明，兼清肺金。

处方：复脉汤去桂枝、姜、枣，加黄芩、白糖拌黑芝麻。

进炙甘草汤十余剂，咳声减半，痰亦渐稠，白色转绿，饮食渐加，本月寅日，咳又增剧，去秋疟后，邪留为害。足阳明为病，依方进步。

处方：六君子汤去白术，加甘葛、酒炒黄芩。(《王九峰医案·咳嗽》)

35. 咳嗽

咳逆日久，至五更更剧。经云：五更嗽者，火浮于肺也。寒热胸闷，不欲食，脉浮而滑。风逆肺腑，久则伤脾。补土生金为治，非劳瘵也。

处方：白苏子、甜杏仁、法半夏、淮山药、白前、生谷芽、薄橘红、云茯苓、全当归、杭白芍。(《王九峰医案·咳嗽》)

36. 咳嗽

肝火冲肺，咳逆作热，热久伤胃，口无味，不欲食，难于大解，脉软神疲。肝脾肺三经受恙。

处方：川百合、炙鳖甲、白沙参、银柴胡、川贝母、制首乌、柏子霜、云茯苓、川石斛。(《王九峰医案·咳嗽》)

37. 咳嗽

肺主咳金，金空则鸣，金实则哑，金破则嘶。素本操劳过度，肺虚招风，气机不展，音声不扬，已延一载，上损于下，防成肺痿。

处方：太子参、杏仁、牛蒡、苏梗、桔梗、半夏、广陈皮、云苓、炙草。

复诊，服药四剂，音声渐扬，痰咳渐减，肺之治节已行。现在溽暑流行，宜加养阴益气之品，以行清肃之令。

处方：太子参、五味子、麦冬、生地、银花、甘草、半夏、苏梗、桔梗、山药、扁豆。（吴少祯，李家庚．王九峰经典医案赏析．中国中医药出版社，2006）

38. 咳嗽

肝阴素弱，肺有伏风，肺为娇脏，不耐邪侵。肺不和则鼻不闻香臭，冒风则咳，咳甚难卧，喉中水鸡声。肺虚治节不行，肝虚气不条达，先以清疏为主。

处方：苏梗、杏仁、葶苈、姜夏、陈皮、赤苓、炙草、蜂蜜、姜汁、北枣。（吴少祯，李家庚．王九峰经典医案赏析．中国中医药出版社，2006）

39. 咳嗽

实火宜泻，虚火宜补，风火宜清宜散，郁火宜开宜发。格阳之火，宜衰之以属，所谓同气相求也。水亏于下，火越于上，厥阴绕咽，少阴循喉，久咳音哑喉痛，口干不欲饮冷，脉洪豁，按之不鼓，格阳形证已著。清火清热取一时之快，药入则减，药过依然，所谓扬汤止沸，终归不济，导龙入海，引火归原，前哲良谋无效者，鄙识浅陋也。小徒暂清肺热之法，尚属平稳可服，再拟金匮肾气，竭其所思，未知当否？多酌名哲。

处方：金匮肾气丸。（吴少祯，李家庚．王九峰经典医案赏析．中国中医药出版社，2006）

40. 咳嗽

久咳音哑，每咳痰涎盈碗，食减神羸，苔白厚，脉双弦。中虚积饮，土败金伤，水湿浸淫，渍之于肺，传之于脾，注之于肾，三焦不治，殊属非宜。

外方：真武汤。

复诊，连服真武虽效，亦非常法。三焦不治，肺肾俱伤，当宗经旨，治病必求其本，从乎中治，崇土既能抑木，亦可生金，脾为生化之源，补脾即能补肾。爰以归脾六君加减，徐徐调治。

处方：六君子汤加远志、木香、枣仁。（吴少祯，李家庚.王九峰经典医案赏析.中国中医药出版社，2006）

41. 咳嗽

脉来细数兼弦，症本脏阴营液俱亏。木击金鸣，下损于上，精血膏脂不归正化，悉变为痰。咳嗽痰多，喉痛音哑，乍寒乍热，自汗盗汗，气促似喘，腹鸣便泻，二气不相接续，藩篱不固，转瞬春动阳升，有痰涌喘汗暴脱之虑。姑以从阴引阳，从阳引阴，质之明哲。

处方：熟地黄汤加鹿角霜、五味子、胡桃肉。（吴少祯，李家庚.王九峰经典医案赏析.中国中医药出版社，2006）

42. 咳嗽

咳嗽已历多年，去春失血之后，痰嗽延今益甚，干呕噫气不除，颜色憔悴，形容枯槁，左胁作痛，不能左卧，左卧咳甚。左右者，阴阳之路。肝气左升，肺气右降。阴亏木火击金，清肃不行，二气偏乘，难于奏捷。

处方：六君子汤加川贝、桔梗、茅根。（吴少祯，李家庚.王九峰经典医案赏析.中国中医药出版社，2006）

43. 咳嗽

症缘秋燥伤肺，痰嗽不舒，继又失血。入春以来，痰嗽益甚，气促似喘，内热便泻，形神日羸，饮食日少。肾损于下，肺损于上，上损从阳，下损从阴，上下交损，从乎中治。脉来细数无神，虚损之势已著。谨防喉痛音哑，吐食大汗。

处方：东洋参、冬虫夏草、生地、白术、山药、陈皮、甘草。（吴少祯，李家庚.王九峰经典医案赏析.中国中医药出版社，2006）

44. 咳嗽

肺为水母，肾为水源。补土则金生，金生则音展，壮水则火静，火静则咳平。壮水则济火，崇土生金，颇合机宜。原方加减为丸，缓缓图治。

处方：生地黄汤加洋参、白术、陈皮、半夏、甘草、阿胶，共为末，以百合煎水泛丸。（吴少祯，李家庚.王九峰经典医案赏析.中国中医药出版社，2006）

45. 咳嗽

鸡鸣咳嗽，痰多食少，病历多年，五日前吐血，动作气促。肺肾两亏，三焦俱伤，脉数形羸，虚劳已著。

处方：生地、阿胶、茯苓、萸肉、姜夏、归身、麦冬、鲜藕、炙草。（吴少祯，李家庚.王九峰经典医案赏析.中国中医药出版社，2006）

46. 咳嗽

清金保肾，乙癸同源，已服六剂，结喉肿痛全消，弦数之脉已缓，每朝咳嗽痰多，声音不振，午后心烦，总属阴亏水不济火，原方加减。

处方：北沙参、麦冬、大贝、杏仁、茯苓、苡米、牛蒡子、桔梗、甘草。（吴少祯，李家庚.王九峰经典医案赏析.中国中医药出版社，2006）

47. 咳嗽

暑湿司令，厥少阴流益伤，厥阴循咽，少阴循喉，以致结喉肿痛复萌，逆气上冲则咳，午后口渴心烦，阴亏不能制火也。昨议清养肺胃，以御暑湿，但能清上。今拟实下为主，清上辅之。

处方：熟地黄汤加玄参、麦冬、桔梗、炙草、芦根。

清上则肺不畏火之炎，实下则肾有生水之渐。肾水承制五火，肺金运行诸气，金水相生，喉之肿痛全消，胸中逆气已平，饮食亦进，夜来安寐。唯平明痰嗽犹存，脉仍微数，肺胃伤而未复，仍顾其本。

处方：前方去甘草。（吴少祯，李家庚.王九峰经典医案赏析.中国中医药出版社，2006）

48. 咳嗽

脾湿生痰，渍之于肺，清晨咳嗽，得黄痰即平宁，否则不已。两胁微痛，背心隐酸，肝胃之气不展，得嗳方舒。手足无汗，或时手足发冷，脾肾不足，不易骤复。

处方：於术、米仁、菟丝子、茯苓、橘红、半夏、炙草、白蔻。（吴少祯，李家庚.王九峰经典医案赏析.中国中医药出版社，2006）

49. 咳嗽

肺胃伤而未复，又缘心动神驰，阴精下泻，虚火上升。子水窃气于金，不能承制五火，神伤必移枯于肺，无以运行诸气，致令诸症复萌，仍以前日获效之方，更益填精之品为丸，缓图为是。

处方：熟地黄汤加洋参、麦冬、龟甲、鹿胶，蜜水叠丸。（吴少祯，李家庚.王九峰经典医案赏析.中国中医药出版社，

2006）

50. 咳嗽

肾主纳气，肺主出气。咳为肺病，喘为肾病。总缘先天亏弱，后天生气不振，母令子虚，金水两伤。肝脏之虚阳上僭，是以呛咳咽痛，动劳则喘。拟金水六君加味。

处方：炙生地、洋参、麦冬、陈皮、半夏、沙苑、茯苓、紫菀。（吴少祯，李家庚.王九峰经典医案赏析.中国中医药出版社，2006）

51. 咳嗽

肺主气，为水之上源，膀胱为津液之腑，气化乃能出焉。久咳肺虚，清肃之令不降。日中溲短，卧则清长。夫人卧则气归于肾，肾司二便故也。议培土生金，兼滋肾水，俾天气得以下降，两阴浊自化矣。

处方：沙参、料豆、沙苑、杏仁、橘红、夜合花、枇杷叶、女贞、山药、百合、茯苓、车前、莲子。（吴少祯，李家庚.王九峰经典医案赏析.中国中医药出版社，2006）

52. 咳嗽

脉滑而数，风伤肺。痰郁肺胃，夏令脉洪数。前月初诊，脉沉滑而数。沉者，阴也，郁也。滑者，阳也，痰也。数者，火也。邪伏化热生痰，所以用苏、杏、甘、桔开提，蒌、夏理肺胃，不治咳嗽而咳嗽自解，不治痰而痰自出。用梨汁、莱卜汁以调肺胃，展其气化，清肃渐行，咳少缓矣。

处方：蜜苏梗、杏仁、桔梗、甘草、前胡、牛蒡、梨汁。（吴少祯，李家庚.王九峰经典医案赏析.中国中医药出版社，2006）

53. 咳嗽

言乃心之声，藉肺金以宣扬。肺如悬钟，居胸中，为五脏之华盖，空则鸣，实则咳，破则哑。肺为仰脏，出而不纳。最娇之脏，不耐邪侵，邪侵毫毛必咳。肺主气，为水之上源，受邪入络，必顺归于肾，为痿、为咳、为哑。凡如此者，人皆不知，总曰痿症。六淫之邪不去，皆可成痿。病延载余，音声不出，金已破矣。病者不知，医须揣其本情，以木火通明。经以营出中焦，资生于胃，下益肾水，来济五火。火不灼金，金不泄气，燥不耗水为妙。今日喉痛已止，咳减痰少，声音稍开，仍原方加减候酌。

处方：孩儿参、甘草、山药、马兜铃、桔梗、杏仁、茯苓、大力子（元米炒）、苏梗、花粉、南沙参、猪肤、鸡子清、瓜子壳、霉干菜。（吴少祯，李家庚．王九峰经典医案赏析．中国中医药出版社，2006）

54. 咳嗽

病原前方迭次申明，不复多赘。金水难调之候，全在静养工夫。天命为主，非人力所为，叮嘱亲谊，敢不尽言。病由外感内伤，必由中而外达。郁久不达，非升麻不可。病将一载，声音不出，水源不生，邪不去也。权用补中益气加减，候酌。

处方：补中益气汤去芪，加山药、陈干菜，服三剂，加孩儿参。

又服三剂，加参须。（吴少祯，李家庚．王九峰经典医案赏析．中国中医药出版社，2006）

55. 咳嗽

脉细如丝，按之如无，中伤肺损。不能言语，语则喘咳不宁，足肿身热。谨防大汗阴阳脱离之变。

处方：党参、南沙参、山药、茯苓、款冬、百合、杏仁、新会皮、胡桃肉、苏梗。（吴少祯，李家庚.王九峰经典医案赏析.中国中医药出版社，2006）

56. 咳嗽

脉来沉滑而疾，湿痰蕴结肺胃之间。痰嗽气促，胸次不爽，面色戴阳，肾亏子盗母气。暂以外台茯苓饮加减。

处方：党参、杏仁、姜夏、苏梗、冬术、枳实、茯苓、橘皮、炙草、姜。

进外台茯苓饮，喘促已平，痰嗽较减，气机已展，湿痰已运。第恙久肾亏，子盗母气，拟清上实下，培土生金。

处方：熟地、归身、姜夏、枳实、广皮、党参、冬术、茯苓。（吴少祯，李家庚.王九峰经典医案赏析.中国中医药出版社，2006）

57. 咳嗽

先天薄弱，水不养肝，肝火易动，心相不宁。三阴内亏，火冲血上，下有痔漏，常多梦泻。失血后干呛作嗽，喉痛声哑之患，草木之功，不能补有情之精血，必得撤去尘情如铁石，静摄天真，精血复得下，病可减去三分，此机宜从。否则有仙丹亦属无济。拟丸代煎，徐徐调治。

处方：河车一具（洗去血丝），北沙参八两，川贝四两，白及八两，鳗鱼一条，怀药八两，燕根四两，茯神四两，牡蛎八两，蛤粉八两，芡实八两。

老尿壶一具，以长流水浸三日夜，去臊味。将牡蛎、鳗鱼投入壶内，童便灌满，以黄泥封固，以文火烧一日夜。次日取出鳗鱼骨，用麻油炙研，再入群药，和匀捣作饼，晒干烘脆，研细末，用两仪胶作丸和服，无两仪胶即用玉竹胶。（吴少祯，

李家庚．王九峰经典医案赏析．中国中医药出版社，2006）

58. 咳嗽

素有疝气，不受温补。肺为娇脏，不耐邪侵，去秋疟后中伤，湿痰上僭，余风未清，乘虚犯肺，痰嗽不舒，日以益甚。冬来齿痛，虚火上升，肺金益损。入春以来，胸胁隐痛，面色戴阳，显系肾虚，子盗母气，非其所宜。

处方：生地、白芍、麦冬、苡米、苏梗、杏仁、桃仁（别本有桑皮）。（吴少祯，李家庚．王九峰经典医案赏析．中国中医药出版社，2006）

59. 咳嗽

脉来沉涩，推之则移，痰郁阴亏。肺气不展，久嗽不已。三焦俱伤，慎勿轻视。舒肺胃以展气机，现在火令司权，慎防音哑。

处方：沙参、杏仁、茯苓、麦冬、地骨、桑皮、炙草、冬花、桔梗。（吴少祯，李家庚．王九峰经典医案赏析．中国中医药出版社，2006）

60. 咳嗽

脉来滑数，肺有郁痰，喘咳不安，口干神倦食减，恙久体虚不受补，极难奏效。

处方：杏仁、赤芍、姜夏、葶苈、酒芩、广皮、桔梗、草炙。

病原已具前方。服药以来，喘虽减，饮食未增，便泄未止，土败金残已著，殊难奏捷。

党参、冬术、茯苓、甘草、姜夏、广皮、百合、款冬。（吴少祯，李家庚．王九峰经典医案赏析．中国中医药出版社，2006）

61. 咳嗽

咳嗽痰多，脉象濡弱，气虚痰郁，脾受湿侵，渍之于肺。

处方：茯苓、姜夏、橘红、炙草、白术、杏仁、桔梗、款冬。（吴少祯，李家庚.王九峰经典医案赏析.中国中医药出版社，2006）

62. 咳嗽

营卫不和，往来寒热。热后咳呛无痰，四肢甲错无汗，形神疲倦，食少无味，土弱金伤，肺胃俱困，虚势渐著，勉拟东垣法。

处方：孩儿参、冬术、茯苓、广皮、炙草、杏仁、苏梗、白归身、柴胡、升麻。

复诊，服三剂，诸恙悉退，唯咳呛尚未全止。照前方去儿参，加阿胶、麦冬。

未久咳呛复萌，左胁作痛，暑伤气，清肃之令不行也。

处方：孩儿参、杏仁、桑皮、桔梗、芦根、阿胶、麦冬、白芍、炙草。（吴少祯，李家庚.王九峰经典医案赏析.中国中医药出版社，2006）

63. 咳嗽

进清燥救肺，咳呛未平，胁下忽痛忽止，肺气不展，清肃不降，舒肺胃以展气机。

处方：象贝、杏仁、紫菀、桔梗、炙草、白蜜、芦根、牛蒡、苏梗。

服药四剂，痰嗽已平，胁痛亦止。症本土不生金，金令不肃，木无所畏，叩金为咳。胁痛者，木横之征也。崇土生金，亦可抑木，前方加减，为丸缓治。

处方：六君子汤加归身、怀药、升麻、柴胡，蜜水泛丸。

（吴少祯，李家庚 . 王九峰经典医案赏析 . 中国中医药出版社，
2006）

64. 咳嗽

久咳痰多，喉肿且痛而痒，耳鸣头眩，寤而不寐，饮食少
进，脉来弦数，阴亏已极，水不上升，心火刑金，清肃不降，
虑难奏捷。

处方：生地、麦冬、象贝、玄参、桔梗、牛蒡、桑皮、乌
梅、猪肤、榧子肉。

服药三剂，咳嗽、耳鸣、头眩俱减，夜寐稍安，喉间痛痒
亦缓，唯食少神倦依然。病本火灼金伤，益水之亏，制火之炎。

处方：生地黄汤加牛蒡、阿胶、麦冬、猪肤、乌梅肉。

服地黄汤加味六剂，诸恙亦安，头目尚觉不清，夜来寐则
易醒，喉间痛止痒存，微咳，饮食尚少，脉沉弦数。

处方：原方加川贝。

咳嗽已止，诸恙亦平，唯头眩未愈，夜寐易醒。病延三载
之久，三阴亏损已极，岂能一旦豁然，阴难骤补，以迭效煎方
加味为丸。

处方：熟地黄丸加贝母、北沙参、五味子、麦冬，共为末，
炼蜜丸。（吴少祯，李家庚 . 王九峰经典医案赏析 . 中国中医药
出版社，2006）

65. 咳嗽

久咳不已，虚里穴动，动则应衣。宗气无根，孤浮于上，
乃金残水涸之危症也。

处方：六味地黄萸肉减半，加川贝、麦冬、五味。（吴少
祯，李家庚 . 王九峰经典医案赏析 . 中国中医药出版社，2006）

66. 咳嗽

脾虚湿郁，大便濡泄，痰嗽食减，行动气促，脾伤传肺。

处方：六君加泽泻、木香、生姜、南枣。（吴少祯，李家庚．王九峰经典医案赏析．中国中医药出版社，2006）

67. 咳嗽

脉沉而小，按之颇不流利。外寒内热，久咳不已，喉间淫淫作痒即咳，夜来少寐，胸满食减。

处方：二陈汤加东洋参、冬术、阿胶、生地、归身、苏梗、百部。（吴少祯，李家庚．王九峰经典医案赏析．中国中医药出版社，2006）

68. 咳嗽

肺合皮毛，主咳。经言皮毛受邪，邪气以从其合也。其饮食入胃，从肺脉上至于肺，则肺寒。肺寒则内外合，邪因而客之，则为肺咳。受春则肝先受之。盖肺咳不已，传于他脏，际此发陈之令，则必先传于肝，当以和解法中佐以肃降之品。

处方：二陈加前胡、杏仁、蒌皮、泽泻、蛤粉、姜。（吴少祯，李家庚．王九峰经典医案赏析．中国中医药出版社，2006）

69. 咳嗽

素有咳呛，冬令即发。自秋季咳嗽，延年不已，动则气逆，痰不易出，上热下寒，兼食洋烟，胃阴消烁，下耗肾水，引动肝木，气有上而无下。肾虚则喘，肺虚则咳，气耗阴伤，故痰不爽。议养阴肃肺，兼柔肝纳肾之治。

处方：沙苑、麦冬、牛膝、毛燕、橘红、川贝、桑皮、紫菀、蛤粉、夜合花、枇杷叶。（吴少祯，李家庚．王九峰经典医案赏析．中国中医药出版社，2006）

七、吴鞠通

吴鞠通（1758—1836），名瑭，字配珩，江苏淮安（今江苏省淮阴市）人。清代医学家，临床涉及诸科，以治瘟疫见长，其辨治耳鼻咽喉疾病颇具特色。

吴鞠通青年时代攻科举而习儒家经典，后弃举子业学医。吴鞠通尤以擅治急性发热性疾病闻名，在继承前人理论的基础上，结合自身临床经验，在温病的辨证论治方面贡献突出，创立了三焦辨证理论与治则，并且制定了大量方剂，如银翘散、桑菊饮、加减复脉汤等。吴鞠通主要著作有《温病条辨》《医医病书》《吴鞠通医案》。其41岁时开始撰写《温病条辨》，历经15年，数易其稿，在其56岁时，《温病条辨》正式刊行。在其64岁时，京都燥疫流行，吴氏以霹雳散为主治之，效果奇佳，遂作"补秋燥胜气论"一篇，收录于《温病条辨·卷一》。吴鞠通71岁时着眼于矫正医生诊治中的弊病，作《医医病书》。晚年时，吴氏将毕生临证经验和医案整理成册为《吴鞠通医案》。

喉痒

僧，四十二岁。脉双弦而紧，寒也；不欲饮水，寒饮也；喉中痒，病从外感来也；痰清不黏，亦寒饮也；咳而呕，胃阳衰而寒饮乘之，谓之胃咳也；背恶寒，时欲厚衣向火，卫外之阳虚，而寒欲乘太阳经也；面色淡黄微青，唇色淡白，亦寒也。法当温中阳而护表阳，未便以吐血之后而用柔润寒凉。

处方：小青龙去麻、辛，加枳实、广皮、杏仁、生姜。

用此方十数帖而愈。(《吴鞠通医案·痰饮》)

八、陈莲舫

陈莲舫（1840—1914），名秉钧，别署庸叟，又号乐余老人，上海青浦人。清末医学家，宫廷御医，临床涉及诸科，其辨治耳鼻咽喉疾病颇具特色。

陈氏家族连续十九代行医，家学渊深。曾祖父陈佑槐、祖父陈涛、父亲陈垣皆以行医为业。幼习儒业，亦随祖父习医。光绪年间悬壶于朱溪镇（今朱家角镇），医术高超，声誉鹊起，四方求医者甚众，以致五次奉诏入京，曾为光绪皇帝、皇后治病，最终封为三品御医，负责御药房事务。为表彰其功，特赐其"恩荣五召"牌匾。学术上主张"知古不泥古""守经尤贵达变"。1902年与同仁俞伯陶、李平书、苗春圃等，共同创办中国最早的中医学术团体——"上海医会"。存有《陈莲舫先生医案秘钞》《十二经分寸歌》《御医请脉详志》《莲航密旨》《医案拾遗》《女科秘诀大全》《加批时病论》《加批校正金匮心典》等医著。

1. 耳聋

朱，右，四十七。头痛多年，渐致耳鸣目花，颈项牵引。木旺者必侮土，有时脘痛纳呆。脉见沉弦，治以和降。

处方：元精、木神、杭菊、杜仲、白芍、龙齿、双钩、佛柑、半夏、寄生、白蒺藜、新会、荷边、丝瓜络、青铅。

以上耳鸣响属虚者。（宋咏梅.陈莲舫医著大成.中国中医药出版社.2019）

2. 耳聋

何，左，廿一。风邪夹湿，两耳为聋。脉见沉弦，治以和养。

处方：杭菊、路路通、元精石、生白芍、桑叶、钩藤、大力子、茯苓、细菖、蔓荆子、陈皮、白蒺藜（去刺）、荷边、青葱管。（宋咏梅.陈莲舫医著大成.中国中医药出版社.2019）

3. 耳聋

王，左，十五。禀体内热，夹风郁湿，清窍蒙蔽，右耳失聪，有时流脓，有时痛胀。脉见弦滑，拟以疏和。

处方：杭菊、料豆、细菖蒲、米仁、桑叶、女贞、炒天虫、鸡苏散、青蒿、川斛、路路通、新会、青葱管。（宋咏梅.陈莲舫医著大成.中国中医药出版社.2019）

4. 鼻衄

左。阳络受伤，鼻衄倾注，甚至痰中赤带，脉见细弦，不加咳嗽，总可调复。

处方：沙参、菊炭、降香、白芍、茅花、膝炭、鹿衔、会络、三七、丹参炭、仙鹤、杏仁、藕节、丝瓜络。（宋咏梅.陈莲舫医著大成.中国中医药出版社.2019）

5. 鼻衄

右。阳络受伤，鼻衄狂溢。薄而有红者，属热为多。脉见细弦，治以清降。

处方：沙参、池菊炭、白芍、茜根、茅花、膝炭、会络、侧柏、三七、丹参炭、炒荆芥、旱莲、焦藕节。（宋咏梅.陈莲舫医著大成．中国中医药出版社．2019）

6. 鼻衄

赵，左。鼻衄狂溢，营伤气痹，两胁作胀，当脘发迸。脉见沉弦，拟以和养。

处方：降香、仙鹤草、归须、桑叶、全福、丹参、白芍、杏仁、新绛、膝炭、茯苓、会络、丝瓜络、藕节。（宋咏梅．陈莲舫医著大成．中国中医药出版社．2019）

7. 鼻衄

左。鼻衄屡发，洋人所谓伤脑气筋也。

处方：桑叶、杏仁、杭菊、料豆、茅花、川贝、荆芥、通草、脑石、紫菀、白芍、会皮、枇杷叶、红枣。（宋咏梅．陈莲舫医著大成．中国中医药出版社．2019）

8. 鼻渊

殷，左。鼻渊复发，风邪夹湿，上蒸清窍。治以清养。

处方：沙参、元金斛、薄荷、山栀、辛夷、炒川柏、钩藤、生草、鱼脑石、茯苓、丹皮、绿豆衣、枇杷叶、红枣。

鼻渊稍减，咳嗽有痰，头蒙腰楚，脉见细弦。治以清降。

处方：洋参、山栀、川贝、钩藤、辛夷、知母、益元散、通草、鱼脑、花粉、生草、会皮、枇杷叶、荷边。（宋咏梅．陈莲舫医著大成．中国中医药出版社．2019）

9. 鼻渊

高，右。鼻疳复发，并溢清水，鼻骨酸麻。考鼻为肺窍，由于肝邪烁肺，肺失清肃。脉见细弦，拟肝肺两调。

处方：沙参、嫩辛夷、杏仁、茯苓、桑叶、鱼脑石、半夏、料豆、茅花、白芍、川贝、新会、枇杷叶、竹心。（宋咏梅．陈莲舫医著大成．中国中医药出版社．2019）

10. 喉痹

左。将成喉痹，咽梗音嘶，脉见弦滑，治以和养。

处方：沙参、柿霜、淡秋石、蜜桑叶、杏仁、蛤壳、茯苓、橄榄核、川贝、瓜蒌仁、白芍、冬瓜子，冲枇杷膏三钱。（宋咏梅.陈莲舫医著大成.中国中医药出版社.2019）

11. 喉痹

张，左。喉痹较通，蒂丁未曾收敛，肝肺不和。脉见细弦，郁热尚未清除，汗出津津，拟从和养。

处方：洋参、杏仁、川斛、橄榄核、燕根、川贝、茯苓、生草、冬虫、蛤壳、白芍、新会、枇杷叶、枣。（宋咏梅.陈莲舫医著大成.中国中医药出版社.2019）

12. 喉痹

张，左。湿去热存，阴分受伤，咽喉为之痛梗，得饮冲鼻，肺阴伤而蒂丁病。拟以清降。

处方：沙参、柿霜、茯苓、蜜桑叶、杏仁、全福、通草、橄榄核、川贝、代赭、新会、冬瓜子、枇杷叶。（宋咏梅.陈莲舫医著大成.中国中医药出版社.2019）

13. 喉痹

张，左，四十四。失血后咳，肺阴大伤。咽为外候，且梗且痛，渐成喉痹。脉见细弦，治以和养。

处方：沙参、柿霜、冬虫、石斛、甜杏、全福、元参、冬瓜子、川贝、石英、蛤壳、白芍，冲鸡子清一枚，枣。（宋咏梅.陈莲舫医著大成.中国中医药出版社.2019）

14. 喉痹

右。喉痹将成，头眩肢麻，病情太多。治以清泄。

处方：杏仁、大黑豆、蜜桑叶、川斛、川贝、女贞、杭菊、白芍、柿霜、花粉、新会、生草、枇杷叶。（宋咏梅．陈莲舫医著大成．中国中医药出版社．2019）

15. 喉痹

夏，左，二十九。疙瘩红肿，肺肾阴伤，郁热夹痰，为之上下不摄，甚至溺多色黄，夜寐不宁，龙雷之势有升少降，夏令与病不合，恐失血失音。脉见细弦，急宜调护。

处方：沙参、柿霜、白归须、茯苓、杏仁、燕根、料豆、生草、川贝、元参、白芍、会皮，冲鸡子清一枚。（宋咏梅．陈莲舫医著大成．中国中医药出版社．2019）

16. 失音

李，左，六十六。示及咳嗽略减，痰多而薄，咽喉作痛，吃紧尤在失音。诸证起郁怒之后，显系肝邪刑肺，肺失清肃。考发音之有三，心为其主，肾为其根，肺为其户也。失音之证有二，暂则为金实无声，久则为金破不鸣也。如现在病仅匝月，暂而非久，当是金实为多。实非外邪之谓，由向来嗜饮，痰与热从内而生，乘肝之升，上郁肺脏，音户遂为失宣。拟清养肝肺以和本，分化痰热以治标，录方即候政行。

处方：桑叶、扎马勃、南沙参、蝉衣、川贝、杭菊、橄榄核、冬瓜子、蛤壳、杏仁、茯苓、枳椇仁、枇杷叶、茅根肉、芦衣，冲肺露。（宋咏梅．陈莲舫医著大成．中国中医药出版社．2019）

17. 失音

沈，左。咳嗽失音，虚而非实，属金破不鸣，脉见细弦。肺肾两为失司，音之根、声之户受伤匪浅，拟以和降。

处方：沙参、杏仁、萎仁、麦冬、绵芪、川贝、薤白、百合、柿霜、茯苓、蛤壳、白及片（一钱五分）、枇杷叶、生竹茹、芦衣，冲肺露。

以上属金破不鸣者。（宋咏梅．陈莲舫医著大成．中国中医药出版社．2019）

18. 失音

王，左。咳嗽绵延，咽梗发呕，音嘶痰少，脉见细弦。阴伤气痹，治以和养。

处方：北沙、芪皮、全福、杏仁、柿霜、冬虫、石英、会白、百药煎（包，八分）、川贝、白芍、生草、枇杷叶、枣。（宋咏梅．陈莲舫医著大成．中国中医药出版社．2019）

19. 失音

左。嗜饮伤肺，痰热内阻，咽为之外候，痰扰为肿，热炽为梗，将成喉痹。脉息弦滑，拟以清化。

处方：桑叶、杏仁、扎马勃、炒淮膝、川贝、冬瓜子、茯苓、南沙参、蛤壳、杭菊、橄榄核、枳椇仁、荸荠（去皮，二枚）、漂淡海蜇（一两）。（宋咏梅．陈莲舫医著大成．中国中医药出版社．2019）

20. 失音

杨，左。治咽红发梗，脉息浮弦。

处方：桑叶、象贝、蝉衣、南沙参、杏仁、蒌仁、马勃、杭菊、蛤壳、茯苓、金果榄、山豆根、枇杷叶。

以上金实无声者。（宋咏梅．陈莲舫医著大成．中国中医药出版社．2019）

21. 咳嗽

梅，左。连年见血，每每逢节而发，发时或多或少，整口色鲜。由阳明损及肝肺，肺不降为咳呛，肝不和为胁痛，渐至音嘶盗汗，潮热形寒，关系尤在便溏，有损而过中之势。脉息弦滑，拟以和养。

处方：沙参、元斛、白芍、蚕茧炭、冬虫、全福、川贝、扁豆衣、燕根、石英、百药煎、炙草、红枣、鲜藕肉（一两）。（宋咏梅．陈莲舫医著大成．中国中医药出版社．2019）

22. 咳嗽

王，左。英发太早，湿热下注，肛痈未敛，内管渐成。肺肠为表里，咳嗽绵延，痰薄且黏，夏令防失血成损。治以清养急和，左脉弦数。

处方：沙参、杏仁、全福、象牙屑、冬虫、川远贝、石英、冬瓜子、燕根、蛤壳、川斛、新会红、枇杷叶、红枣、肺露。（宋咏梅．陈莲舫医著大成．中国中医药出版社．2019）

23. 咳嗽

左。脉左部弦大甚于关位，属春令应肝，肝邪为炽，加以素有遗泄，水不涵木，厥阴更为失养，以致有升少降，上烁娇脏，咳呛虽属不甚，行动即为气逆。关系又在失血，血发连次，所吐甚红，由阴伤气，气分渐为不调，食后每每腹胀。防进而足肿便溏，即属过中难治，拟以和养。

处方：沙参、川贝、白芍、金斛、燕根、冬瓜子、旱莲、石英、冬虫、全福、女贞、蛤壳、红枣、藕节。

如血来以墨染白绢三寸一方，化灰待冷冲服。（宋咏梅．陈莲舫医著大成．中国中医药出版社．2019）

24. 咳嗽

孔，左。失血渐止，痰中尚为带溢，肝肺两虚，肺失降为咳呛，肝不和为胁痛。脉见数滑。青年最防入损，再从清养。

处方：沙参、甜杏、全福、白芍、冬虫、川贝、石英、川斛、燕根、旱莲、蛤壳、茜根、藕节、肺露。

复：失血已平，肝升肺降仍属未和，痰胶气逆咳呛之势，夜甚于日，脉见数滑。再从清养，兼和中以开胃纳。

处方：沙参、甜杏、全福、白芍、冬虫、川贝、石英、生熟谷芽、元斛、冬瓜子、蛤壳、会白、红枣、肺露。（宋咏梅.陈莲舫医著大成.中国中医药出版社.2019）

25. 咳嗽

左。肝升太过，肺降无权，咳呛绵延，气逆无痰，两胁每每引痛，时时面部火升，势防天热失血。脉息沉弦，治以清降。

处方：沙参、甜杏仁、白芍、蛤壳、全福、川贝母、淮膝、石英、新绛、冬瓜子、冬虫、会红、丝瓜络、肺露。（宋咏梅.陈莲舫医著大成.中国中医药出版社.2019）

26. 咳嗽

左。因感起咳，咳而无痰，胁痛气逆，脉息细弦。最防失血成劳，拟以和养。

处方：沙参、甜杏、白芍、淮膝、全福、川贝、冬虫、蛤壳、新绛、冬瓜子、燕根、会络、蜜炙枇叶、丝瓜络。（宋咏梅.陈莲舫医著大成.中国中医药出版社.2019）

27. 咳嗽

左。咳嗽未减，夜重于日，痰多气远怯，关系者形寒潮热，营卫之伤，最难调护。脉茫，拟以和养。

处方：沙参、甜杏、全福、白芍、阿胶、川贝、石英、茯苓、百合、冬虫、冬瓜子、会络、枇杷叶、红枣。（宋咏梅.陈莲舫医著大成.中国中医药出版社.2019）

28. 咳嗽

左。咳嗽绵延，背脊酸痛，恶风神倦。春季虽为失血，血尚不多，脉见细弦，脱力内伤，气与阴两为不足，治以和养。

处方：沙参、川贝、全冬瓜子、芪皮、杏仁、石英、蛤壳、血燕根、淮膝、会络、冬中、丝馅、杜仲。（宋咏梅.陈莲舫医著大成.中国中医药出版社.2019）

29. 咳嗽

右。痰饮伤中，中主表里之权。咳嗽未减而寒热交作，肢冷背寒，神疲嗜卧，两日稍解而未清。前诊脉之细弦、舌之黄剥，显属表失卫外，里失主中。

处方：沙参、仙半夏、青蛤散、五味、芪皮、川贝、当归、姜渣、防风、白芍、元斛、白薇、竹茹。（宋咏梅.陈莲舫医著大成.中国中医药出版社.2019）

30. 咳嗽

咳嗽有根，与年俱进，每发先为寒远热，属气虚积饮，肺失卫外，以致气喘痰沫，屡屡发呕，脉见沉弦。治以和降。

处方：沙参、苏子、半夏、全福、芪皮、款冬、川贝、代赭、防风、茯苓、杏仁、会皮、枇杷叶、姜竹茹。（宋咏梅.陈莲舫医著大成.中国中医药出版社.2019）

31. 咳嗽

左。两脉俱静，左静则根本无损，右静则感冒渐清。寒热已止，大便通畅，唯清晨尚有咳痰，白沫中略有黏腻，最恐扰动肺痿旧根。当长夏炎热方兴未艾，最宜保护气脏。再须清热和阴，新旧病兼顾为宜。

处方：沙参、冬虫、白芍、元斛、芪皮、女贞、茯苓、川贝、防风、杏仁、冬瓜子、会络、枇杷叶、竹茹、肺露、红枣。（宋咏梅.陈莲舫医著大成.中国中医药出版社.2019）

32. 哮嗽

左。哮嗽重发，即为肺胀，喉痰呜呜，未能爽吐，脉息沉弦。治以疏降。

处方：葶苈、杏仁、会红、芥子、菔子、川贝、款冬、冬瓜子、苏子、茯苓、桑叶、通草、银杏肉、红枣。

复：肺胀频仍，咳痰稍松，脉息细弦。宣肺气而豁痰饮。

处方：葶苈、白前、茯苓、冬瓜子、苏子、通草、款冬、莱菔子、川贝、会络、杏仁、桑叶、红枣（五枚）。（宋咏梅.陈莲舫医著大成.中国中医药出版社.2019）

33. 哮嗽

左。哮嗽重发，喉鸣气逆，寒热脉细。属旧病新邪，治以和养。

处方：桑叶、苏子、川贝、防风、白前、款冬、茯苓、会皮、杏仁、葶苈、菔子、通草、红枣。（宋咏梅.陈莲舫医著大成.中国中医药出版社.2019）

34. 哮嗽

左。痰体本虚，感受寒邪，肺叶积饮发胀，哮嗽始重，痰如拽锯，咽喉窒塞，日后须防失血，治以开降。

处方：炙麻黄（四分）、杏仁、全福、白芍、煨石膏（三钱）、川贝、石英、茯苓、炒牛膝（三钱）、会红、苏子、桑皮、银杏、枇杷叶，磨冲沉香（一分）。（宋咏梅.陈莲舫医著大成.中国中医药出版社.2019）

35. 咳嗽

左。早有遗泄，近发失血，遂致肝升肺降，两为失司，咳嗽气逆。穷则伤肾，诸虚杂出，形寒潮热，咽干艰寐，肢腰酸楚，盗汗淋漓。脉见芤数，右部为甚，治以和养。

处方：沙参、元斛、全福、白薇、冬虫、川贝、石英、苏子、燕根、白芍、新会、茯苓、枇杷叶、藕节、豆花露。

复：遗泄不发，失血亦不见重，唯关系者尤在咳嗽气怯，喘须高枕，瘀多成罐，营卫早为偏胜，形寒潮热，且又出汗，心烦神倦。脉见细软，根本大伤，夏令能否有减无损，再拟甘平清降。

处方：吉林须、淡秋石（八分，泡汤煎）、冬虫、全福、白芍、沙参、燕根、石英、茯苓、绵芪、盐水炒淮麦、川贝、蛤壳、枇杷叶、红枣、会络。（宋咏梅.陈莲舫医著大成.中国中医药出版社.2019）

36. 咳嗽

左。因感起咳，咳而无痰，胁痛气逆，脉息细弦。最防失血成劳，拟以和养。

处方：沙参、甜杏、白芍、淮膝、全福、川贝、冬虫、蛤壳、新绛、冬瓜子、燕根、会络、蜜炙枇叶、丝瓜络。（宋咏梅.陈莲舫医著大成.中国中医药出版社.2019）

37. 牙宣

右。营阴不足，气火有余，心肝两经燔灼，阳明郁热，牙宣半年，诸虚杂出，脘胀发嘈，头蒙艰寐，脉见细弦。急宜调理牙宣，以冀血减，则诸病皆除。

处方：洋参、旱莲、桑叶、绿萼梅、料豆、元斛、木神、炒菱皮、女贞、白芍、龙齿、丹参、藕节、红枣。（宋咏梅.陈莲舫医著大成.中国中医药出版社.2019）

38. 牙宣

高，左，十八。禀体虚热，牙宣溢血，旋平旋复，寒热头痛，有感即来。脉见细弦，治以疏和。

处方：洋参、旱莲、桑叶（蜜炙）、白蒺藜、料豆、元斛、杭菊、茯苓、女贞、白芍、双钩、会皮、竹心、荷叶。（宋咏

梅.陈莲舫医著大成.中国中医药出版社.2019）

39. 牙宣

宋，右，二十。牙宣连年，阳明郁热，肝风为之上扰，头发眩晕，脘闷心悸。脉见细弦，治以清养。

处方：沙参、元斛、杭菊、佛花、料豆、丹参、双钩、玉蝴蝶、旱莲、白芍、白蒺藜、会白、藕节、白茅花。（宋咏梅.陈莲舫医著大成.中国中医药出版社.2019）

40. 驴唇风

杨，左，十四。驴唇风根，向春又发，脉见细弦，治以和养。

处方：冬桑叶、焦山栀、净银花、荆芥穗、煨石膏、南花粉、粉丹皮、生甘草、薄荷尖、净连翘、块滑石、新会皮、荷叶、茅根肉。

按：此方无腹痛可用，否则不可用。（宋咏梅.陈莲舫医著大成.中国中医药出版社.2019）

41. 驴唇风

博，右。禀体阴虚郁热蒸痰，发于少阳部则为子母疬，发于阳明部则为驴唇风，脉圆见弦数。自瘀疹后阴分更伤，肌肤皆为枯燥。拟以清养。

处方：北沙参、旱莲草、夏枯花、黑料豆、冰糖、炒石膏、制女贞、新会皮、肥知母（一钱五分）、川石斛、川贝母、生甘草、白海粉（一钱五分）、茅根肉。

八帖后去北沙参，换用西洋参八分。（宋咏梅.陈莲舫医著大成.中国中医药出版社.2019）

42. 疬

左。马刀现将穿溃，余者皆欲成未成。体虚夹热，热则生痰，流于络脉，坚红而痛，拟以宣化。

处方：夏枯、料豆、会络、茯苓、川贝、女贞、白芍、冬瓜子、石斛、僵蚕、生草、杏仁、丝瓜络。（宋咏梅.陈莲舫医著大成.中国中医药出版社.2019）

43. 疬

右。久有结核，发于耳后，属少阳部位，阳亢火化，煅凝成痰，痰流于络，以致溃久不敛，屡屡抽搐。外疬由内因而发，诸恙因之蜂集，有时头痛，有时耳鸣，面为之赤，目为之花，脉见弦滑。拟以清化。

处方：洋参、元精、寄生、海粉、夏枯、木神、女贞、杭菊、川贝、龙齿、白芍、会络、漂淡海蜇（一两）、去皮荸荠（二枚）。（宋咏梅.陈莲舫医著大成.中国中医药出版社.2019）

44. 疬

右。经事久为不调，后期而少，营虚生热，热复蒸痰，阻于少阳部分，耳后结核渐形胀大，防成十八疬之一，脉见沉弦。拟以和养。

处方：当归、木神、香附、青皮、夏枯、远志、延胡、会皮、川贝、僵蚕、丹参、杭菊、竹茹、丝瓜络。（宋咏梅.陈莲舫医著大成.中国中医药出版社.2019）

45. 疬

左。禀体阴虚，郁热蒸痰，阻于络脉，项筋牵引，结核虽小，久而成疬，脉见细弦。治以清养。

处方：洋参、海粉、海藻、会络、夏枯、炒僵蚕、昆布、木神、川贝、寄生、杭菊、竺黄、丝瓜络。（宋咏梅.陈莲舫医著大成.中国中医药出版社.2019）

46. 瘰

徐，右，廿六。屡屡内热，咳呛频仍，热复蒸痰，痰流于络，颈项左右皆有结核，脉见细数。治以清养。

处方：洋参、海粉（一钱）、川斛、淡昆布（一钱五分）、夏枯、杏仁、银柴、白芍、川贝、冬瓜子、冬虫、蛤壳、海蜇、荸荠。（宋咏梅.陈莲舫医著大成.中国中医药出版社.2019）

九、曹沧洲

曹沧洲（1849—1931），名元恒，字智涵，晚号兰雪老人，又号兰叟，江苏吴县人。清代医学家，宫廷御医，临床涉及诸科，其辨治耳鼻咽喉疾病颇具特色。

曹沧洲出身医学世家，幼承庭训，聪颖好学，善师叶天士、薛生白、吴鞠通、王孟英诸家，医案包含内、外科疾病，擅长内科方脉，兼治痈疽等症，多有奇效。曹氏处方灵巧，用药不拘一格，在治疗温热病时，注重救阴护阴，固本却邪。诊治外科疾病时，认为外证实为内出，必须审阴阳、辨虚实，施以寒温补泻之法。曹氏主要著作有《曹沧洲医案》《霍乱救急便览》《戒烟有效无弊法》等，其还曾手批多种医籍，如《素灵类纂》《温热经纬》《洄溪医案》《疡科心得集》等。

1. 喉风

徐。温邪袭肺胃，循经上行，发为喉风红肿，渐起腐肉，脉细数。其势方张，当先开泄透达。

处方：淡豆豉、牛蒡子、制僵蚕、紫菀、前胡、白前、白杏仁、土贝、马勃、甘中黄、赤芍、枇杷叶。

徐，复诊。喉风肿腐，项间结块，转侧不利。风温未达，须透之。

处方：淡豆豉、嫩前胡、杜苏子、制僵蚕、枇杷叶、荆芥、牛蒡子、莱菔子、马勃、川通草、白蒺藜、白杏仁、土贝、紫菀。(《曹沧洲医案》)

2. 喉风

蒋。喉风红肿，渐渐起腐，身热脉数。温邪内郁，其势方张，勿忽。

处方：淡豆豉、东赤芍、白杏仁、甘中黄、川通草、冬桑叶、嫩前胡、土贝母、赤茯苓、枇杷叶、牛蒡子、白前、马勃。(《曹沧洲医案》)

3. 喉风

赵。喉风红肿，小溲少，两胁隐痛，脉数，舌黄质红。温邪积郁不轻，勿泛视之。

处方：淡豆豉、前胡、马勃、象贝、泽泻、冬桑叶、白前、枳壳、川通草、枇杷叶、牛蒡子、赤芍、白杏仁。(《曹沧洲医案》)

4. 喉风

沈。表热四日，口疳糜碎，咽关肿。宜清散风温，以泄方张之势。

处方：冬桑叶、土贝、赤芍、白杏仁、白前、牛蒡子、马勃、苏子、川通草、枇杷叶、前胡、甘中黄。(《曹沧洲医案》)

5. 喉风

王。风热留恋，喉风干哽，咳嗽，头蒙，脉细数。宜泄化涤痰法。

处方：冬桑叶、石决明、白杏仁、前胡、枇杷叶、牛蒡子、白蒺藜、土贝、马勃、朱灯心、川石斛、赤芍、竹茹、甘中黄。(《曹沧洲医案》)

6. 喉风

黄。温邪[⋯⋯]，喉风红肿，头胀，胸闷，脉数，咳痰腻。势防起腐，当先达泄。

处方：前胡、白杏仁、枳壳、马勃、赤苓、白前、象贝、紫菀、通草、枇杷叶、牛蒡子、白蒺藜。(《曹沧洲医案》)

7. 喉风

邹。烂喉风，肿腐尚盛，目赤。风温深重，殊不可忽。

处方：淡豆豉、牛蒡子、制僵蚕、赤芍、川通草、前胡、莱菔子、马勃、象贝、白前、白杏仁、甘中黄。(《曹沧洲医案》)

8. 喉风

吴。喉风红肿颇退，尚是高肿不平。温邪留恋，仍宜泄化。

处方：牛蒡子、前胡、马勃、赤芍、朱灯心、赤苓、旋覆花、白前、紫菀、杜苏子、枇杷叶、土贝、白杏仁、制僵蚕。(《曹沧洲医案》)

9. 喉风

金。喉风红肿，痛楚妨咽。温邪郁肺，法宜泄化。

处方：淡豆豉、白杏仁、枳壳、白前、枇杷叶、前胡、制僵蚕、赤芍、旋覆花、紫菀、牛蒡子、马勃、土贝。(《曹沧洲医案》)

10. 喉风

王。喉风红肿多碎。温邪郁肺胃，势防起腐，未可忽视。

处方：冬桑叶、牛蒡子、白杏仁、川通草、枇杷叶、前胡、赤芍、马勃、泽泻、朱灯心、白前、土贝、甘中黄、赤苓。(《曹沧洲医案》)

11. 喉风

彭。烂喉风,肿腐,身热头蒙,脉数。温邪内郁,防布痧子。

处方:淡豆豉、牛蒡子、土贝、甘中黄、干浮萍、前胡、莱菔子、紫菀、炙僵蚕、枇杷叶、白前、白杏仁、马勃。

彭,复诊。烂喉风转松,又起风痰喉风。当两顾之。

处方:冬桑叶、白前、淡豆豉、马勃、枇杷叶、牛蒡子、白杏仁、白蒺藜、甘中黄、通草、前胡、象贝、赤芍、紫菀。(《曹沧洲医案》)

12. 喉风

张。烂喉风,肿腐,头蒙,脉数不畅。温邪内郁,热张未定,勿忽。

淡豆豉、牛蒡子、制僵蚕、紫菀、枳壳、前胡、苏子、马勃、土贝、枇杷叶、白前、白杏仁、甘中黄。

张,复诊。痰热温邪郁肺胃,烂喉风迭次反复。非开泄透达不可。

处方:前胡、淡豆豉、制僵蚕、白杏仁、莱菔子、白前、桑叶、马勃、象贝、枇杷叶、牛蒡子、赤芍、甘中黄。

张,三诊。烂喉风,白腐已退,红肿未净。当再理余波,以防反复。

处方:冬桑叶、白前、白杏仁、马勃、川通草、牛蒡子、旋覆花、象贝、甘中黄。(《曹沧洲医案》)

13. 喉风

某。痹,喉风尚腐,时背热头胀,脘闷气胀不顺,脉细滞,心宕。风温不净,肝阳浮越,痰气中郁,当内外两治。

处方:旋覆花、台乌药、白杏仁、川通草、赤芍、生瓦楞壳、牛蒡子、土贝、橘白、前胡、白蒺藜、马勃、甘中黄、竹茹、枇杷叶。

又，复诊。喉风，浮腐不净，上腭干，时时头抽痛，心摇如懊恼心宕。未净之温，渐渐蒸热，阴气内乏，肝阳浮动。拟轻清肺胃，潜摄虚阳，合内外兼顾之方。

处方：冬桑叶、竹茹、牛蒡子、丝瓜络、枇杷露、赤芍、石决明、马勃、甘中黄、朱灯心、川石。(《曹沧洲医案》)

十、赵文魁

赵文魁（1873—1934），字友琴，祖籍浙江绍兴。清代医家，宫廷御医，临床涉及诸科，其辨治耳鼻咽喉疾病颇具特色。

家族已居住北京九代，皆以医为业，三代御医。乃名医赵绍琴之父。少年随父亲赵永宽学医，苦读医典。17岁时，父亲病故，遂子承父业，进入晚清太医院，升为吏目（八九品官）。曾为因东陵围猎而偶患小恙的慈禧太后诊治，使其发热症状很快好转，并为此晋升为御医，不久又升至太医院院使（院长）。1924年太医院解散后，开业行医，堂号"鹤伴吾庐"。御医尤重切诊，因面对皇帝、后妃不便使用望、闻、问三诊，有时言多语失，有时问多犯颜，用药亦常不敢用峻剂，故其对诊脉颇有心得。其提出独特的"诊脉八纲"的学术观点继承和发展了脉学理论。著作有《赵文魁医案选》《文魁脉学》等医书。

1. 烂喉痧

某男，1926年3月10日于北京。

身热连续已逾六朝，头晕面红，唇口皆青，咽肿白腐，舌红尖锋起刺。前服甘寒滋腻，苦寒泄热，烧势不退，胸闷异常，神志萎靡，面颊青暗，两手脉象沉伏，溲少深黄。此属烂喉丹痧，斑疹内闭，不能外透，寒凉遏阻，气机不畅，大有内陷之势，亟以芳化疏透，宣其气机，希图郁开气畅，斑透神清，即可转危为安矣。

处方：佩兰叶三钱，蝉衣二钱，僵蚕三钱，杏仁三钱，片姜黄三钱，炙杷叶三钱，前胡二钱，浙贝母三钱，竹茹二钱，炒牛蒡子二钱，菖蒲二钱。

二诊（1926年3月11日）：药后幸神志已清，遍体丹痧密布，咽肿白腐依然，面色青暗渐解，舌红起刺如前，两脉弦滑且数，小溲赤短，大便略干，胸中堵满已缓。温热毒邪，丹痧斑疹，壅滞气分，逼入营血。烂喉丹痧险证，虽已得缓解，斑疹透而未齐，仍需清化宣达为治。甘寒滋腻之品，暂勿轻投。

处方：蝉衣一钱，僵蚕三钱，连翘三钱，银花三钱，赤芍三钱，炒牛蒡子二钱，杏仁三钱，陈金汁两（冲），甘中黄三钱，芦根三钱，茅根三钱。二付。

三诊（1926年3月14日）：前服清化宣解方药二付，斑点成长，丹痧已透，神志虽清而目眵尚多，口角破裂，咽仍红肿，白腐已退。今诊两脉滑濡略有数象，二便尚可。温热蕴郁渐解，营血之热外达，斑疹出齐，再以甘寒育阴方法。仍须忌口避风，防其本不胜病，诸当小心为务。

处方：鲜生地两，元参三钱，蝉衣一钱，僵蚕三钱，赤芍三钱，炙杷叶三钱，川贝母三钱，麦门冬三钱，丹皮二钱，黄芩三钱。二付。

四诊（1926年3月16日）：身热退而神志甚清，目眵甚少，喉肿已退，舌红质绛且干，斑疹已退，阴液大伤。仍以甘润益阴方法，饮食寒暖诸需小心。

处方：细生地两，南沙参两，麦冬三钱，知母二钱，丹皮三钱，赤芍三钱，芦根两，茅根两。二付。

五诊（1926年3月20日）：连服宣透清化、甘寒滋润之品，斑疹已退，身热已退净，顷诊脉象两手细小滑匀，咽部肿痛已解，连日来夜寐安好，胃纳已复，二便如常，舌净质红略干。此温热发斑，烂喉丹痧重症，目前初见向愈，阴伤已极，拟再以育阴折热、化瘀和营法治之。仍忌荤腥两周为盼。

处方：鲜生地二两，麦门冬三钱，鲜石斛八钱，赤芍三钱，丹皮三钱，僵蚕三钱，川贝母三钱，郁金二钱，茯苓三钱。三付。

按：患者服上诊方药3剂之后，诸恙皆安，调养二周而愈。1920年前后，烂喉丹痧症在北京地区流行甚广，病势甚重。回忆幼年，先父每于冬春忙于诊治本病，日以数十。1950年以后，由于生活条件好转，从未看见过烂喉丹痧之重症，附记于此。温热之邪，从口鼻吸受之后，热势渐增，不论在卫在气或入营内陷，皆需宣透为宜，最忌寒凉，防其凉遏入里。以寒则塞而不流，气机不畅，热邪不能外达。过服寒凝之品，故面色青暗，胸间气促，甚则神志欠明，邪热内通入营矣。如再不懂透热转气之法，一误再误，则病无愈期。面色晦滞，青暗不明，两眼无神，全是气机不畅，郁结之象，必须以轻清宣疏，展气机以开其郁，从营转气出卫为法。如不能透转气机，则病必内陷而重矣。（《伤寒温病：燕京医学四流派》）

2. 麻疹衄血

民国五年春，某王府幼儿甫三周，发热甚重，鼻衄不止，约已四五日。某医用炭剂止红，京都名医诊治，用药亦是凉血止血、清热解毒等，皆未见效。并请德医狄博尔用最新方法"焊血管"，似暂时少减，然烧势甚重，吐血盈口，病势危重，将近昏迷。观证、察色、切脉，患儿两目水滑流泪，面赤咳呛，上颚红点满布，脉见浮数而有力，两耳发凉，告其家属曰：疹闭不出，邪热无处宣泄，迫入营分，致上逆衄矣。此佳象也，当拟凉血疏调和营，半日则疹必自透。

处方：蝉衣七分，炒牛蒡子一钱，僵蚕二钱，赤芍二钱，香犀角五分（另煎对）。

并告其父曰：药后二三小时，疹出衄自止。

二诊：服上方药后二小时，果如余言，患儿疹出甚密，脉象滑数，衄止安睡。热势轻而未止，改用凉营泄热方法。

处方：细生地二钱，僵蚕二钱，赤芍二钱，丹皮二钱，鲜芦根五钱，鲜茅根五钱，元参二钱。

三诊：服上方药两剂后，疹出三朝，身热渐退，神志甚清，两目眵多，咳嗽成阵，面目微浮，脉弦滑而数，舌红唇裂，大便略稀。疹出已透，滞热未清，再以和营清化法治之。

处方：片姜黄一钱，杏仁二钱，浙贝母三钱，炙杷叶三钱，生地黄二钱，焦麦芽二钱。

四诊：服上方药两剂后，身热已退净，神志甚清，疹已出齐，舌苔根部略厚，余热未清，积滞未净，仍需再进原方二剂。仍需忌口、少食，防其加重。

按：麻疹是儿科常见病之一。一般发烧多考虑时邪，鼻衄证多考虑肺经之热，治疗鼻衄，一定以凉肺、和营、止血为法。用炭药虽也是止血，但只是一般常法。本病从鼻衄血、高热而诊断为麻疹，这是认证的奥秘。诊断一个病，必须有很多方面的知识，不能只局限于某几个证，或几个症状。从季节的早春，见发烧病，多考虑为风温。风温病很难从衄血开始，衄血病多为内部问题。先父从高热就考虑到伏邪蕴热，迫于营分，故发病即为鼻衄。又从两目流泪看出势将布疹。此卫营合邪，郁热化而为疹，疹闭不出，营热无处宣泄，故上则鼻衄，皮肤、上颚必然红肿。热郁上蒸，两目视物不清，时时流泪，皆是疹出之先兆。热郁于内，食滞温热迫于营血，故发为鼻衄，甚则神昏。若专以寒凉则遏阻气机，营热无地发泄，反而不美，必须因势利导，咸寒破结，活血祛瘀。用牛蒡子开其肺闭，以蝉衣甘寒清轻宣发透疹，兼清肝热，又用僵蚕以升清破结，疏解清热，则疹必外透。赤芍酸甘寒，以凉血活瘀为主，再用香犀角之咸寒凉营透疹于外，此因热郁营分，非此不能透疹。所谓透疹是将营热清之即透，非辛温解表之透也。

前医只顾血，未查其因，故用炭药以止其红，不知温邪内蕴，邪入于营，又迫卫分，势将发疹。所以止血、炭药、"焊血管"皆是治标，忽略其面赤、呛咳、耳凉、两目流泪、眵多、上颚红点满布等疹闭不出之征，不能将营热从疹而外透。通过本例可以看出先父是重视了解病机，从本治疗的。(《伤寒温病：燕京医学四流派》)

3. 鼻衄

黄，左，38 岁。

鼻衄缘于肺热，脉右数大，寸部尤显，按之有力，此为热迫血络上升。鼻为肺窍，清肺热兼以凉血，佐化瘀防其留邪。

处方：白茅根四钱，竹茹二钱，蒲黄炭三钱，小蓟三钱，川黄连一钱半，鲜侧柏叶三钱，醋制花蕊石二钱，牛膝一钱。

按：右寸数大独甚，显是肺热明征。清热凉血乃正治之法，佐化瘀以防留邪，庶免后患之虑。方中用牛膝一钱，意在引血下行，鼻衄用之，每获良效。(《伤寒温病：燕京医学四流派》)

十一、施今墨

施今墨（1881—1969），字奖生，原名施毓黔，贵州贵阳人，近代著名医学家、教育家、改革家。临床以杂病见长，其辨治耳鼻咽喉疾病颇具特色。

施先生是近现代中医发展史上一位重要人物，其深刻影响着中医发展的一个时期。外祖父乃清末重臣李秉衡。13 岁随舅父、河南安阳名医李可亭学医。21 岁时考入山西大学堂。25 岁以优异成绩保送京师法政学堂，并加入同盟会，投身辛亥革命。1921 年弃政从医，将原名"毓黔"改为"今墨"。1925 年孙中山先生京城患病，他参与会诊。1930 年与萧龙友、孔伯华等创办北平国医学院，任副院长。1931 年出任中央国医馆副馆长，主持学术整理事宜。1932 年创办华北国医学院，亲任院长。1936 年创办《北平文医半月刊》，担任主编。1941 年任上海复兴中医专科学校董事长。1949 年后任中华医学会副会长、北京医院中医顾问、全国政协委员，并负责许多中央领导保健工作，受到毛泽东、周恩来等领导多次接见。与汪逢春、萧龙友、孔伯华并称为"京城四大名医"。今存《施今墨临床经验集》《施今墨对药临床经验集》等。

1. 中风

王某，男，35 岁。

十余日前，晚出观剧，深夜步行归家，凉风拂面，颇感舒适，但次日晨起，竟然口不能开，两腮痛甚，视物模糊，大便秘结。

诊查：舌吐不出，质甚红，六脉弦数。

辨证：平素积热甚久，外感风邪，风从上受，热聚腮颊，遂致肌肉拘紧，口不能开。

治法：应予通便以清热，散风以缓急之法为治。

处方：龙胆草 4.5g，草决明 10g，蒲公英 15g，石决明 18g，青连翘 10g，大力子 6g，川独活 4.5g，冬桑叶 6g，山慈姑 10g，薄荷梗 4.5g，蝉蜕衣 4.5g，片姜黄 10g，石菖蒲 4.5g，全瓜蒌 24g，酒川军 6g，风化硝 6g。

二诊：服药 3 剂，大便通畅，已能张口，但觉两腮肌肉紧张仍不自如。

处方：前方去龙胆草、山慈姑、蝉衣、酒川军，加酒川芎 4.5g，制全蝎 6g，黄菊花 10g。再服 3 剂。

按：经云："风者善行而数变。"又云："风者，百病之长也。"若无内热郁聚，虽有邪风亦难致病。内热郁闭正气，风邪中伤经络，则现肌肉紧急，治之宜表里双解，所组方剂系仿防风通圣散之意化裁，不用原药，只取其法。（施今墨著，祝谌予等整理．施今墨临床经验集．人民卫生出版社，1982）

2. 咳嗽

张某，男，45 岁。

十数年来咳嗽痰多，早晚较重，每届秋冬为甚，近时眠食欠佳，大便不实，屡经治疗，效果不大。经西医检查，透视化验均未发现结核病变，诊断为慢性支气管炎，今就出差之便，来京就诊。舌苔薄白，脉缓弱。

辨证：脾为生痰之源，肺为贮痰之器，脾肺两虚，不能摄养，故咳嗽多痰，大便不实，多年不愈。

治法：补肺健脾。

处方：炙百部 5g，炙紫菀 6g，云茯苓 10g，炙白前 5g，炙化红 6g，云茯神 10g，野党参 10g，小於术 10g，川贝母 6g，北沙参 6g，枇杷叶 6g，炒杏仁 6g，炙甘草 3g，半夏曲 10g，炒远志 10g，南沙参 6g。

二诊：服药 6 剂，咳嗽大减，食眠亦均转佳，二便正常。

处方：前方加玉竹 10g，冬虫夏草 10g。

三诊：服 5 剂后，咳嗽基本停止，返里在即。嘱将前方剂量加五倍研细面，炼蜜为丸，每丸重 10g，每日早晚各服 1 丸，白开水送服，并嘱其加强锻炼，防止外感。

按：经年久咳，多为虚证，然虚中未必无实。此案即属脾肺两虚，痰湿阻肺为主，治疗以四君子汤、止嗽散、二陈汤等加减，其中以参、苓、术、草补益脾肺，百部、紫菀、白前、化橘红、贝母、杏仁、枇杷叶、远志等止咳化痰，但其皆有润性。又用南北沙参养阴润肺，以护肺体。虽有痰湿，何以仍用润剂？皆因脾肺两虚，肺为娇脏之故。二诊后又加玉竹、冬虫夏草，用以补肺益肾，止嗽化痰。三诊后咳嗽基本停止，继以丸剂收功。施老认为，治慢性气管炎除服药外，一定要嘱病人预防外感，戒除吸烟，注意适当锻炼和饮食调理。疾病得以控制，体力逐渐恢复，素质发生改变，夙疾方能根除。（施今墨著，祝谌予等整理．施今墨临床经验集．人民卫生出版社，1982）

3. 感冒

刘某，男，38岁。

1周之前，暴感风寒，左臂骤然作痛，咳嗽剧烈，夜不安枕。经服药及针灸治疗，未见显效。昨晚忽又咳血，大便四日未下，体温38.8℃。舌苔黄，脉浮紧。

辨证立法：脉象浮紧，浮则为风，紧则为寒。风寒痹阻经络，左臂骤痛。肺主皮毛，风寒客肺，症现咳嗽。大便不通，内热甚炽，遂致咳血。基本以五解五清法治之。

处方：赤芍药6g，白芍药6g，川桂枝4.5g（炒），苏子10g，白前6g，片姜黄10g，炙紫菀10g，前胡6g，白杏仁10g，麻黄3g，嫩桑枝30g，苦桔梗4.5g，大蓟炭6g，白苇根15g，甘草3g，紫雪丹3g（温开水分二次冲服）。

二诊：前方服二剂，发热退，臂痛减，咳嗽见好，未吐血，大便已下。调整处方，前方去大蓟炭、紫雪丹，加旋覆花6g，新绛4.5g（前二味药同布包）。

三诊：药服二剂，左臂痛已好，体温正常，咳嗽减轻，但周身似有气窜走，酸楚不适，夙疾偏头痛又现。

处方：杭白芍10g，片姜黄6g，川桂枝3g（炒），酒地龙10g，白蒺藜15g，海风藤10g，石楠藤10g，蔓荆子6g，甘草3g，旋覆花6g，红新绛4.5g（前二味药同布包）。

按：此证乃因素蓄内热，暴感风寒而发。因风寒未解，故发热而咳，臂痛而脉浮紧。内热炽盛，气血两燔，故发热咳血，大便不通。此为表里俱病，当以清解并举。所谓五解五清，即一半药味解表，一半清里。解表类如：麻黄与桂枝，发散风寒；前胡与白前，解表止咳；苏子与紫菀，止咳定喘；桔梗与杏仁，一升一降，宣肃肺气；桑枝与姜黄，逐邪通络，姜黄尤善活血理气以治风湿臂痛。清里类如：紫雪丹清气凉血；黄芩清解肺热；白茅根与白苇根清热利尿，凉血止血，使邪从小便而去；大蓟与小蓟凉血止血；赤芍与白芍凉血滋阴，清热止血。又以甘草调和诸药。全方共十九味药，多是两两成对，相互配伍为方的，这是施老用药的特点。（施今墨著，祝谌予等整理．施今墨临床经验集．人民卫生出版社，1982）

4. 顿咳

刘姓小孩，年七岁。

咳将1月，已入痉咳期，拟用消炎止咳法。

处方：炙前胡半钱，炙白前半钱，海浮石二钱，旋覆花半钱（布包），半夏曲二钱，苦桔梗半钱，白杏仁二钱，黛蛤散三钱（布包），炙麻黄三分，霜桑叶二钱，苏子半钱，炙广皮半钱，炙紫菀半钱，冬瓜子四钱，云苓块三钱，炙甘草七分。

方义：本方以麻杏石甘汤（去石膏）为主方。前胡、白前消气管炎；桑叶宣通肺气；冬瓜子、云苓块消气管之水气；海浮石、旋覆花、半夏曲、黛蛤散、苏子、炙广皮、炙紫菀除痰治咳。

二诊：咳嗽已减，夜能安枕，口渴思饮，病邪已有外出之象。

处方：炙前胡半钱，炙白前半钱，炙麻黄二分，生石膏三钱，杏仁二钱，苦桔梗半钱，海浮石二钱，桑叶二钱，冬瓜子四钱，黛蛤散三钱（布包），半夏曲二钱，炙广皮半钱，炙紫菀半钱，炙甘草五分，苏子半钱（布包）。

方义：本方与前法同，因其口渴思饮，故加石膏一味，麻黄少用一分。

三诊：咳嗽大减。

处方：前方去麻黄、石膏、甘草，加桑白皮半钱，酒条芩二钱。

再服两剂。

四诊：前方服两剂后，已无连续不断之嗽声，但每日仍稍有咳嗽，颜面亦不潮红，呕吐亦止，食欲尚未大振。

处方：鲜百合四钱，炙紫菀半钱，炙白前半钱，佩兰叶三钱，桑叶半钱，桑白皮半钱，白杏仁二钱，川浙贝母各半钱，半夏曲二钱，海浮石二钱，苦桔梗半钱，枇杷叶二钱（去毛布包），马兜铃半钱，冬瓜子四钱，厚朴半钱，天竺黄二钱（布包），代代花半钱，炒枳壳半钱，薤白头二钱，生谷麦芽各三钱。

方义：本病即已入于恢复期，故可用贝母，稍敛肺气，再加芳香开胃诸药，食欲一振，病即大痊矣。（京城四大名医经验传承·祝选施今墨医案．化学工业出版社，2010）

5. 白喉

张少爷，年十二岁。

昨夜忽大烧热，咽痛，头痛，语音嘶哑，脉沉细。悬雍垂及口盖有灰黄色膜。今晨曾经某西医检查，认为白喉。

处方：蝉衣半钱，炙麻黄五分，白杏仁二钱，生石膏五钱，白僵蚕二钱，薄荷二钱，炒芥穗二钱，盐元参四钱，炒香豉四钱，炒山栀半钱，马勃半钱，大力子二钱，蒲公英三钱，苦桔梗半钱，青黛一钱（布包），甘草半钱，金银藤花各二钱。

方义：麻黄、薄荷、香豉、蝉衣、芥穗解表热；山栀、金银花藤、石膏、大力子、公英、苦梗、元参、青黛、马勃、杏仁、甘草清里热而消喉间炎肿；僵蚕治头痛。

二诊：服一剂后，寒热稍退，唯咽喉肿痛如旧，头亦不痛，声音亦较洪亮。

处方：薄荷半钱，炙麻黄五分，炒赤芍二钱，大力子二钱，炒芥穗二钱，杏仁二钱，蒲公英三钱，生石膏五钱，苦桔梗半钱，山栀半钱，马勃半钱，炒香豉三钱，鲜苇根一尺，鲜茅根五钱，忍冬花藤各二钱，炙草一钱，盐元参四钱，青黛一钱（布包）。

方义：仍照前方之意，加赤芍、苇根、茅根清解表里。

三诊：又服一剂，汗出，寒热大退，咽间仍肿，但灰白色翳膜已经剥脱一半，病人现极端疲惫之状。亟宜养阴分补正气之剂。

处方：元参四钱，原寸冬二钱，炒赤芍二钱，蒲公英三钱，川浙贝母各二钱，薄荷半钱，板蓝根二钱，花旗参一钱，苦桔梗半钱，大鲜生地各三钱，马勃半钱，生内金三钱，大力子二钱，佩兰叶三钱，青黛一钱（布包），炙草一钱，鲜白茅根各三钱。

方义：生地黄、元参、洋参助体力；茅根、薄荷、赤芍解余热；马勃、青黛、板蓝根、大力子、蒲公英、川浙贝母、苦桔梗、炙草清利咽喉；佩兰、内金生发胃气。

四诊：前方连服二剂，诸症悉愈。因去板蓝根，嘱再服二剂，熄其余焰兼扶正气。（京城四大名医经验传承·祝选施今墨医案.化学工业出版社，2010）

十二、汪逢春

汪逢春（1884—1949），字凤椿，名朝甲，吴门望族。近代医学家，临床涉及诸科，其辨治耳鼻咽喉疾病颇具特色。

先后师从吴中名医艾步蟾先生及著名御医力钧先生。天资聪颖，博览群书，焚膏继晷，精通《内经》《难经》《伤寒论》及诸家。壮岁来京，悬壶京都五十年，名噪古都，慈惠仁心，高风亮节，与施今墨、孔伯华、萧龙友并称北京四大名医。毕生热心于中医教育事业，努力提携后学。1938年曾任国医职业公会会长，并筹办《北京医药月刊》；1942年在北京创办国药会馆讲习班，为培养中医人才做出了贡献。学术上擅长时令病及胃肠病，对于湿温病亦多有阐发。著作主要有《中医病理学》《泊庐医案》等。

1. 咳嗽

汪逢春曾治一妇人，禀赋虚弱，加以哺育幼儿，自乳三年，备极辛劳，忽然吐血盈口，咳嗽，痰中夹血，胸膺刺痛，形寒，左脉细弦滑数，右部濡细，舌苔白。

汪氏认为其禀质素弱，哺乳日久，烦劳伤及络分，亟以顺势利导，佐以调气之味，宜乎休养静摄为要。

处方：鲜金斛、川贝、生紫菀、鲜杷叶、白茅根、鲜荷叶、藕节炭、丝瓜络、郁金、怀牛膝、茜草炭、玫瑰花、苏叶、橘络、香附、红枣。一付。

翌日复诊，诉昨晚未咳血，仍胸痛，阵阵形寒，两脉细弦而弱，再以顺势利导，千万小心休养，上方加秋石、川贝、枳壳、鲜梨，二付，水煎服。

两脉细弱涩，气分短促，大吐血后，宜乎休养静摄，拟再以清润安络。去茜草炭、藕节炭、怀牛膝等止血降血之品，加生海石、甘草，加生熟麦谷芽各五钱，健胃和中，四付。

六诊时诉咳嗽尚未痊愈，未出血，食后中脘嘈杂，左部弦滑，右脉细濡。乃肺胃虚弱，再以太阴阳明同治，上方去白茅根、枇杷叶，加半夏、盐知母、茯神。

七诊时症状基本同前，再以轻化上焦，安和中宫。上方去知母、橘络，加南沙参。

八诊诉咳嗽已止，嘈杂亦除，两脉细弦滑，无力。失血之后，肺已重伤，再以清润甘和。上方加知母五钱，内金三钱，再服数剂。后以丸药善终。

按：本例患者气血素虚，又自乳三年，乳汁为血所化，久乳伤血。阳气者烦劳则张，木火升动，刑金伤络则咳嗽咯血，肺络瘀滞则胸痛；脉细弦滑数为营血不足、肝气不舒、痰火扰动之象。治当清肺润燥，宁嗽止血，佐以调气，冀水来制火，火降气平，则血自易下行。故以石斛、秋石滋阴除热，川贝、杷叶、梨清热化痰生津，苏叶、牛子轻化上焦，紫菀润肺下气，郁金、玫瑰花、香附、枳壳行气解郁，使气机条达而血自和，茅根、荷叶、茜草炭、藕节炭凉血止血。汪氏认为，经络不畅则血不宁静，故以丝瓜络、橘络化痰通络，丸药中还加桑枝以通络；牛膝逐瘀通经，引血下行；大枣和营润燥。药后血止，咳嗽不已，嘈杂，舌苔厚，再加海石、仙半夏化痰开郁，甘草、内金、谷麦芽开胃消食，沙参、知母助养阴润燥。此后诸症向愈，故以原法拟丸剂，滋阴润肺，降气和中。患者体虚，不堪药物攻伐，故汪氏用药尽量温和，用量甚轻，以防使肺脏更虚。仙半夏药性平和，与甘草同炒后温燥之性又减，南沙参米炒后腻性减轻，且增加健脾之功。前后共经九诊，法度井然，治则方药成竹在胸，巧妙加减，寓意深奥，非精研方药理论者不能如此。纵观治疗过程，正所谓"治咳血必降其气而后血不复升，必充其阴而后虚火乃退"，标本兼顾，防其复发。从方中不难看出汪氏制汤剂和丸剂的特点，用药十分考究，选药、剂量、炮制、配对都十分讲究，药材要道地，亦常用鲜药。[张仕玉，刘子彬，彭树刚.汪逢春治疗血证验案探要.中外医疗，2008；27（15）：92]

十三、蒲辅周

蒲辅周（1888—1975），四川梓潼县人，近代医学家。精于内、妇、儿科，尤擅治热病，其辨治耳鼻咽喉疾病经验也颇具特色。治病主张灵活辨证，反对泥古不化。

初习儒，后改从祖父习医，18岁时即悬壶应业。1917年，蒲辅周至成都开业，数年后返回梓潼行医。1931年倡议成立了梓潼县"同济施医药社"。1936在成都亦办起了"同济施医药社"。1955年卫生部中医研究院成立，蒲辅周奉命调京工作。抵京后，他在中医研究院广安门医院内科工作。1956年参加农工民主党。1960年任中医研究院内科研究所内科主任。1962年参加中国共产党。1965年任中医研究院副院长，曾任全国政协第三、四届常委，第四届全国人大代表，国家科委中医专题委员会委员，中华医学会常务理事等职务。其著作有《蒲辅周医案》《蒲辅周医疗经验》《流行性乙型脑炎》《中医对几种妇女病的治疗法》《中医对几种传染病的辨证论治》。

1. 凉燥

李某，女，47岁，已婚。1963年8月20日初诊。

平时易感冒及咳嗽，扁桃体常肥大，近三周来又因感冒而咽喉发痒，干咳无痰，头胀头昏，昨天起微有黄黏痰，食欲佳，睡眠较差，有时服安眠药，二便正常，于医务所曾服过3剂止咳清热中药，病如故，昨夜刮背后稍见轻，舌正无苔，诊脉浮滑。

治法：辛温开散。

处方：苏叶一钱五分，杏仁一钱五分，桔梗一钱，橘红一钱五分，紫菀一钱五分，射干一钱，法半夏二钱，细辛五分，甘草五分，生姜三片。服二剂。

二诊（8月23日）：服药后咳嗽尚剧，无痰，食纳佳，二便正常，舌正红，苔薄白腻，脉转浮数。改用辛凉淡渗法，凉燥伏暑并治。

处方：麻黄一钱，杏仁二钱，生石膏三钱，甘草五分，僵蚕二钱，前胡一钱五分，炒苏子一钱五分，桑皮二钱，桔梗一钱，莱菔子一钱五分，香薷八分，葱白三寸。服二剂。

三诊（8月26日）：服药后咳嗽已基本消失，无痰，饮食、二便正常，脉转沉滑，舌淡，苔白腻。凉燥伏暑已解，伏湿未清，治宜辛淡。

处方：连皮茯苓三钱，桑皮二钱，杏仁二钱，橘红一钱五分，白前一钱五分，炒苏子二钱，厚朴二钱，苡仁五钱，炙杷叶三钱，茵陈二钱。

服二剂后，诸症消失而愈。

按：本例患者，先受暑湿，伏于肺胃，复感新凉，新感引动伏邪为病。蒲老认为，感暑者宜辛凉宣泄，感湿者宜苦温淡渗，感凉者宜微辛疏解。今初起时，早服清热止咳之剂，以致肺气更闭，故首用微辛微温之剂以开之，而二诊用辛凉微温，暑湿凉燥并治之法，则闭开嗽止，三诊脉见沉滑，凉燥伏暑已去，余湿尚存，故以调肺胃利湿之剂而愈。所以治病不可不明兼夹等证，在暑后湿盛之际，秋风渐凉，人多贪之，感受新凉，小寒之气与所伏之暑互结，于末阴肺气被阻，而阳明湿热上蒸，故见以上症状。若单止咳清热，则病不服，必须辨清兼夹，随证施治，庶可邪去正安。（蒲辅周医案．人民卫生出版，2005）

2. 伏寒化燥

张某，女，41 岁。1964 年 1 月 16 日初诊。

半月前感冒，寒热虽不明显，但呛咳甚剧，咳时牵引腹部痛，鼻流清涕而时微恶寒，手足心热，心烦不安，影响睡眠，口干思饮，饮水不能止渴，汗多夜间尤甚，纳谷无味，小便稍黄，大便日行 3～5 次，成形色黄，经屡服四环素及咳嗽药水不效，遂来门诊治疗。舌质淡，苔白黄腻，脉右寸浮虚，关浮弦，尺沉滑，左寸尺沉，左关弦滑。

治法：辛凉疏泄。

处方：麻黄根一钱五分，杏仁（去皮）一钱五分，生石膏三钱，甘草五分，五味子（打）八分，法半夏二钱，知母一钱，前胡一钱，瓜蒌壳一钱，枇杷叶（炙）二钱，生姜三片，大枣（劈）二枚。二剂。

二诊（1964 年 1 月 18 日）：服两剂后，咳嗽减轻，咳声转畅，口渴已微，心烦胸闷皆随之减轻，饮食略增，大便次数减少，小便稍黄，舌质转红，苔薄黄腻，脉弦滑。伏寒透达，病势稍减，治宜清解。

处方：法半夏二钱，茯苓二钱，橘红一钱五分，苏叶一钱五分，厚朴一钱五分，桔梗一钱，桑皮二钱，生石膏二钱，黄芩八分，竹茹一钱，生姜三片。三剂。

三诊（1964 年 1 月 21 日）：服药后诸恙再减，睡眠已转佳，纳谷及二便已趋正常，尚有轻微咳嗽，鼻涕中有时夹少量血丝，脉微弦数，舌质红，黄腻苔再减未净。燥气渐平，宜清肃肺胃。

处方：桑皮二钱，地骨皮二钱，竹叶一钱五分，芦根四钱，黄芩一钱，瓜蒌壳一钱五分，象贝二钱，桔梗一钱，通草一钱，枇杷叶（炙）三钱，竹茹一钱五分。服三剂。

后诸羔平，已恢复健康。

按：患者外感冬令寒邪，失于及时辛散，达邪外出，致使寒邪潜伏，寒郁表闭，肺失清肃，表郁化热。治病求本，当透邪出表。若用凉润清燥热之标，则更冰伏其邪，病必迁延增变。蒲老取麻杏石甘加味，外透肌表，内清郁热，妙在不用麻黄，取用麻黄根代麻黄，因患者多汗，取其和卫止汗，能透能涩。蒲老从临床中体会到麻黄根气辛味涩，宣通肺气，固正达邪之功用，灵活运用于表邪未解、热郁汗多此类疾患，临床屡用多效，实乃经验所得。（蒲辅周医案．人民卫生出版，2005）

3. 梅核气

张某，男，42岁。1964年5月27日初诊。

1963年4月起，自觉咽喉不舒畅，渐有梗阻之象，继则食道天突穴处似有堵物，咯之不出，咽之不下，西藏数医院皆疑为肿瘤，心情更加忧郁。据述某些中医认为工作繁忙，劳累致虚，服中药共200多剂，病情亦未改善，自觉梗阻之物增大如鸡子，妨碍吞咽，甚则微痛，不能吃硬的食物，经常大便秘结难解，便秘时伴有腹胀且痛，咽喉更觉不舒，不思饮食，胸部不适，平时常有头晕头痛，形体渐瘦，特来北京诊疗，在某医院检查，已除外食道癌，食道亦未发现其他异常，唯十二指肠有痉挛现象。自觉症状依然如上，近四天未大便，脘腹胀满，伴有嗳气厌食，得矢气较舒，小便黄，工作劳累之后常有心跳心慌，睡眠不实，多梦。1961年曾在新疆手术切除肠系膜囊肿。舌质正红，苔薄白带秽，脉沉弦迟。

治法：开胸降逆。

处方：全瓜蒌（打）五钱，薤白三钱，法半夏三钱，黄连八分，炒枳实一钱，郁李仁（打）二钱，川厚朴一钱五分，降香一钱，路路通二钱，姜黄一钱。三剂。

二诊（1964年6月1日）：服药后喉部堵塞感减轻，肠鸣矢气多，腹胀转松，食欲好转，大便每日一次，量少成形，睡眠略安，脉沉弦有力，舌质正常，秽腻苔减。续调三焦，宣通郁热。

以原方加通草一钱。续服五剂。

三诊（1964年6月6日）：服药后腹胀已除，矢气亦少，小便已不黄，饮食接近正常，唯大便干燥难解，有时只能便出杏核大的黑色粪块，咽部已觉舒畅。脉沉弦细，舌正苔退。

原方去黄连，加柏子仁二钱，火麻仁（打）三钱。连进五剂。

四诊（1964年6月8日）：服上药两剂后，大便转正常，精神转佳，若吃硬物咽喉尚有轻微阻滞，因工作关系，明天即将离京，患者自觉病除八九，脉缓有力，舌质正常无苔。郁热已解，肠胃渐和，宜继续调和肝胃，并清余热。嘱将五剂汤药服完后，继续再服丸剂一月，以资稳固，每日上午煎服越鞠丸二钱，以解郁热；每晚用蜂蜜一两，冲开水和匀服，以滋阴液。并嘱改善性情急躁，庶不再生此病。

按：该患者心情素急，容易生气，致病之初，咽喉有梗阻之物，疑或为肿瘤，而情绪更加抑郁，"思则气结"，病情渐增无减。盖气本无形，忧则气滞，聚则似有形而实无形，气机阻滞，则三焦不利，故咽阻、胸闷、脘胀、大便失调。久则必化热，热郁则耗津伤液。蒲老综合此证，抓住气滞热郁，三焦不利的重点，用全瓜蒌开胸散结；薤白通阳行气；法半夏、黄连辛开苦泄；枳实、厚朴除痞散满；郁李仁泄肝而兼通利阳明；以及降香解血中滞气，路路通、姜黄皆疏畅气机之品。改变前医皆作虚治，避免滋腻之品，壅滞气机，助长郁热，而无实实之弊。服第一次药后，喉部堵塞感即觉减轻，矢气增多，腹胀转松，已见三焦气机初转之效。再诊加通草以利肺气，咽喉部更觉舒畅，唯大便干燥难解。三诊去黄连之苦燥，加柏子仁、火麻仁润下，大便亦转正常，患者自觉病除八九，乃予越鞠丸解郁热，调和肝脾，蜂蜜滋阴润燥，以善其后。在治疗过程中，反复给患者分析病因病机，对疾病起了很大作用。蒲老常说："七情内伤之病，说理劝导，使其思想开朗，心情舒畅，杜绝致病诱因，再以药石调理，可达事半功倍之效。"（蒲辅周医案．人民卫生出版，2005）

4. 喉痧

吴某，女，30岁。

初诊：患者发热恶寒，周身发出红疹，始于耳后颈部，随而蔓延，一日内遍及全身，痒如针刺状，咽峡疼痛，脚发湿气，两手浮肿，五心烦躁，口苦思凉饮，大便四日未行，小便黄而短，舌苔白腻，脉象两寸浮数，两关弦数，两尺滑。

治法：表里双解。

处方：桑叶二钱，荆芥二钱，僵蚕二钱，蝉衣一钱，牛蒡子一钱五分，苦桔梗一钱五分，连翘二钱，银花二钱，酒军一钱五分，玄参三钱，生甘草一钱，生石膏五钱，浮萍三钱，升麻一钱五分，葱白三寸。二剂。

二诊：服后红疹出透，两下肢尤多，两耳流黄水，微觉疼，两手指肿，骨酸痛，周身皮肤刺痒，咽峡疼，食欲不振，大便二次，量少，舌苔减退，脉同上，拟清血解毒。

处方：银花三钱，连翘二钱，黄芩二钱，黄连一钱，栀子二钱，酒军一钱五分，生石膏五钱，绿升麻一钱五分，地骨皮三钱，丹皮二钱，生甘草一钱，僵蚕二钱，淡竹叶二钱。再服二剂。

三诊：面部及两手之红疹渐褪色，并有少许脱皮，胸腹背及两下肢仍有红疹，目痛畏光，耳流黄水，喉痛，夜发热，腹泻数次，红黄而稀溏，小便少，舌苔薄黄，脉左沉细，右沉弦。

原方去升麻，加银花藤五钱，细生地四钱，荷叶四钱。四剂。

四诊：一般情况好转，胸部红疹亦褪色而脱皮，两下肢仍有残余红疹，咽、口、鼻均干燥，耳流黄水减少，大便通，小便清，已不发热。此属湿热未尽之象，治宜苦辛淡渗。

处方：茯苓皮三钱，杏仁二钱，苡仁四钱，桑皮三钱，豆卷四钱，茵陈三钱，滑石三钱，黄芩二钱，猪苓二钱，银花三钱，通草一钱，荷叶三钱。三剂。

五诊：全身红疹退尽，昨日两手足均开始脱皮，咽间微有痰阻，两脚发湿气，耳流水大减，全身发软，食、眠、便属正常，舌苔秽腻，脉沉弦，仍宜续清余毒，再利湿热，养阴解毒，以善其后。

处方：茵陈三钱，豆卷三钱，土茯苓五钱，银花藤三钱，黄柏一钱五分，苡仁五钱，川郁金二钱，细生地四钱，黄芩一钱五分，连翘三钱，蒲公黄三钱，甘草梢一钱，荷叶三钱。三剂。

后停药观察，诸症消失，食欲增进，逐渐康复。

按：喉痧又名"烂喉丹痧"（现代医学叫"猩红热"），属于温毒的范畴。其治疗以清热解毒为主，本例初用双解，使病毒从表里分途外出，旋以清利湿热，兼清营解毒而愈。（蒲辅周医案.人民卫生出版，2005）

5. 口疮

周某，男，33岁，已婚，干部。1962年6月5日初诊。

多年来常生口腔溃疡，时发时愈，现口黏膜、舌及牙龈等处都仍有溃疡，历时较久未愈，三个多月来每晨一次溏便，量多而臭，无黏液及里急后重感，食欲不佳，不知味，口渴喜热饮，睡眠及小便正常，形体清瘦，口唇红，脉两寸弱，关弦大，尺沉细，舌质红，微有黄腻苔。

治法：益气清脾。

处方：方宗封髓丹加减。炙甘草二钱，黄柏一钱五分（盐水炒），砂仁一钱（打），炒白术一钱五分，党参一钱五分，大枣四枚。服四剂。

二诊（6月11日）：服药后口腔溃疡及大便溏臭均减，食欲好转而知饥，脉寸弱，关稍缓，尺沉细，舌如前。

原方加生扁豆三钱，荷叶二钱。服五剂。

三诊（6月18日）：口内溃疡已消失，消化好转，但大便尚未成形，关节酸，口微干喜饮，脉寸小、尺大、关弦虚，舌质正常无苔，据脉舌属脾肾阳不足之征，宜脾肾分治。

补中益气丸，每日早服二钱；金匮肾气丸，每日晚服二钱。

以后大便逐渐成形，口腔未再发过溃疡。

按：口腔溃疡为病，一由胃火，一由脾热。本例患者脉虚便溏，消化弱，喜热饮则不属胃火，故以脾热治之。采用封髓丹加味治疗。黄柏主泻相火而清湿热，又是治疗口疮的要药；砂仁养胃醒脾，除咽喉及口齿浮热，甘草补脾胃，清解热毒。封髓丹虽主治相火旺，肾精不固，但蒲老在临床几十年的实践中证明，封髓丹乃补土伏火之方，土虚则浮热上炎，常用于多年反复发生的口疮、脉虚者屡效。其次患者兼有腹泻、消化不良，故加白术、党参、大枣、扁豆等药，健脾益中养胃，药后口疮愈。由此可见，封髓丹不仅泻相火而固精，且能治虚热上炎。根据辨证论治的原则，详察病机，辨明虚实，一方可治数病，或一病需用数方，就能收到异病同治，同病异治之效。（蒲辅周医案.人民卫生出版，2005）

6. 眩晕

薛某，男，59岁。1962年3月初诊。

时发生眩晕十余年。发时如立舟车，恶心呕吐，以春发为多，失眠多梦，纳差，腹胀嗳气，口干喜热饮，时有手指颤动，大便秘结时夹稀水，小便正常，肝稍肿大，肝功能正常。舌正无苔，边有齿痕，脉寸尺弦细，两关弦大而空。

治法：益阴潜阳，兼调脾胃。

处方：红参一两，茯神一两，山萸肉二两，枸杞一两，肉苁蓉二两，淮山药三两，黄精二两，潼蒺藜二两，白术一两，灵磁石（打）二两，龙眼肉一两，砂仁（打）五钱，莲子肉（打）二两，广陈皮五钱，珍珠母（打）二两，炙龟板（打碎）四两，黑芝麻（炒香）三两。

上药浓煎三次，去渣再浓缩，加蜂蜜为膏。每早晚各服三钱，温开水冲服。感冒时停服。

二诊（3月8日）：药后头晕已消失，胃口渐好，停药则腹胀痛，食纳减退，饮食无味，口干喜热饮，大便干结，夹有黄水，矢气较多，小便正常，寐差多梦。舌质正常，中心微有黄腻苔，脉两寸尺沉细，两关弦有力。属阴虚脾弱，肠胃失调，仍以原方略为加减。

处方：茯神一两，山萸肉二两，枸杞子一两，肉苁一两，山药三两，黄精二两，炙龟板（打）四两，黑芝麻（炒香）二两，白术五钱，潼蒺藜二两，砂仁（打）五钱，珍珠母（打）二两，炒枳实五钱，莲子肉（打）二两，龙眼肉一两，火麻仁（打）三两。

上药浓煎三次，去渣再浓缩，加蜂蜜为膏。每早晚各服三钱，温开水送服。感冒时停服。

三诊（12月11日）：服药后，诸症均好转，腹胀消失，纳谷转佳，眠差疲倦，看书时头晕，大便转正常，舌正无苔，脉弦细。继服前方，以资巩固。

按：滋阴潜阳之膏滋常服易碍脾胃，故方中用白术、山药、陈皮、砂仁等健运脾胃，甚为重要。治用膏滋调补，当注意药物配伍。（蒲辅周医疗经验.人民卫生出版社，1976）

7. 自汗

李某，男，52岁，干部。1964年1月20日门诊。

患者于3个月前，染重感冒后，自汗迄今未愈。刻下症见：头晕，耳鸣，头皮左侧发麻，遇事紧张或闻电话铃响即汗出，不能看书报文件，睡眠甚差，每夜服安眠药后才能睡四五小时，醒来感觉疲乏不适，左手小指发麻，舌质正常无苔，脉沉细，左关独弦。

治法：滋水涵木，息风潜阳。

处方：玳瑁二钱，石决明（煅）四钱，珍珠母四钱，灵磁石（醋炙）三钱，菊花二钱，白蒺藜三钱，天麻三钱，钩藤三钱，桑寄生三钱，白芍二钱，炙甘草一钱，木瓜一钱五分。前四味另包先煎一小时，纳余药再煎二十分钟，取汁分早晚二次温服。

复诊：服前方五剂，汗出减半，头皮及手指发麻亦减，脉弦细，病势初减，再进原方五剂，兼服杞菊地黄丸，每晚临睡前服三钱。

三诊：病势再减，左关脉微弦，余脉缓和，但入睡困难，乃阴虚阳浮，水火不济，仍宜滋阴潜阳为治。

处方：龙齿五钱，石决明五钱，灵磁石五钱，牡蛎五钱，菊花二钱，桑寄生五钱，蒺藜三钱，天麻三钱，黄精四钱，枣仁五钱，山萸肉二钱，红枣三枚。

煎服法同前，此方服三剂后，睡眠好转，改用丸剂。

早服柏子养心丹一丸，晚服杞菊地黄丸一丸，连服二十日。

四诊：左手指发麻已消失，其余症状亦解除，不服安眠药每夜亦能睡七小时左右，脉缓和，舌质正常无苔，饮食、二便俱调，续进丸剂，以资巩固。

按：肝脏体阴而用阳，喜条达，故肝阴不足者必见阳亢。本例头晕，耳鸣，实为阴虚阳亢之征。阳动则风生，故见左侧头皮及手小指发麻。自感冒后，自汗三月不止，紧张则汗甚，亦为肝阳易动外候，故蒲老予以平肝息风、滋阴潜阳为治。三剂而汗减半，继以柏子养心丹育阴养血，杞菊地黄丸滋肾养肝。虚则补其母，水升火降而诸证息，不治汗而汗止。（蒲辅周医疗经验.人民卫生出版社，1976）

8. 眩晕

李某，男，57岁，已婚，干部。1961年4月17日初诊。

从1952年起头晕，当时头晕较剧，如立舟车，感觉周围环境转动，呕吐，血压低，耳鸣如蝉声，于1953年、1957年均同样发作过，西医检查有耳内平衡失调，诊为梅尼埃综合征。近二月来头昏头晕，不能久看书，稍久则头痛头晕加重，胃部不适，有欲吐之感，并有摇晃欲倒感，食纳减退，体重亦减，常嗳气，矢气多，大便正常，晚间皮肤发痒，西医认为荨麻疹，影响睡眠，噩梦多，小便稍频，有少许痰，有时脱肛，脉弦细无力，舌淡无苔。

治法：先益中气，调脾胃，佐以宁心理痰。

处方：补中益气汤加味。炙黄芪四钱，党参二钱，柴胡八分，升麻八分，白术二钱，当归一钱五分，陈皮一钱五分，炙甘草一钱，茯神二钱，炒远志一钱，法半夏二钱，生姜三片，大枣三枚。服五剂，隔天一剂。

二诊（5月12日）：服药后诸症均见轻，由于看报稍久，六天前又失眠严重，经某医院诊治，给予镇静剂后稍好，但大便有时燥，近日二便尚调，脉迟滑，舌正，中心苔薄黄腻，似有食滞之象，仍宜调和脾胃，健强中气，兼消胃滞。

处方：原方黄芪改为二钱，加枣仁二钱，焦山楂一钱。服三剂。

三诊（5月31日）：服上药后自觉很见效，食欲及睡眠好转，二便调，精神佳，看书写字能较前久些，但超过二小时就觉得烦躁及头部发紧，小便正常，脉虚，舌正无苔，改用心脾肝并调，以丸剂缓治。

补中益气丸八两，每早服二钱；归脾丸八两，每晚服二钱。感冒时停服。

药后头晕、失眠等症基本消失。

按：本例西医诊为梅尼埃综合征，时发时止，多用脑后易发，而且呕吐欲倒，并有脱肛等症，中医系眩晕为病。其病因较多，古人分析有：一、风眩·始见《内经》，"诸风掉眩，皆属于肝。"而孙思邈、沈芊绿等均认为肝风引起眩晕。二、痰眩：始见于《金匮要略》，"心下有痰饮，胸胁支满，目眩。"朱丹溪亦认为"无痰不做眩"。《济生方》等亦主张胖人停饮而眩。三、火眩：刘河间认为由风火引起。王肯堂以为由火致眩。张三锡主张痰火成眩。四、虚眩：《灵枢》谓："上虚则眩。"张仲景、徐春甫等亦同意此说。张景岳认为："虚者居其八九，而兼火兼痰者不过十中一二。"但虞抟等则主张下虚上实而眩。五、七情内伤、过劳、失眠等均可引起眩晕，亦是临床常见到的。虽病况繁多，只要详为辨证施治，即能收到应有的效果。如本例既非风、火、痰的实证，亦非肝肾不足之虚候，其脉弦细无力，其症纳差、脱肛、不能用脑等，系中虚劳伤兼心气不足，所以用补中益气汤，加茯神、远志安神宁心，法半夏、生姜降逆止呕，诸症均减，以后又加枣仁安神、宁心、养肝、补血，焦山楂助胃健脾而更好转，最后用补中、归脾丸而善其后。倘偏执无痰不作眩，而重于祛痰，或拘泥肝风成眩，用平肝息风，抑或清火而泄热，则恐本病非但不效，并且不无虚虚之弊。（蒲辅周医疗经验.人民卫生出版社，1976）

9. 头痛、头晕

张某，女，38岁。1960年4月12日初诊。

一年多来卧床不起，头痛，头晕，目眩，耳鸣，心慌，气短，颈转动困难，身倦乏力，精神不振，腰痛腿酸，大便有时溏，小便正常，食纳不振，口干不饮。西医诊断为神经官能症。舌淡红无苔，脉沉弦细数。

治法：壮水之主，以制阳光。

因久服汤剂，胃气难任荡涤，故采用膏丸。

处方：桑椹膏每早三钱，开水冲服；杞菊地黄丸，每晚二钱，开水送下。连服一月。

复诊：精神转佳，食纳增加，每日能起坐四五次，大便已不溏，小便正常，有时胸闷，起坐时周身发抖，头痛，眩晕，睡眠不佳，左膝关节酸痛，脉舌同前。

依前方加生熟枣仁各一钱五分，远志七分，夏枯草一钱，水煎取汁代汤，早冲桑椹膏，晚送杞菊地黄丸，续服一月。

三诊：已能起床下地活动，食欲渐增，但仍有头晕，改用养阴健脾兼治。

早服人参养荣丸三钱，晚服杞菊地黄丸三钱，继服一月。

四诊：精神更佳，已能出户外散步，饮食逐渐增加，大便正常，月经亦调，但仍有头痛，头晕，心慌寐差，舌质正常，脉左寸微感不足，余脉弦缓。病势虽有好转，但肝阴与心气仍感不足，治宜养阴潜阳并益心气，仍主小剂缓图。

处方：茯苓五钱，茯神五钱，生熟枣仁各一两，炒远志肉五钱，煅石决明一两五钱，珍珠母一两五钱，灵磁石一两五钱，怀山药一两，潼蒺藜一两，怀牛膝一两，夏枯草一两，黄菊花一两，冬桑叶一两，黑芝麻一两五钱，枸杞子一两，金石斛一两，炙龟板二两，共研为粗末，和匀，分三十包，每包约六钱，每日一包，水煎去滓取汁，冲桑椹膏三钱，分二次热服。

连服两月，诸症悉平，已能外出活动，再服二月，一切正常而恢复工作。

按：诸风掉眩，皆属于肝。阳动则风生，肝缓则风息，阴虚则阳亢，液足则阳潜。本例久病卧床不起，头痛，目眩，心慌，气短，身倦神乏，腰痛腿酸，月经紊乱，食欲减退，症状复杂，舌红无苔，脉沉弦细数，总不外阴虚阳亢，水不涵木，肝风上扰之征。检阅以前所服之方，无非补气补血，然久服无功，故初用滋阴为主，以膏丸缓图，庶不伤胃气，继则养阴和阴，终则滋阴潜阳，而见效甚速，诸症消失，恢复工作。所以蒲老重视以胃气为本，尝见慢性疾患，以汤剂荡涤欲速而不达，乃胃气不胜药之故。（蒲辅周医案. 人民卫生出版，2005）

10. 鼻渊

张某，女，42岁，已婚，干部。1963年6月27日初诊。

八年来鼻常流清涕，有时较黏，量多，并常打喷嚏，左鼻嗅觉失灵，时觉头痛，每年秋后加重，今年夏季亦重。1956年曾在某医院诊断为鼻炎（左侧），当年穿刺过三次，术后无明显好转，近年来用西药滴鼻，内服激素等不效。饮食时佳时差，大便干，数日一行，小便尚少，月经周期准，量多色红，有血块，经前有偏头痛、心慌、腿酸、周身浮肿等，利小便后浮肿见轻，有时复发，睡眠尚可。舌质正常无苔，脉沉细，左关弦劲。由本体肝胆热甚，兼受风邪固滞不解，但病程已久，不可急攻，宜小剂缓图，免损胃气。

治法：清泄肝胆，祛风散邪。

处方：黄菊花五钱，白蒺藜五钱，蔓荆子五钱，天麻一两，钩藤五钱，桑叶一两，川芎五钱，苍耳子一两，夏枯草一两，姜制南星五钱，白芷五钱，僵蚕一两，甘草三钱，藁本五钱，香木瓜五钱，制香附五钱，羌活五钱。

共为粗末和匀，分三十包，每包约三钱，每日取一包水煎，分二次服。

二诊（8月30日）：药后小便较多，鼻涕略减，食纳、大便正常，脉舌同前，病势略减，仍宜原方化裁续服，去桑叶、夏枯草，加黄芪助卫祛风，全蝎入络搜剔风毒。

处方：原方加黄芪一两，全蝎五钱，再为粗末，分三十包，服法同上。

三诊（11月6日）：服药后鼻涕及打喷嚏基本消失，有时偶感上腭微痛，食纳、二便、睡眠俱正常，脉沉有力，舌质正常，病情显著好转。

原方加入胡麻仁一两润燥息风，续服，以冀根除，制法及服法同上。

再诊：以上症状完全消失，嘱其勿再服药，注意勿冒风寒，少食厚味，以免复发。

按：患者八年来患鼻炎，常流涕，不知嗅觉，与中医学的"鼻渊"相似，《素问·气厥论》云："胆热移于脑，则辛頞鼻渊。鼻渊者，浊涕下不止也。"《医宗金鉴》谓："鼻渊内因胆经之热，移于脑髓，外因风寒，凝郁火邪而成。"《类证治裁》云："鼻塞甚者，往往不闻香臭，有脑漏成鼻渊者，由风寒入脑，郁久化热。"该患者开始由风邪入脑而渐化热，加之素有肝胆郁热，所以左关脉独弦劲，治以清泄祛风之剂，一料后微见效，继用上方化裁，加强固卫祛风之力续进。三诊再加胡麻仁润燥息风。八年之疾，三月而愈，由此可见，中医学对鼻渊有一定的疗效。（蒲辅周医案．人民卫生出版，2005）

十四、段馥亭

段馥亭（1892—1959），河南人，祖传中医外科。

早年来京行医，誉享京华，曾入《中国名人录》。20世纪20年代末，与施今墨、刘润甫等创办华北国医学院，培养中医人才。

脓疱疮

某，男，3岁。1958年10月31日初诊。

患儿耳后生疮，流黄水已六七天。于六七天前先于右耳后起一小脓疮，搔破后大量渗水，剧痒。家中其兄有同病。检查：于右耳后颈部有二片湿烂，渗水，结黄痂之病损，周边皮肤红晕，淋巴结肿大。

诊断：黄水疮（脓疱病）。

处方：龟甲散一钱，用适量花椒油调涂。

由于涂药不规则，经19天治疗方愈。其兄涂药3天即愈。

（中医外科证治经验. 人民卫生出版社. 1960）

十五、胡希恕

胡希恕（1898—1984），又名胡禧绪，汉族，沈阳市人，我国近代著名中医经方临床家、教育家。于1931年在北京个体行医，与陈慎吾、谢海洲等老中医办学，传播中医学术。

临床擅用经方，尤其对桂枝汤、小柴胡汤等的临床应用更有独到之处，除用于伤寒温病以外，对耳鼻咽喉疾病的辨治颇具特色。刘渡舟先生称其为"经方学派的大师"。

著有《伤寒论解说》《金匮要略解说》《经方理论与实践》《经方实践录》等。

1. 感冒

张某，女，27岁，病案号125。1965年9月24日初诊。

现病史：一月来感冒，头晕，咽痛，咽痒，鼻塞，流涕等反复出现，前医曾诊为"秋燥"，风热束肺，用薄荷喉片、六神丸、桑菊饮、银翘散等，症状不减，却越来越重，因而找胡老会诊。刻下症：头晕，头痛，背痛，恶寒，咽痒而咳，咯痰困难，晚上尤甚，口苦咽干。舌苔薄白，脉弦细数。

中医诊断：感冒。

辨证：三阳合病。

处方：柴胡桂枝汤合半夏厚朴汤加石膏。

柴胡四钱，党参三钱，半夏四钱，黄芩三钱，桂枝三钱，白芍二钱，厚朴二钱，苏子二钱，苏叶二钱，生姜一钱，大枣四枚，茯苓三钱，炙甘草二钱，生石膏一两半。

上药服3剂，头晕，头痛，口苦解，背痛，咳嗽减未已，仍微恶寒，脉已不数。

予桂苓五味姜辛夏杏甘草汤，服6剂症已。（胡希恕医案 . 中国中医药出版社，2018）

2. 口糜

王某，女，32岁，病案号29654。1965年4月2日初诊。

现病史：原有脾肿大，血小板减少，常鼻衄和口糜。3月11日曾患口糜，服半夏泻心汤加生石膏、生地黄3剂而愈。本次发作已1周。舌及下唇溃烂，痛甚，口苦咽干，心烦思饮，鼻衄。舌苔白，舌红，脉弦细数。

中医诊断：口糜。

处方：生地黄八钱，苦参三钱，黄芩三钱，炙甘草二钱，茜草二钱。

二诊（1965年4月9日）：上药服3剂，口糜愈，鼻衄已。

按：开完处方，学生曾问胡老，本患者为什么不用甘草泻心汤加减？胡老只是说："本例不是上热下寒的甘草泻心汤方证，而是里热，上热明显的三物黄芩汤方证，看一下方解便自明。"学生借此复习了三物黄芩汤方证。该方记载于《金匮要略·妇人产后病脉证治》附方（一）：治妇人草蓐自发露得风，四肢苦烦热，头痛者，予小柴胡汤；头不痛但烦者，予三物黄芩汤。胡老在注解此条时写道："产后中风，由于失治使病久不解，因致烦热。若兼见头痛者，予小柴胡汤即解。如头不痛但烦热者，已成劳热，宜三物黄芩汤主之。虚劳及诸失血后多此证，宜注意。"读至此则豁然明了，该患者有鼻衄、心烦等，已说明里热明显，同时也说明津液伤明显，因此不但要清热，而且要生津，故治疗时以黄芩、苦参苦寒清热的同时，重用生地黄、茜草凉血清热，生津增液，药后热除津生，故使衄止，口糜已。（胡希恕医案．中国中医药出版社，2018）

3. 口糜

患者 36 岁，为五个孩子的妈妈，家住北铁匠营。

患口舌糜烂已两月不愈，多处投医无效。视其方皆为山栀、黄芩、黄连、知母等苦寒清热泻火之品。近日口舌糜烂痛剧，难以进食，甚则饮水都难。患者见人就哭，缘因饮食不足，奶水已无，难以哺乳双胞胎，孩子将饿死。时感头晕，心下痞满，腹胀，便溏，咽干不思饮，舌红绛，口腔，舌严重糜烂，几乎看不到正常黏膜，脉沉细。

处方：甘草泻心汤加减。

炙甘草五钱，半夏四钱，党参三钱，黄芩三钱，干姜二钱，黄连二钱，枣三枚，生石膏一两半，生阿胶三钱。

上药服一剂即能进食，舌痛减，服 3 剂痊愈。

按：胡老讲道，本患者来诊时已处危急关头，如投药再错，胃气大败，则危及三条人命，若投药正确，则使患者出现生机。因此辨证用药必十分小心。分析患者症状特点：上火是明显的，但为什么不用三黄泻心汤，而用甘草泻心汤？一是前医已数用苦寒不效，二是有头晕、心下痞满等症，为饮留邪聚，已示胃气不振，故是上热下寒之证，且示中气显虚而急迫者，恰为甘草泻心汤方证。方中以半夏、干姜祛饮和胃，以党参、大枣补中健胃除痞满，用黄芩、黄连清上热，并用大量甘草缓急安中。因其标热也重，故加入生石膏以清热，因其阴伤而虚，故加入

阿胶养阴生津。因方药对证，故见效也迅速。（胡希恕医案．中国中医药出版社，2018）

4. 梅尼埃综合征

刘某，女，19 岁，学生。1977 年 10 月 3 日初诊。

现病史：因眩晕、耳鸣、耳聋二月，某医诊断为“梅尼埃综合征”，中西药治疗不效，已休学两月，托亲友而找胡老诊治。刻下症：头晕不能起，睁眼则晕甚，耳聋，耳鸣，口干不欲饮，时感胸闷心慌，舌苔白厚，脉沉细。

辨证：寒饮上犯，蒙闭清窍。

西医诊断：梅尼埃综合征。

治疗方法：温中化饮。

处方：苓桂术甘汤。

茯苓六钱，桂枝三钱，苍术三钱，炙甘草二钱。

二诊（1977 年 10 月 12 日）：上方连服八剂，头晕已，耳鸣大减，耳聋好转。

前方增桂枝为四钱，茯苓为八钱。

三诊（1977 年 10 月 20 日）：上药服 6 剂，诸症已，因害怕再犯要求再服药巩固，嘱其不必服药。（胡希恕医案．中国中医药出版社，2018）

5. 鼻窦炎

刘某，女，36 岁，病案号 76443。1965 年 3 月 9 日初诊。

现病史：反复发作头痛 5 年，多于午后、疲劳、睡眠不足时发作，多次到医院查无所获，多谓“神经性头痛”，给镇静剂、止痛剂可暂时缓解而不能除根。近一月因前额痛明显，拍 X 线片诊断为鼻窦炎，用抗生素治疗无效而找中医治疗。近症：头痛多在前额，伴双眼胀痛，后颈紧胀感，头沉，背酸痛，咽干，易心烦，无鼻塞流涕，舌苔白根腻，脉沉细弦，左寸浮。

处方：越婢加术半夏桔梗汤。

麻黄四钱，生姜三钱，炙甘草二钱，大枣四枚，生石膏一两半，苍术五钱，半夏四钱，桔梗三钱。

上药服 3 剂，头痛减，服 6 剂头痛已，仍后颈紧，继服 6 剂，诸证已。

按：本例显然为慢性病，但临床症状仍表现为外邪里饮而呈现太阳阳明合病，故用越婢加术半夏桔梗汤解表化饮而使症解。（胡希恕医案.中国中医药出版社，2018）

6. 感冒

刘某，女，28 岁，病案号 12517。1965 年 8 月 30 日初诊。

现病史：昨日受凉后出现鼻流清涕，喷嚏，头痛，头晕，微恶风寒，咽痒。舌苔薄白浮黄，脉细数。

中医诊断：感冒。

辨证：太阳阳明合病。

处方：桑菊饮加石膏。

芦根五钱，桑叶三钱，菊花三钱，连翘三钱，薄荷二钱，杏仁二钱，炙甘草二钱，生石膏一两半。

上药服二剂，症已。（胡希恕医案.中国中医药出版社，2018）

7. 咳嗽

杨某，男，16 岁，病历号 491385。1965 年 7 月 5 日初诊。

主诉：发热寒战 1 天。

现病史：昨日打篮球汗出身热，用冷水冲洗，半夜即感恶寒，身痛，头痛，咳嗽，经饮热水加盖棉被，症状未见好转，出现寒战，身热更明显，舌苔薄白，脉浮紧数。体温 39.9℃。

辨证：太阳表实证。

处方：麻黄汤。

麻黄三钱，桂枝二钱，杏仁三钱，炙甘草二钱。

二诊（1965 年 7 月 7 日）：上药服后微汗出，恶寒，身痛减，体温 38.5℃。但因咳嗽，胸痛明显，而去医院检查，X 线检查示右肺上叶大片阴影，诊断为肺炎，治疗欲用青霉素，因药物过敏而转求中医治疗。刻下症见：寒热往来，口苦咽干，右胸胁痛，咳嗽，吐黄黏痰，舌苔白微腻，脉弦细稍数。体温 38.6℃。

病机：表邪已传入少阳阳明。

处方：小柴胡加生石膏汤加减。

柴胡五钱，黄芩三钱，生姜三钱，半夏四钱，党参三钱，大枣四枚，炙甘草二钱，桔梗二钱，瓜蒌五钱，生石膏二两。

三诊（1965 年 7 月 10 日）：上药服两剂，寒热往来，胸胁痛皆已，咳减，吐少量白痰，体温 36.6℃。

处方：上方改柴胡为四钱，减生石膏为一两半，加杏仁三钱。

连服 3 剂，基本痊愈。（胡希恕医案.中国中医药出版社，2018）

8. 咳嗽

岳某，男，67 岁，病案号 122745。1965 年 7 月 3 日初诊。

现病史：恶寒发热 5 天，伴头痛，咳嗽，吐黄痰，体温 39.5℃。曾服桑菊饮加减（桑叶、菊花、连翘、薄荷、杏仁、桔梗、荆芥、芦根、黄芩、前胡、枇杷叶等）二剂，热不退。经 X 线检查，诊断为左肺上叶肺炎。又用银翘散加减二剂，汗出而热仍不退。又予麻杏石甘汤加减一剂，汗大出而热更高，体温41.1℃。请胡老会诊时症见：汗出，烦躁不宁，时有谵语，咳嗽，吐黄痰，腹胀，大便五日未行。舌红，苔黄腻，脉弦滑数。

辨证：阳明里实证。

处方：大承气汤方证。

大黄四钱（后下），厚朴六钱，枳实四钱，芒硝五钱（分冲）。

上药服一剂，大便通四次，热退身凉，余咳嗽，吐黄痰。

处方：小柴胡加杏仁、桔梗、生石膏、陈皮。

服3剂而愈。（胡希恕医案.中国中医药出版社，2018）

9. 咳嗽

邬某，女，36岁，病案号211158。1967年7月6日初诊。

现病史：感冒咳嗽，下利已20天，经注射青、链霉素，服西药未见效果。近症：咳嗽气短，恶风寒，口干，不欲饮，不欲食，大便溏稀，日三四行，舌苔白，脉细弦数。

按：此患者有咳嗽，恶风寒，口干，脉数，提示太阳传阳明，下利主因阳明热，故用葛根汤加生石膏解表清阳明热，则可望表解下利除。

辨证：太阳阳明合病之下利。

处方：葛根汤加生石膏。

葛根三钱，桂枝三钱，白芍三钱，炙甘草二钱，大枣四枚，麻黄二钱，生姜三钱，生石膏一两半。

上药服二剂，诸症即解。（胡希恕医案.中国中医药出版社，2018）

10. 喘证

康某，男，36岁，中学教师，病案号143153。1964年4

月 29 日初诊。

现病史：三年前因自害触枕而引发哮喘，始终未愈，冬夏无休，每次发作，常因偶尔咳嗽或喷嚏引发。自觉消化不好，大便干燥即为将发之预兆。发作时喘满胸闷，倚息不得卧。曾在长春、沈阳、哈尔滨等各大医院治疗，均不见效，而来北京治疗。来京亦多处求医，曾用割治疗法、两侧颈动脉体手术等疗法，皆毫无效果。又多处找名中医诊治，一名中医以宣肺定喘、补肾纳气等方药治疗 7 个多月，证有增无减，并告之："伤色太甚，虚不受补。"颇感精神痛苦，以至绝望，计返故里等死，后听别人介绍，到胡老这里最后一试。现在症状：喘闷，胸腹胀满，昼轻夜重，晚上哮喘发作，倚息不得卧，大汗淋漓，口干，便秘，心中悸烦，眠差易醒，舌苔薄白，脉沉缓。

按：据患者平时无咳喘、吐痰、头痛、身痛等症，知不在太阳。胸胁满闷，心中悸烦，汗出口干，大便秘结（哮喘发作时右胸满，胁痛，汗出，咽干，便干）等，为少阳阳明合病证。发作时及不发作时皆无咯痰，可排除痰饮为患。发病既不为外感所诱发，又无痰饮证候，尤其哮喘多发于夜晚，昼轻夜重，多属瘀血为害。另外，凡哮喘不论寒暑经年不已者，多属瘀血为患。

辨证：哮喘的主要原因当属瘀血阻滞，少阳阳明合病兼夹瘀血。

处方：大柴胡汤合桂枝茯苓丸加生石膏汤，两解二阳合病，兼以祛瘀活血。

柴胡四钱，黄芩三钱，半夏三钱，生姜三钱，枳实三钱，炙甘草二钱，白芍三钱，大枣四枚，大黄二钱，桂枝三钱，桃仁三钱，茯苓三钱，丹皮三钱，生石膏一两半。

二诊（1964年5月3日）：上药服第二剂后，症状减轻，服第三剂时，大便通畅，哮喘已，胸胁满，腹胀，心中悸烦均不明显，已不用西药氨茶碱等，上方继服3剂。

三诊（1966年9月25日）：出差来京，告知病情，两年来曾数次感冒咳嗽，但未出现哮喘。（胡希恕医案．中国中医药出版社，2018）

11. 喘证

王某，女，62岁，病案号18161。1979年5月4日初诊。

现病史：肺炎后患咳喘已十余年，每秋冬发作，春夏缓解，但本次自去年冬发至今未缓解，上月底感冒后，哮喘加重。现在症状：哮喘甚，夜不得平卧，喉中痰鸣，伴咳嗽，吐白痰量多，恶寒背冷，口中和，大便溏泄，日二三行，舌苔白微腻，脉弦细，两肺满哮鸣音，左肺散在湿啰音。

按：主症为喉中痰鸣，咳嗽，吐白痰量多，恶寒背冷，证属外邪内饮无疑。

辨证：本例为喘息性支气管炎，哮喘症久，但来诊时外邪明显，内有痰饮。

治法：发汗解表，除痰平喘。

处方：因多痰喉中嘶鸣，为射干麻黄汤方证。

射干三钱，麻黄三钱，桑白皮三钱，生姜三钱，桂枝二钱，炙甘草二钱，五味子三钱，款冬花三钱，紫菀三钱，半夏三钱，杏仁三钱。

上药服3剂，喘平，咳嗽，吐白痰仍多，左肺偶闻干鸣音，未闻及湿啰音。上方继服。

二诊：仅有胸闷，吐少量白痰。（胡希恕医案．中国中医药出版社，2018）

12. 喘证

田某，女，20岁，本院学生，住院病案号129。1959年1月15日初诊。

现病史：哮喘，咳嗽5天。自1956年冬受风寒后，常发作哮喘，咳嗽，本次发作重而住院治疗，诊断为支气管哮喘。已服中药3剂未见效而请会诊。现在症状：哮喘，咳嗽，端坐抬肩，不能平卧，喉中痰鸣，住病房楼三层，在一层即能闻其声，哮喘多在一阵咳嗽后加重，自感胸闷憋气，呼气易而吸气难，声音嘶哑，咳嗽，吐白泡沫痰，鼻塞流清涕，喷嚏，胃口不好，厌食油腻，大便干少，膝肘关节痛，舌苔薄黄，脉细数，两肺满布哮鸣音。

辨证：鼻塞，声嘶，关节疼痛等，为外寒在表。哮喘，胸满，不能平卧，大便干少等，此为里实热证。证属三阳合病。

处方：大柴胡汤、葛根汤、大青龙汤三方合方。

柴胡四钱，枳实三钱，白芍三钱，黄芩三钱，酒军三钱，生姜三钱，大枣四枚，半夏三钱，麻黄三钱，葛根三钱，杏仁三钱，桂枝三钱，炙甘草一钱，生石膏一两半。

二诊（1959年1月16日）：上药服一剂，哮喘平，声嘶哑也减，仍感胸闷气憋，咳吐白痰。

易医开方：旋覆花三钱，苏子三钱，半夏二钱，橘红一钱，杏仁三钱，紫菀二钱，桑白皮三钱，炙甘草一钱。

三诊（1959年1月17日）：哮喘又作，喉中痰鸣，咳嗽，吐白泡沫痰，声音嘶哑，自觉胸胁疼痛，喉中发紧，舌苔薄黄，脉小数。关节疼痛已不明显。

二诊时，他医开方，虽用宣肺化痰平喘之剂，因未治其里实，故哮喘发作又重。三诊时，虽仍有外寒，但因关节疼痛等症已不明显，而以咳喘、吐痰等痰饮证及里实证明显，证仍属三阳合病未解。

处方：大柴胡汤合大青龙汤加减（已无关节痛，故不再合葛根汤；痰饮盛，合用大青龙汤加厚朴）。

柴胡四钱，枳实三钱，白芍三钱，半夏三钱，生姜三钱，大枣四枚，麻黄三钱，桂枝三钱，杏仁三钱，炙甘草一钱，生石膏一两半，山栀三钱，厚朴三钱。

四诊（1959年1月21日）：上药服3剂，喘平。昨天感受风寒，今早又感喉部发紧，轻度作喘，咳嗽，吐白痰，两下肢起荨麻疹作痒，小便短赤，大便干，纳差，舌苔薄黄腻，脉细数。因新受风寒，尚夹里热，刻下外邪盛，里热轻，故重在解表化饮，佐清里热，为太阳阳明合病夹饮，小青龙汤加生石膏的适应证（有小便不利者，故合用小青龙汤）。

处方：麻黄三钱，白芍三钱，桂枝二钱，半夏三钱，细辛二钱，炮姜二钱，五味子三钱，炙甘草一钱，生石膏一两半。

五诊（1月22日）：上药服一剂，咳喘皆平。改专方治荨麻疹，调理胃口，两日出院。（胡希恕医案.中国中医药出版社，2018）

13. 喘证

王某，53岁，中学教师，病案号11188。

初诊（1978年11月24日）：哮喘3年。1976年夏天因闻敌敌畏后患哮喘，伴咳嗽，吐白痰，治疗两个多月缓解。今年8月地上撒了大量敌敌畏又引发哮喘。曾两次住院治疗，用抗生素、激素等，症状暂时缓解，但出院后不久又发如初。常服西药氯苯那敏、氨茶碱等，效果不理想。又服中药制剂及胎盘、黄芩、紫花杜鹃片等，效果也不明显。现症：哮喘不能平卧，喉中痰鸣，咳嗽，吐白痰，量多，咳嗽则遗尿，口苦咽干，思饮，心下满闷，每天服紫花杜鹃9片，氨茶碱3片，晚上可以平卧，大便如常，舌苔白根厚腻，脉沉细弦，右寸浮。心律齐，心率96次/分，血压150/100mmHg，两肺满哮鸣音。末梢血象检查：白细胞10400/mm³，嗜酸性粒细胞1122/mm³。

西医诊断：支气管哮喘合并慢性支气管炎。

辨证：少阳阳明合病，痰热夹瘀。

处方：大柴胡汤合桂枝茯苓丸加减。

柴胡四钱，黄芩三钱，半夏三钱，枳实三钱，石韦五钱，白芍三钱，大黄一钱半，生姜三钱，桂枝二钱，桃仁三钱，大枣四枚，茯苓四钱，丹皮三钱。

二诊（1978年11月28日）：服第一剂咳嗽减轻，服第二剂痰消尽，遗尿已，喘已不明显，上二层楼亦不感喘，但每天仍服氨茶碱3片。心下满消，仍口苦咽干，思饮，身冷，纳差，大便日2～4行，舌苔白，脉弦细，右寸浮。坐位听诊两肺未闻及哮鸣音，卧位可闻及哮鸣音。血压150/100mmHg。末梢血象检查：白细胞7800/mm³，嗜酸性粒细胞440/mm³。

处方：上方加焦三仙各三钱。

三诊（1978年12月8日）：喘平，大便日3～4行，上四层楼不感喘，但昨天又感胸闷，早起口苦，舌苔白腻根厚，脉弦细。卧位听诊两肺散在哮鸣音。血压150/100mmHg。

处方：上方去大黄，加熟军二钱。

四诊（1979年4月12日）：追访患者，自觉良好，与学生一起跑步也不喘，两肺听诊（－），卧位也未闻及干湿性啰音及哮鸣音。血压140/100mmHg。血象检查：白细胞770/mm³，嗜酸性粒细胞154/mm³。（胡希恕医案.中国中医药出版社，2018）

十六、赵炳南

赵炳南（1899—1984），学名德明，经名伊德雷斯，回族，山东德州人。

幼年读私塾，家境贫寒，身体羸弱，5 岁开始连续三年出天花，曾患痢疾，得麻疹，遭疟疾。14 岁拜北平德善医室丁德恩为师。1920 年考取北洋政府颁发的医师执照。后在西交民巷设立医馆行医。著有《赵炳南临床经验集》。

擅长治疗皮肤病，强调湿邪致病的病因学思想，他认为，"善治湿疹者，当可谓善治皮肤病之半"。常言："知识不停留，经验不带走。"

1. 颈痈

吴某，女，37 岁，门诊号 316198。1963 年 1 月 21 日初诊。

主诉：颈部生一疙瘩肿痛，发烧已 9 天。

现病史：9 天前，颈部生一疙瘩，肿痛，伴有发烧怕冷，周身无力，曾到医务室治疗，注射"青霉素"等，无明显效果。肿痛逐渐加重，夜不能眠，头不能抬起或转动，口干欲饮，食欲不振，大便两日未解，小便黄。

检查：体温 38.7℃，面色微红，痛苦病容。后颈正中略偏左有疮口多处，脓栓堵塞，状若蜂窝，突起红肿，四周漫肿发硬，两侧延至左右耳后，上延发际内，枕骨突起部面积为10cm×14cm。疮面四周按之灼热，压痛明显。脉弦数，舌苔白厚腻，根微黄。

中医诊断：颈部痈。

辨证：毒热壅遏，气血阻隔。

治法：清热解毒，活血消痈。

处方：金银花一两，连翘四钱，野菊花三钱，赤芍药三钱，黄芩三钱，公英一两，白芷三钱，天花粉三钱，木通二钱，陈皮二钱，生甘草一钱，炒山甲二钱，炒皂刺二钱。

外用甲字提毒药捻，外敷化毒散软膏。

二诊（1963年1月23日）：药后恶寒发热减轻，体温37.5℃，局部疮口渐大，排出黄白色稠脓，脓出不畅，四周漫肿渐消，舌苔白厚略腻，脉弦稍数，继以前法加减。

处方：金银花一两，公英一两，连翘三钱，菊花三钱，地丁五钱，赤芍三钱，黄芩三钱，白芷三钱，花粉三钱，陈皮二钱，生甘草一钱。

外用药同前。

三诊（1963年1月29日）：体温正常，精神、食欲如常，二便已调，后颈伤口痛减轻，睡眠较好，舌苔薄白略腻，脉弦稍数，颈部疮口5cm×8cm大小，排脓畅通，脓色白稠，治法同前。

四诊（1963年2月22日）：疮口缩小，脓已少，四周红肿消退，舌苔薄白，脉弦缓。

处方：以解毒排脓为法。

金银花六钱，连翘四钱，桔梗三钱，生甘草一钱，白芷二钱，公英六钱。

五诊（1963年3月5日）：局部疮口脓少，但疮口内四周皮下空虚，以探针检查，两侧各达4cm，上下1cm。

至1963年3月26日伤口为3cm×8cm，疮周围仍空虚，呈一皮下空腔。在局麻下剪去疮口四周的皮肤，敷以甲字提毒粉，一周后疮口愈合。

1963年10月27日复查时，创面愈合瘢痕柔软（0.5cm×6cm），无任何后遗症状。

按：本例颈痈面积较大，患者正气未衰，疮口四周漫肿，中间突起而红嫩，脓已成但未溃。首先以清热解毒内托，服药十余剂后，毒热得解，局部消肿，疮口用甲字提毒药捻并配合扩大伤口，剪除赘皮，消灭潜腔，引流通畅，再以甲字提毒药粉，提净腐肉败絮，最后治愈。患者体质健康，正气未衰，正胜邪实，无其他合并症。内治清热解毒，活血消肿，托毒外出；外则清热解毒，化腐提毒。毒热得解，疮自愈。（赵炳南临床经验集．人民卫生出版社，2006）

2. 颈痈

张某，男，49岁，门诊号312013。1963年12月25日初诊。

主诉：颈部肿痛已7天。

现病史：7天前颈部生一疙瘩肿痛，诊为颈部痈，注射"青霉素"未效，肿势逐渐扩大，自溃出脓。患者自觉身热口苦，烦躁，不思饮食，小便黄赤，大便燥结。

检查：颈后右上方肿起约6cm×4cm，周围组织发红，明显肿胀及压痛，疮面有多数小肤点，中心有杏核样大小疮口，有少量脓性分泌物。白细胞计数22800/mm³，中性粒细胞85%，淋巴细胞15%，尿糖阴性。脉洪数有力，舌苔白厚，舌质红。

中医诊断：颈痈。

辨证：毒热壅盛，气血阻隔。

治法·清热解毒，肿消排脓。

处方：金银藤一两，蒲公英六钱，败酱草三钱，连翘四钱，地丁四钱，赤芍四钱，炒山甲三钱，炒皂刺三钱，黄芩三钱，丹皮三钱，白芷一钱，乳香二钱，没药二钱，菊花二钱。

疮口处敷京红粉软膏，四周用化毒散软膏外贴。

二诊（1963年12月28日）：服上方3剂后，肿势继续扩展至12cm×8cm，脓出不畅，剧痛，夜不得寐，心烦易怒。证属毒热炽盛，脓毒已成而不得外泄，法宜排脓托毒。

继服前方加瓜蒌一两，公英一两。

并于局麻下在原疮口处行井式切开扩创，深至2.5cm，用红粉纱条引流，外敷化毒散软膏。

三诊（1963年12月29日）：手术后疼痛大减，肿势渐缩小，脓液黏稠，引流尚通畅，换药时清除脓栓及腐肉。症见胃纳欠佳，口渴思饮，大便燥结，鼻衄，口唇起疱，舌苔白厚，舌质红，脉象弦数。脓毒已泄，热邪未解。继以清热解毒、托毒排脓之剂。内服12月28日方加减，换药同前。

四诊（1964年1月8日）：疮面脓汁减少，肿消痛减，疮口肉芽新鲜，仍有口干思饮，胃纳欠佳，舌质红，苔微黄，脉沉缓。此为热邪伤阴之象，拟以养阴清热，佐以和胃。

处方：生地黄四钱，元参三钱，白芍三钱，金银花三钱，天花粉三钱，焦麦芽三钱，橘皮二钱，炒白术三钱，生甘草钱半，石斛三钱。

五诊（1964年1月14日）：伤口愈合，自觉症状消失。

1964年10月随访时未见异常。

按：本例病情基本与前例相似，身体健康，又无其他合并

症。开始治法相同，药后毒热未能控制反而蔓延，说明患者内
热重，外邪毒热也重。脓已成而引流不畅，遂配合手术切开，
脓汁得出，毒邪得泄。脓毒虽泄而邪热未解，已出现热盛伤阴
之象，所以后期法以养阴清热，佐以和胃。方中生地黄、花粉、
石斛、白芍、元参养阴清热和血，炒白术、焦麦芽、陈皮、甘
草和胃升脾阳，以助后天之本，金银花清热解余毒。这是赵
老医生对于毒热伤阴调理善后的常用法则。（赵炳南临床经验
集．人民卫生出版社，2006）

3. 颈痈

王某，男，53 岁，住院号 411123。住院日期 1964 年 4 月
8 日。

主诉：颈部肿痛已 7 天。

现病史：患者因患湿疹于 1964 年 4 月 8 日入院。在治疗期
间全身不断出现潮红粟状丘疹、水疱及出血性皮疹脓疱。4 月
22 日下午发现颈后偏左方，出现指头大小硬块疼痛。翌晨，肿
块散漫达 6cm×5cm，表面紫暗，麻木疼痛，内服中药及"氯
霉素"。24 日红肿蔓延直径达 10cm。27 日颈部淋巴结肿大，颈
部转动不便，木胀隐痛，心烦自汗，恶寒高烧，口渴引饮，疲
惫乏力，纳食不香，病情日益恶化。28 日剪去中心脓头腐肉。
30 日兼见胸痛憋气，咳嗽气短，吐出血性黏痰，心慌志乱，病
情危笃。

检查：颈后偏左侧隆起肿块约 12cm×10cm，中心可见
4～5 个米粒大脓头及指头大疮面。脓腐深潜，触之僵硬无波
动感，颈部淋巴结肿大，移动无粘连，有明显触痛。白细胞总
数 13900/mm³，中性粒细胞 89%，嗜酸性粒细胞 3%，淋巴细
胞 7%，单核细胞 1%。尿常规检查：蛋白（++），红细胞偶见，

糖定性（++）。脉细数，沉取无力，舌苔薄黄，舌质红。

中医诊断：颈部痈。

辨证：毒热炽盛，气阴两伤。

治法：清热解毒，益气养阴。

处方：西洋参一钱（另煎），银花二两，当归三钱，生黄芪二两，蒲公英二两，陈皮三钱，贝母四钱，花粉五钱，石斛五钱，生甘草三钱。

另安宫牛黄散五分，冲服；犀黄丸三钱，分服。

4月9日：病情日益恶化。面色苍白，身热畏寒，自汗心烦，烦躁不安，时现恍惚，口渴引饮，不思纳食，胸闷憋气，咳出血性黏痰，颈痈漫肿窜延左侧颜面及左侧眼睑，均现浮肿，疼痛麻木僵硬，脓腐未脱。

5月3日：毒热症更加严重，烦渴喜冷饮，时而喃喃自语，精神疲惫，翻身已感困难，大便溏泄不止，小溲频短而赤，舌塞语涩，局部痈肿周围有数个小疖肿出现。舌质红，舌苔黄黑燥裂，脉象洪大无伦。

检查：体温39℃，呼吸困难，37次/分，精神时现恍惚，两肺满布湿啰音，肝在肋缘下一指，脾可触及，X线胸部摄片显示两肺遍布斑片阴影，两肺下部融合大片模糊阴影，间有透明区。白细胞计数15500～35600/mm³，中性粒细胞80%～90%，其中杆状核细胞5%～7%，并见中毒颗粒，末梢血发现髓母细胞。尿常规检查：尿蛋白（++～+++），糖（+～++），红细胞偶见。5月2日血培养及疮面脓培养均为金黄色葡萄球菌。黄疸指数9单位。

西医诊断：颈痈合并败血症，金黄色葡萄球菌肺炎。

辨证：毒热炽盛，毒邪不能外透反而陷入营血，上传肺经，热迫下利。

治法：急宜解毒清营，养阴扶正。

处方：西洋参四钱（另煎），生石膏三两，黑元参三两，连翘五钱，鲜生地黄二两，鲜茅根三两，大生地黄一两，麦冬一两，羚羊角五分（冲服）。

局方至宝丹一丸，分两次送服。另以金银花四两，天花粉二两，煎水过滤，煎群药。另煎服黄芪二两，当归五钱，赤芍四钱。

配合使用新生霉素及小量输血。

9天后病情日趋好转，颜面浮肿及颈部疖肿先后消退，神志日清，咳嗽及血性黏痰显著减少。

5月4日：血丝痰偶有出现，胸闷憋气逐渐消退，胃气渐复，口渴引饮随之减轻。颈后麻木僵块日见缩小。每日换药清除少量腐肉，疼痛日渐减轻，便溏溲频日趋好转。舌质仍红，舌苔薄黄，脉象弦滑。体温37.5℃，呼吸平稳，两肺水泡音明显减少。肝脾触诊阴性。5月9日胸部X线摄片，两肺大片炎症浸润明显吸收，可见大小不等空洞形成。

化验检查：5月7～12日两次血培养均属阴性，白细胞计数23800～11200/mm³，中性粒细胞89%～72%。尿常规检查已正常。

5月13日～6月1日：经用上法救治，病情好转，胸痛胸闷已解，面色渐转红润，精神日佳，夜寐已安，语言清楚，大便已成形，小溲清，后颈部肿痛硬块缩小，清除腐肉，可见新鲜肉芽。夜间尚有干咳，午后低热。5月15日停新生霉素，改用红霉素口服。19日午后低热消退，夜间偶见咳痰，舌质微红，舌苔薄黄，脉缓，左脉稍大。

5 月下旬试下床做短暂活动。

6 月 26 日：颈部肿痛僵块消退，瘘口愈合。体温正常，心肺听诊阴性。血、尿化验均已正常。5 月 29 日胸部 X 线摄片，左肺外带及中带有数个囊状密度减低区，两肺炎症浸润较前好转。

辨证：余热未清，毒结于肺。

治法：养阴扶正，清热祛痰。

处方：南沙参五钱，北沙参五钱，元参五钱，大生地黄一两，鲜茅根二两，丹皮三钱，连翘四钱，麦冬五钱，杭白芍六钱，川贝母五钱，桔梗三钱，陈皮三钱。

另用金银花三两，蒲公英二两，花粉一两半，煎水过滤去渣，煎群药。

5 月 30 日停用红霉素改用青霉素。

6 月 2 ～ 9 日：患者每日在室内活动，偶因劳累，外出受风，故见低烧，夜晚烦躁，纳食乏味，咳痰加重，偶见血性痰块，身倦，胸闷气短。舌质淡红，舌苔黄垢腻，脉弦数有力。体温波动在 37 ～ 38℃之间，呼吸 22 次 / 分，右肺中下叩诊浊音，可闻水泡音。X 线摄片，右肺第一、二肋间仍有粗糙条索状结构，下野内中带融合，形成 4 ～ 4.5cm 直径之空腔，并见液面。

治法：利肺祛痰。

处方：南沙参五钱，北沙参五钱，杭白芍四钱，鲜茅根一两，丹皮三钱，橘红五钱，金银花二两，麦冬三钱，川贝母五钱，连翘五钱，桔梗二钱，枇杷叶五钱，玄参五钱，阿胶珠三钱，杏仁三钱，云苓块三钱。

上方服十余剂，病情继续好转，继以养阴扶正，清肺祛痰，调理善后。患者夜晚偶有干咳，食纳日佳，劳后尚感疲倦气短。

6月19日X线摄片，左肺第一、二肋间与前变化不明显，右肺下野内带病变范围略小，空洞约2cm×1cm。

治法：养阴扶正，清肺化湿。

处方：马兜铃三钱，败酱草三钱，杏仁泥三钱，丹皮六钱，生地黄一两，银花一两，鲜茅根一两，白鲜皮一两，苡仁米六钱，麦冬五钱，元参六钱，茯苓三钱，茵陈八钱，黄柏三钱，六一散一两，三七三分（研），川贝母三分（研面装胶囊送服）

按上法加减服药至7月底，一般情况日渐恢复。

7月28日治愈出院。

门诊随访，近3个月未见异常。

按：本例西医诊为颈痈合并败血症，相当于中医学的痈毒内陷。本例患者年逾五旬，素体阴虚湿盛，平时又嗜辛辣炙煿、烟酒厚味，自患湿疹以来，反复出现出血性丘疹及脓疱，因而聚毒成痈。因其邪实正虚，不能化腐成脓，毒随脓解，反陷入营血，毒邪内窜，热入心包，而现恍惚，喃语谵妄。营血受邪，传至肺经，故见高热，胸痛憋气，呼吸困难，咳出血性黏稠痰。毒热炽盛来势凶猛，溲频而赤，大便溏泄，脉见洪大无伦而数，病情危笃。当会诊时考虑为邪实正虚，故用清热解毒，养阴扶正。投以银花、连翘、花粉等清热解毒；生地黄、麦冬、元参等养阴扶正；羚羊角及局方至宝丹以清营开窍；生石膏清气解热以止烦渴；西洋参以固气扶正托毒。另服当归补血汤，扶正以祛邪。患者曾见高烧，便溏日泄二至五次不等，盖因肺与大肠相表里，肺经受邪必传其腑，故热迫下利。待其热邪得泄，而利自止。总之，在近三个月的中西结合治疗过程中，正邪兼顾。初起投以养阴解毒，继则养阴扶正，清肺化湿。另外本例自 7 月 6 日停用一切抗菌药物，单纯用养阴清肺解毒之中药，重用马兜铃以清肺经余热，再用地黄、三七、茯苓、元参补益之剂。治疗仅仅 14 天，肺部炎症性空洞即已闭合，炎症得以控制。（赵炳南临床经验集.人民卫生出版社，2006）

4. 颈痈

刘某，男，60 岁，住院号 874069。住院日期 1973 年 1 月 11 日。

主诉：后颈部肿痛 3 周余。

现病史：3 周前左右颈部起一小疙瘩，不痛不痒，未引起注意。剃头后疙瘩明显增大，红肿疼痛，伴有发烧，头颈转侧不利，确诊为"颈痈"。近 2 周来在门诊服用中药及注射"卡那霉素"，肿略见消，目前无自觉发烧，大便二三日一行，小便清长，口渴欲饮，心烦气急，睡眠不安，食纳感少，每日仅能进食二三两，体重明显减轻。今日门诊时检查，白细胞计数明显增高，尿糖定性阳性，收住院治疗。

检查：体温 37.9℃，脉搏 116 次 / 分，血压 120/60mmHg，除肝在肋下一横指可触及外，其他内科检查无明显异常。外科所见：后颈部明显肿胀，皮肤色红，面积约 10cm×22cm，上下境界清楚，两侧境界不清，炎症浸润明显，质硬，中心有坏死区及多数脓栓，有较大疮面两个，大者约 2cm×1cm，小者约 1cm×0.5cm，脓汁不多，质黏稠，色黄，有臭味。颈部活动受限。白细胞计数 35400/mm^3，中性粒细胞 97%，淋巴细胞 3%，尿糖（＋），空腹血糖 15mmol/L，尿蛋白（＋），酮体阳性，二氧化碳结合力 60.4%，非蛋白氮 32mg/dL，血钾 4.8mmol/L，血钠 132mmol/L。脉弦滑数，苔白厚腻，舌质红。

西医诊断：颈部痈，糖尿病并发代谢性酸中毒。

于 1973 年 1 月 11 日下午入院，曾经内外科讨论，因病情重，合并症多，故采用中西医结合治疗。中药方面以清热解毒、凉血透托为主，西药用红霉素静脉注射，庆大霉素肌肉注射，并准备做十字形切口以改善局部引流，用胰岛素控制糖尿病、酸中毒。1 月 12 日，体温 39℃，脓汁渗出较多，白细胞计数仍高于 30000/mm³ 以上，尿糖（+），酮体（+）。1 月 13 日，赵老医生看过病人后，称病程日久，气阴有伤，无力托毒外出，毒热炽盛壅阻经络，病情危笃。左脉沉缓弱，右脉沉弦，舌苔白厚腻，舌质红。

辨证：毒热壅盛，气阴两伤。

治法：活血解毒消痈，益气养阴凉血。

处方：生芪二两，党参一两，公英一两，生白芍五钱，花粉一两，白芷三钱，陈皮四钱，川贝五钱，炒山甲三钱，炒皂刺三钱，川芎二钱，金银花一两，生地黄炭五钱。每剂煎三次，每日服三次。

外用甲字提毒药捻蘸紫色疽疮膏纳入疮口，表面敷盖红粉纱条，周围围箍黑布药膏。暂不切开而采用非手术疗法。

1 月 17 日：体温有下降趋势，晨高 38.4℃，白细胞计数 13200/mm³，中性粒细胞 90%，嗜酸性粒细胞 1%，淋巴细胞 10%，空腹尿糖首次出现阴性，局部红肿未再向周围蔓延，脓汁较多，质稠厚，疮面突起，疼痛减轻，病情有转机。

处方：生黄芪三两，党参一两半，象贝母四钱，公英一两，陈皮四钱，白芷二钱，炒山甲四钱，炒皂刺四钱，花粉五钱，川芎二钱，赤白芍六钱，生甘草三钱。

另用人参一钱，煎水代茶饮。

1 月 18 日：患者入院已一周，经中西结合非手术疗法病情有好转，纳食增加，体力好转，体温逐渐下降，局部引流通畅，脓汁稠厚，量增多，周围炎症浸润局限，白细胞计数已恢复正常。

1月20日开始停用抗菌药物，单纯用中药治疗，患者自汗多，舌质绛，舌苔薄黄，左脉弱，右脉沉滑。

治法：托里生肌，养阴补血。

处方：炙芪三两，党参二两，冬虫夏草三钱，枸杞子三钱，当归三钱，白芍五钱，黑元参五钱，南北沙参一两，浮小麦一两，茯苓五钱，炙甘草三钱，金银花一两。上方每煎三次，日服三次。

1月31日：体温下降到38℃以下，小便量增多，疮面肿胀大部分消退，有肉芽组织新生。

2月3日：热证已消，疮面生长愈合迟缓，已属痈症后期。

治法：拟以温阳补气血，扶正以祛邪。

处方：紫油肉桂粉一钱（冲），鹿角胶三钱，白芥子五钱，炮姜炭二钱，大熟地黄五钱，黄芪三两，党参二两，川芎三钱，土炒白术五钱，土炒当归三钱，丹参五钱，枸杞子四钱，赤白芍五钱。每剂三煎，日服三次。

外用回阳生肌粉（人参粉一钱，鹿茸粉五分，琥珀粉一钱，象皮粉三钱，乳香粉二钱，煅研珍珠二分，人工麝香四分，共研极细末）加压包扎，以助生皮及疮面愈合

2月16日：疮面生长良好，口渴已解，出汗减少。血糖10mmol/L，尿糖已转阴性，仍按前法小其剂加紫河车粉继服。

2月24日：患者体温已恢复正常，疮面分泌物较少，质黏稠，腋下其他部分有毛囊炎出现，考虑可能温补太过。

治法：改以健脾补气，托里生肌，佐以清热。

处方：佛手参四钱，生芪一两，丹参一两，白蔹三钱，苦参三钱，生白术五钱，猪苓五钱，白扁豆五钱，生黄柏五钱，金银花五钱，花粉三钱，公英一两。

外用生肌散与回阳生肌粉各半外敷。

3月10日：服上方后毛囊炎先后消退，疮面愈合情形尚好。

按上方去清热解毒药，加当归、川芎、赤白芍、陈皮、甘草以调补气血。

3月20日：近几天来未注射胰岛素，尿糖阴性，肉芽组织充满伤口，基本愈合，分泌物较少，出院门诊换药。

3周后疮面完全愈合而治愈。

按：本例是一重症颈痈合并糖尿病（轻度酮中毒）患者，颈痈的面积较大，病情较重，采用中西医结合非手术疗法。初期配合使用抗菌药物和胰岛素，后来单纯使用中药进行治疗。根据其发展的不同阶段辨证施治，结果炎症得以控制，伤口愈合。

患者年迈，肾阴亏损，夙患消渴症，又因脾气虚，湿热内蕴是其本，外受毒热，壅阻经络，气血阻隔而致颈痈。正气内虚，毒热炽盛，虚实交错，易虚易实，比较复杂。

从整体治疗的情况来看，第一阶段（初期）：因其气阴两虚，毒热壅盛，所以重用生芪、党参、花粉、生白芍益气养阴扶正，白芷、川芎、炒山甲、炒皂刺、陈皮、川贝理气活血透脓，金银花、生地黄炭、公英清热解毒消痈。对于合并糖尿病的患者，赵老医生习惯重用生白芍、生芪和生甘草以养气阴。方中生地黄炭入血分凉血，解血分之毒热。从其目的来看是扶正祛邪，旨在加强机体整体的防御机能，促进化脓、溃破、出脓。第二阶段（中期）：毒热渐退，机体阴虚征象明显，所以重用养阴补血，托里生肌，旨在加强整体与局部防御机能，促进组织修复，使疮面及早愈合。方中生芪、当归、白芍补气血；冬虫夏草、南北沙参、元参、枸杞子益气养阴补肾；党参、茯苓、炙甘草健脾补气利湿；浮小麦敛汗固表，佐以金银花解余毒。由于病情复杂，"易虚易实"，过于养阴又易缠邪，所以又加减使用苡仁米、丹皮、泽泻、黄柏等清热利湿之剂。第三阶段（后期）：毒热已清，脓汁清稀，肉芽水肿发白，是因为久病阴阳俱虚，气血不足，阳气衰微不足以温煦肌肤，所以重用温阳生肌之剂，温肾补阳，活血通络。方中肉桂、白芥子、丹参、炮姜温阳通络散结，鹿角胶等大补气血。同样，由于病情复杂，"易虚易实"，毒热之象死灰复燃，以致体表出现多数毛囊炎，所以最后用健脾补气，托里生肌，佐以清热，使之补而不腻，不致恋邪，清热利湿而又不伤阴，补清兼施，扶正与祛邪同用。方中佛手参、生芪、白术、白扁豆健脾利气；花粉益阴生津；白蔹、公英、金银花、苦参、黄柏清热解毒燥湿。其中佛手参辛甘平入肺脾，能收敛止血消肿，治瘀血、失血、久泻等症；白蔹苦微寒清热解毒，清痈肿，主要用于疮疡，内服外用均可，赵老医生称本品用于肿毒红肿不出头者，有脓则出头，无脓则消散。

从局部治疗的情况来看，最根本的原则是与内服药相互配合，相互补充，而且根据疮面的情况辨证施治。第一阶段：因其炎症浸润明显，局部红肿，脓汁不畅，属于阳证，若治疗不当，易邪毒于内陷，形成"陷症"。外用粗药捻，蘸以紫色疳疮膏，化腐排脓，周围用较厚的黑布药膏围箍聚脓，使之肿起外翻，不致内陷。第二阶段：内服药以扶正为主，而局部以祛邪为主，这样内外兼治，直到脓毒腐肉化尽。第三阶段：局部辨证已有阳转阴的征象，所以外用回阳生肌药粉、化毒散软膏，一方面促使疮面愈合，另一方面使周围的炎症消散，清补兼施。最后虑其热性太过，以生肌散与回阳生肌粉各半混合外敷以收功。（赵炳南临床经验集.人民卫生出版社，2006）

5. 缺盆痈

王某，女，59 岁，门诊号 482885。1972 年 6 月 2 日初诊。

主诉：右侧颈部红肿 12 天。

现病史：12 天前，右侧颈部近锁骨上凹处开始感到发紧，有蚕豆大硬结，无疼痛，继而肿大，发展很快，五六天后增大至鸡蛋样大小，皮肤发紫，伴有发烧，疼痛明显，曾疑为"结核""肿瘤"。经用青链霉素 1 周后未效，口鼻干燥，纳食不香。来我院门诊。

检查：体温 38.7℃，痛苦外貌，头偏向右侧，右侧颈部红肿蔓延至胸骨上凹，有明显压痛，界限不清楚，局部中等硬度，表面组织明显水肿。白细胞计数 18000/mm^3，中性粒细胞 84%，淋巴细胞 13%，尿糖阴性，血沉 109mm/h。脉滑数，舌苔薄黄，舌质嫩红。

西医诊断：颈部蜂窝组织炎。

中医诊断：缺盆痈。

辨证：毒热壅盛。

治法：清热解毒，养阴透脓。

处方：金银花一两，公英一两，地丁一两，酒军三钱，生地黄五钱，赤芍三钱，当归三钱，黄芩三钱，尾连三钱，生皂刺三钱，花粉五钱。

外用铁箍散膏。

6 月 5 日：上方服 3 剂后，红肿部集中于锁骨上缘，6 月 4 日晚自行破溃，流出大量黄色稀脓水，周围肿胀渐消，表皮已出现皱纹，体温恢复正常。复查白细胞计数 7200/mm³，中性粒细胞 53%，淋巴细胞 47%。

6月10日以前，均按上方加减，局部红肿消失，疮口愈合良好。

6月12日：颈后部又肿起 2.5cm×2.5cm 大小，灼热疼痛，表面有脓头。舌苔薄黄，有裂纹，脉弦滑。白细胞计数 14000/mm³，中性粒细胞 75%。余毒未清，仍按前法加减使用清热养阴透脓之剂。

两天后肿势未进展，但自觉全身无力，午后低热，舌苔燥裂，脉细滑无力，已见热盛伤阴之象。

治法：拟以养阴解毒，活血透脓，扶正祛邪。

处方：生地黄一两，石斛五钱，花粉一两，当归三钱，赤芍三钱，桔梗三钱，皂刺三钱，白芷三钱，金银花一两，公英一两，连翘五钱。

6月23日：锁骨上凹部炎症完全消退，后颈部红肿逐渐消退，缩小至 1.5cm×1.5cm。白细胞计数 11201/mm³，中性粒细胞 66%，淋巴细胞 33%。胃纳仍不佳，全身乏力，脉沉细，舌苔薄白，证属气阴两伤，余毒未清。

治法：治以益气养阴，清解余毒。

处方：生芪六钱，当归三钱，生地黄五钱，元参三钱，公英一两，地丁五钱，皂刺炭三钱，赤芍三钱，白术三钱，花粉一两。

6月30日：颈部及锁骨上部红肿消失，食纳好转，服丸药巩固疗效。6月21日查血沉 65mm/h，以后曾投以凉血清热之剂，加减使用生地黄、白芍、丹皮、元参等药十天后，血沉降至 24mm/h。继服十剂后，血沉 17mm/h，自觉症状完全消失，化验检查全部恢复正常，临床治愈。

按：本例年迈体衰，症情险恶。开始清热解毒，佐以生津护阴，并用生皂刺以透脓，促其脓聚。若消之不应，则促便其自溃脓出毒泄，以祛邪为主，扶正为辅。毒泄脓出之后，急以养阴扶正为主，兼解余毒，以防死灰复燃。最后益气养阴佐以清解而收功。方中用皂刺炭一药，赵老医生指出，其可防止收口太早，透脓而不伤正，托毒而不留寇。（赵炳南临床经验集.人民卫生出版社，2006）

6. 淋巴结结核（瘰疬）

祝某，女，24岁。1971年6月24日初诊。

主诉：右颈部生一肿物1个月。

现病史：1个多月以前，于右侧颈部生一肿物，开始如黄豆大，逐渐增大如杏核，疼痛，经检查确诊为"颈淋巴结结核"，使用抗结核治疗无效，来我院门诊。

检查：局部颌下淋巴结肿大3cm×5cm，坚硬，与周围组织粘连不明显，推之可动，按压时有轻度胀痛，表面颜色不变。脉沉缓，舌苔薄白，舌质正常。

西医诊断：右侧颌下淋巴结结核。

辨证：气滞郁结，痰湿凝聚。

治法：理气解郁，软坚散结。

处方：姜厚朴三钱，橘皮络各三钱，三棱三钱，莪术三钱，伸筋草一两，丝瓜络三钱，赤芍三钱，白芍三钱，鸡血藤四钱，法半夏三钱，白芥子四钱。

外用紫色消肿膏、铁箍散膏各半，混匀外敷。

上方服12剂后，局部肿胀明显缩小，中央皮色微红，压之有轻度波动感。

治法：拟以活血消肿托里为法。

处方：夏枯草二钱，益母草二钱，鸡血藤三钱，当归三钱，赤白芍四钱，炒山甲三钱，炒皂刺三钱，川芎三钱，厚朴二钱，陈皮三钱，贝母三钱。

服上方5剂后，局部波动明显，配合穿刺抽出少量干酪样脓汁，内服夏枯草膏、人参养荣丸、内消连翘丸。五日后，疮面为红色，已有阴证转阳之征象。脉沉细稍滑。

治法：拟以调理气血为法。

处方：鸡血藤五钱，生黄芪五钱，党参四钱，紫河车三钱，川芎二钱，大熟地黄五钱，白芍三钱，炒当归四钱，白术三钱，甘草二钱。

上方服7剂后，疼痛已减，疮面肉芽淡红，四周仍有肿胀。

治法：益气养血内托。

处方：黄芪五钱，党参五钱，川芎三钱，冬虫夏草二钱，鸡血藤五钱，枸杞子二钱，云苓三钱，白术三钱，白芍三钱，炒山甲二钱，炒皂刺二钱。

上方与阳和丸、人参养荣丸交替内服，外用癣症熏药熏后，外上甘乳膏，两个月后痊愈。（赵炳南临床经验集．人民卫生出版社，2006）

7. 淋巴结结核（瘰疬）

翟某，男，31岁。1972年6月19日初诊。

主诉：左颈部生一疙瘩，疼痛两个多月。

现病史：两个月以前，于左颈下部生一肿物如杏核大小，有轻微疼痛，血沉快，确诊为"淋巴结结核"，注射"链霉素"，口服"雷米封"等药物，肿块未消，反而逐渐增大，疼痛加剧。于6月19日来我院门诊就诊。

检查：左颈部有一肿物 2cm×2cm，表面皮色不变，不活动，边界清楚，按之有压痛。脉沉细，舌苔薄白，舌质正常。

西医诊断：左颈部淋巴结结核。

辨证：肝郁气滞，痰湿凝聚。

治法：疏肝理气，软坚散结。

处方：夏枯草五钱，贝母三钱，牡蛎五钱，鬼箭羽八钱，当归五钱，云苓四钱，三棱三钱，莪术三钱，赤芍三钱。

外用麝香回阳膏。

上方服 7 剂后，疼痛减轻，局部肿物逐渐缩小。1972 年 6 月 30 日患者曾做活体组织检查，结果报告为结核性肉芽组织。术后切口不愈合，并有脓性干酪样分泌物。7 月 24 日复诊，拟以内托软坚为法。

处方：香附三钱，贝母三钱，当归三钱，二芍各三钱，炒山甲三钱，白术三钱，甘草三钱，云苓二钱，生芪一两，炒皂刺三钱。

外用京红粉、珍珠散，隔日换药一次。

服上方后先见有清稀样分泌物，逐渐出现脓性黏稠分泌物，肿物日渐缩小，1 周后疮面基本愈合，肿核也消失。（赵炳南临床经验集.人民卫生出版社，2006）

8. 颈痈

张某，女，12 岁，门诊号480395。门诊日期：1972 年 4 月 8 日。

主诉：左后颈部红肿疼痛，发烧 4 天。

现病史：4 天前开始左耳后肿胀疼痛，发热至 40℃，精神不振。4 月 4 日曾被诊为"颈淋巴结炎"，口服"四环素"及退热药，三日后发热不退，局部肿胀疼痛反而加重。4 月 6 日曾用过"青霉素"及中药,三日后热仍未解。发烧在 39 ～ 40℃之间,颈部肿胀明显,尿黄赤,大便干,西口未解,食却性,由于疼痛张口有些困难。4 月 8 日来我院门诊。

检查:体温 38.7℃,耳后淋巴结肿大,周围组织红肿约 5cm×5cm,有明显压痛。白细胞计数 25800/mm³,中性粒细胞 91%,淋巴细胞 8%。脉滑数,舌苔黄腻,舌质红。

西医诊断:左耳后急性淋巴结炎合并蜂窝组织炎。

辨证:毒热壅滞已发为颈痈,阳明热盛。

治法:清热解毒,佐以芳化导滞。

处方:金银花一两,连翘五钱,生石膏一两,知母三钱,黄柏三钱,花粉五钱,柴胡三钱,黄芩三钱,酒军一钱,赤芍三钱,藿香三钱。

4 月 11 日:服药 1 剂后,体温渐退,3 剂后体温正常。左侧颈部肿胀已基本消失,疼痛已减,张口自如,食纳转佳,但耳后及颌下淋巴结仍可扪及,稍有压痛。复查白细胞计数 8100/mm³。脉弦稍数,舌苔黄腻。

治法:清热解毒,活血散结。

处方:金银花一两,连翘五钱,夏枯草三钱,生牡蛎一两,柴胡三钱,黄芩三钱,胆草三钱,赤芍三钱,黄柏三钱,白术三钱。

4 月 15 日:上方服 3 剂后,耳后淋巴结已缩小,无压痛,食纳、二便正常。服连翘败毒丸、栀子金花丸以收功。

按:本例颈部红肿灼热,毒热壅阻经络。又因内蕴湿热,见苔黄厚腻,大便干两日未解,所以于清热解毒之中加藿香、酒军,以芳香化湿,清热导滞。因其已见气分热证,所以加用白虎汤中的生石膏、知母以清气;柴胡、黄芩清热疏肝,引诸药达病所；花粉、赤芍养阴护阴，凉血活血。上方乘势猛攻，并佐以夏枯草、生牡蛎以清热软坚散结，使痈症内消。（赵炳南临床经验集．人民卫生出版社，2006）

9. 丹毒

王某，男，64岁，门诊号327506。1965年3月11日初诊。

主诉：面部、前额、两眼睑红肿，发烧十余天。

现病史：患者于十余天前开始发冷发烧，前额部及两侧眼皮红肿，鼻梁部肿胀，中央起水疱，有少量渗出液。胸闷恶心，咽痛，不欲进食，大便两天未解，小便短赤。诊为颜面丹毒。吃药打针，体温稍降，但面部红肿未消。

检查：体温38℃，颜面、前额、两侧眼睑及鼻梁部皮肤红肿，边界清楚，颜面鲜红，有灼热感，鼻梁中央部有多数小水疱，有些水疱破裂，糜烂结痂。白细胞计数14600/mm³，中性粒细胞87%，淋巴细胞13%。脉洪数有力，舌质红绛，舌苔黄腻。

西医诊断：颜面部丹毒。

辨证：毒热炽盛，阴虚血热。

辨证：清热解毒，佐以凉血护阴。

处方：金银花八钱，公英五钱，地丁五钱，大青叶四钱，板蓝根六钱，赤芍三钱，鲜茅根一两，焦山栀三钱，桔梗一钱，大黄三钱，黄芩三钱，竹茹三钱，滑石块三钱。

外用祛毒药粉（马齿苋一两，薄荷一钱，红花一钱，大黄一钱，地丁一两，雄黄一钱，败酱一两，赤芍八钱，生石膏八钱，绿豆粉一两五钱，白及二钱，血竭二钱，冰片一钱）二两，加冰片一钱，研匀，温水调敷。

3月12日：服上方1剂后，大便通，胸闷解。体温38.8℃，白细胞计数16000/mm³。

前方去大黄、滑石块，加元参六钱，川连二钱。

3月13日：体温37.7℃，心烦，恶心已止，食欲好转，面部红肿已见消退，水疱干燥，结痂。

3月16日：颜面部红肿全部消退，唯有两耳前后部位作痛，口渴思饮水，舌苔白黄，舌质红，脉弦滑。

治法：清热解毒，佐以养阴理血。

处方：连翘三钱，菊花三钱，公英三钱，焦栀子三钱，金银花三钱，胆草一钱，紫草三钱，生地黄一两，地丁三钱，黄芩二钱，赤芍三钱，丹皮三钱。

3月20日：服上方后症状皆除，白细胞计数恢复正常，临床治愈。（赵炳南临床经验集．人民卫生出版社，2006）

10. 疖（白刃疔）

关某，男，34岁，门诊号289255。

主诉：右侧鼻孔生疮红肿伴有发烧8天余。

现病史：患者于8天前右侧鼻孔生疮，日渐增大，局部红肿，恶寒发热，恶心，大便秘结，口渴心烦，经服西药后未能控制，局部脓头欲破溃。

检查：右侧鼻前庭部红肿，中心有一脓头，周围漫肿约2cm×2cm，体温38.7℃。脉细数，舌苔薄黄，舌质稍红。

西医诊断：鼻前庭疖肿。

辨证：肺热不宣，火毒凝结。

治法：清肺经热，解毒消肿。

处方：连翘五钱，公英五钱，金银花五钱，野菊花三钱，黄芩三钱，瓜蒌一两，生地黄五钱，甘草二钱。

外用化毒散软膏。

上方服3剂后，红肿已消，身热已退。原方再进3剂，疗疮已基本痊愈。用牛黄清心丸，早晚一丸；梅花点舌丹，晚服二粒，以解余毒。

十天后复诊，诸症皆愈。

按：白刃疔多生于鼻孔前，属于肺经毒火。故方中除常用的清热解毒剂外，另加瓜蒌，因其入肺、胃、大肠；又佐以黄芩，功能清肺热，解毒散结，为治疗本例之特点。（赵炳南临床经验集．人民卫生出版社，2006）

11．酒皶鼻

赵某，女，40岁。

主诉：鼻部红斑已三四年。

现病史：三四年前鼻尖及鼻两侧出现潮红，逐渐发展扩大延至两颊、前额，起红色米粒大之丘疹，鼻尖部有红丝，自觉微痒，平时大便经常干燥。久治不效，来我院门诊治疗。

检查：鼻部潮红，并有明显的毛细血管扩张及毛囊孔扩大，鼻周围面部散在高粱米粒样大的红色丘疹和稍大之坚硬结节。脉沉弦，舌薄白苔。

治法：凉血清热，活血化瘀。

处方：生栀仁四钱，干地黄三钱，紫丹参四钱，赤芍三钱，黄芩三钱，枇杷叶五钱，生白术五钱，地丁二钱，天花粉四钱，紫草根三钱，茜草根三钱，红花一钱。

服上方10剂后，鼻部红斑颜色转淡，原坚硬结节变软，红斑上脓疱见吸收，痒感减轻。继服上方，配合栀子金花丸、大黄䗪虫丸等交替服用。同时并用颠倒散水调外用，两周后，鼻部红斑明显好转，颜色渐趋于正常，鼻尖部毛细血管扩张全部消失。再投以养阴清肺膏、栀子金花丸、外用普榆膏，继续治疗一月后，基本痊愈。（赵炳南临床经验集．人民卫生出版社，2006）

十七、赵心波

赵心波（1902—1979），名宗德，北京市人。

1918年考入京兆医学讲习所，受到张愚如等指导。毕业后师从清末名医王旭初、针灸名医刘睿瞻学习。1925～1954年，在北京西城区挂牌行医，精通各科，后专攻儿科。

临证近六十年，对儿科癫、狂、惊风、痿证等均有独到见解。认为神经系统感染性疾病、颅脑外伤、产伤所引起的后遗症，如抽搐、震颤、麻痹、失语、痴呆等，均因热毒深陷脑络所致，非重用清热解毒、透邪达表不可。

著有《中医儿科概论》《赵心波儿科临床经验选编》《赵心波医案》《常见神经系统疾病验案选》等。

1. 小儿鹅口疮

司某，男，4个月。病历号98941。

近日来口起白糜，乳食难进，时有呕吐溢乳，夜寐不实，多惊惕，自汗出，大便干，小溲赤，为宿乳内滞，化热上蒸，口糜初起。

治法：清胃火，化滞热，消口糜。

处方：生草3g，银花6g，焦军2.4g，黄芩5g，花粉6g，陈皮5g，焦麦芽6g，甲壬金散0.2g。日服二次。

服药二剂，诸症好转。

按：口糜、口疮、唇口燥裂皆属胃热。本病夜寐不实，且多惊惕，大便十，小便赤，更证明停奶化热，上蒸口唇。治以清胃火、化乳滞以消口糜，二剂后诸症好转。（赵心波儿科临床经验选编.人民卫生出版社，2005）

2. 小儿喘嗽

丁某，女，3个月。病历号21369。

三日高烧不退，壮热大汗，喘促鼻扇，阵咳不止，痰壅，夜卧不宁，时有惊惕，小溲短。体温40.1℃，两颊微赤，双肺可闻啰音，胸透有肺炎改变，白细胞18400/mm³。舌苔白薄，脉浮数，指纹赤紫。

诊断：支气管肺炎。

辨证：风寒束表，里热闭肺。

治法：解表清里，化痰定喘。

处方：炙麻黄3g，杏仁3g，甘草5g，生石膏24g，桑白皮10g，银花18g，川贝6g，牛蒡子10g，藿香10g，苏叶6g，青蒿10g，杷叶10g。

服药16小时后，体温降至36.3℃，夜寐安宁，呼吸平稳，咳轻痰少，次晨舌苔薄黄，脉略数。表证已罢，里热未净。原方去苏叶，继服一剂后，改服麻杏合剂，六日后病愈出院。

按：本案壮热无汗，喘促痰壅，为表邪不解，热灼肺络所致，使用麻杏石甘汤加味，效颇显著。麻黄开通肺窍；杏仁宣肺宁喘；生石膏入肺大清气热；甘草和中；同时加用川贝、桑白皮、银花、杷叶以宁嗽平喘；牛蒡、藿香、苏叶、青蒿以解表散寒。此乃表邪未解，热蒸肺络，迫肺作喘之正治法，而与单纯散寒或泻热之专用处方不同。（赵心波儿科临床经验选编.人民卫生出版社，2005）

十八、朱仁康

朱仁康（1908—2000），字行健，江苏无锡人。我国著名中医学家，皮外科专家。

早年从其兄长学医，深得江南外科名医章治康薪传。20岁起悬壶苏州、上海等地二十余载，德技双馨，名扬江南。1956年受卫生部邀请进京工作。

著有《中西医学汇综》《实用外科中药治疗学》《中医痔瘘疗法》《朱仁康临床经验集》《中医外科学》等。

1. 唇炎

李某，男，13岁。1974年3月13日初诊。

主诉：嘴唇皲裂脱皮已1年余。

现病史：1年多来口唇发生干燥、脱屑，皲裂出血，小片糜烂，结痂，发热疼痛，进食不利。检查：下口唇皮肤脱屑，皲裂，结痂，溢血。脉细滑，舌苔薄白。

初诊先投以凉血清热之剂，服药5剂，未见进退。

二诊（1974年4月18日）：改拟甘露消毒饮加减，以养阴益胃，清热润燥。

处方：生熟地黄各9g，黄芩9g，枇杷叶9g，枳壳9g，石斛9g（先煎），桑叶6g，元参9g，茵陈6g，甘草6g。

外用青白散香油调搽。

三诊（1974年4月22日）：服5剂后复诊，症状明显改善，嘴唇已不脱皮、裂口，亦无糜烂，尚见干燥，嘱继服前方5剂。

四诊（1974年4月28日）：症状继续好转，基本上已无裂口，尚见干燥。

处方：前方去黄芩、茵陈，加当归9g，红花9g。（朱仁康临床经验集.人民卫生出版社，2005）

2. 唇炎

丁某，男，年近半百。

于1978年春节后发病，久治未效。1979年冬来诊，称初感唇干，痒而不痛，常以舌舔润，久而干燥皲裂更甚，继则反复揭起皮屑，伴有咽干口燥，大便不畅，舌红少津，脉象弦数。

辨证：脾胃湿热，郁久化火，伤阴化燥。

治法：养阴益胃，清热润燥。

处方：甘露消毒饮合清胃饮加减。

生熟地黄各10g，玄参10g，黄芩10g，茵陈12g，连翘10g，石斛10g，麦冬10g，玉竹10g，生甘草6g，水煎服。

6剂后复诊，唇燥咽干明显改善，仍见脱屑，嘱继服原方。调治月余，唇已不复干裂脱皮，基本治愈。［李林.著名老中医朱仁康治疗皮肤病经验.上海中医药杂，1982，（4）：14-15］

3. 唇炎

任姓妇人，年过三旬。

患唇病3年余。口唇肿痛，糜烂结痂，反复脱皮，久治不愈，特从内蒙古远道来京就医。初诊时投清胃饮未效。再诊细查唇红色暗，肿胀不减，糜烂脱屑相兼，冷有脘腹不适，大便溏，日二三行，饥不欲食，渴不思饮，舌红苔黄，脉弦滑。

鉴于久病中上不调，脾胃运化失职，湿热阻于中焦，上蒸口唇，遂改拟健脾调胃，理湿清热。

处方：马尾连 10g，黄芩 10g，竹叶 6g，苍白术各 10g，茯苓 10g，陈皮 6g，丹皮 10g，赤芍 6g，炙甘草 6g。水煎服。

5 剂后复诊：饮食增加，大便成形，口唇痒痛减轻，唯下唇仍干燥结痂，时有脱屑。

处方：原方加枇杷叶 10g，冬瓜皮 10g。

治疗 3 周，服药 20 余剂，基本治愈，欣然返乡。[李林.著名老中医朱仁康治疗皮肤病经验.上海中医药杂志，1982，（4）:14–15]

4. 颈淋巴结核混合感染（痰火瘰疬）

刘某，女，28 岁。1958 年 11 月 20 日初诊。

主诉：左颈瘰疬已 6 年。

现病史：1951 年左颈出现两个栗子大肿核，初起不痛，推之活动，一年后肿核增大，两核渐见粘连融合一起，质硬，肿核顶渐见软化波动，发红微痛，隔两月后自破，流出稀薄脓液及干酪豆腐样腐块，溃后历一年多方收口，但不久又见肿硬溃，6 年中如此屡肿屡破收者三度，上半年已封口，近一月来患处又发肿痛。曾服异烟肼等药。

检查：身体消瘦，精神委顿，面色苍白无华，体温 37.8℃，左颈部有肿块如手心大，四周坚硬焮红，拒按。脉细滑数，舌质红，苔薄黄腻。

处方：川贝母 9g，元参 9g，生牡蛎 9g，昆布 9g，海藻 9g，赤芍 9g，茯苓 9g，连翘 9g，白蔹 6g，草河车 6g，丝瓜络 4.5g。水煎服，5 剂。

外敷玉露膏。

二诊（1958年11月25日）：左颈疬块，根盘坚硬，顶红焮痛，宗前法参用透托，速其自溃。

处方：川贝母9g，归尾9g，赤苓9g，草河车9g，黑山栀6g，连翘9g，昆布9g，海藻9g，炙甲片9g，皂角刺9g，丝瓜络4.5g，钩藤9g（后入）。7剂。

三诊（1958年12月3日）：病块犹坚，疮顶鼓起如粟，按之绵软波动，内毒已化，切破流出稀水薄脓，夹有干酪样物，疼痛缓解，仍予消痰软坚之剂。

处方：川贝6g，陈皮6g，茯苓9g，生牡蛎9g，草河车4.5g，连翘9g，元参9g，夏枯草6g。先服5剂，接服5剂。

四诊（1958年12月13日）：药后肿块渐软，疼痛减轻，仍流稀薄脓水，旁侧又破两个小口，形成窦道，手术切开后，引流方畅，大便干，三日一行，口臭。证属胃热痰火为盛，予以清热化痰。

宗前方加清半夏4.5g，麻仁9g。嘱服7剂。

五诊（1958年12月20日）：脓水渐少，病块未消，续予化痰散结法。

处方：元参9g，川贝母9g，生牡蛎9g，陈皮3g，清半夏6g，茯苓9g，生甘草3g。

继服三十余剂。（朱仁康临床经验集．人民卫生出版社，2005）

5. 颈、腋淋巴结核（瘰疬）

刘某，男，37岁。1957年8月31日初诊。

主诉：颈部长鼠疮已15年。

现病史：于1942年开始左颈部出现肿核三个，一大二小，大如栗子，小如莲子，初起不痛，能活动，逐渐增大，一年后加胡桃大，二个重叠一处，渐见疮头软化，有时抽痛，数日后穿破，流稀薄脓水，疮口历 15 年不愈，颈项转侧困难。左腋下亦有一窦道已三年，管口偶封住，不久又见肿疼破溃。伴有胃痛，消化不良，纳食不馨，大便时秘。

检查：左颈部肿块如手掌大，四周肿硬，堆叠如累卵，皮色紫黯，疮顶破口多处，瘘管彼此相通，流出稀薄脓液，有时夹有豆腐渣样块状物。左腋下亦见一窦道深约 3cm。脉缓滑，舌苔黄腻。

处方：清半夏 6g，陈皮 4.5g，茯苓 9g，大贝母 9g，夏枯草 9g，煅牡蛎 9g，石决明 1.5g（打），昆布 9g，海藻 9g，钩藤 9g（后入）。3 剂，水煎服。

二诊（1957 年 9 月 3 日）：疮口泄脓不畅，疬块又见焮红疼痛，不能触碰，经扩创后排脓较畅，疼痛缓解，继以消痰软坚，消热化毒。

处方：大贝母 9g，煅牡蛎 9g，夏枯草 4.5g，草河车 9g，赤芍 9g，昆布 9g，海藻 9g，茯苓 9g，钩藤 9g（后入），桔梗 3g。3 剂。

三诊（1957 年 9 月 6 日）：颈部脓仍稀而不畅，腋下仍焮痛，亦有破溃之势。胃纳呆滞，病久气血大伤，且拟调补气血，养胃为先。

处方：全当归 9g，赤芍 6g，制半夏 6g，陈皮 6g，茯苓 9g，大贝母 9g，炙甲片 4.5g，草河车 6g，麦谷芽各 6g，砂仁 1.5g（后入）。水煎服，3 剂。

四诊（1957 年 9 月 9 日）：颈项管道经挂线后贯通，继进化痰软坚之法。

处方：川贝 6g，茯苓 9g，煅牡蛎 9g，元参 9g，陈皮 6g，制半夏 6g，谷芽 9g，草河车 9g，海藻 9g，石决明 1.5g。水煎服，10 剂。

五诊（1957 年 9 月 20 日）：疮口渐见红活，肿疼俱减，脓水已少，胃纳见馨，收口有望，每日仍换药一次。

从前方加麦芽 9g，砂仁 1.5g（后入）。

调理月余而愈。（朱仁康临床经验集.人民卫生出版社，2005）

6. 酒糟鼻

患者，女，35 岁，农民。2007 年 9 月 15 日初诊。

主诉：面部皮疹反复发作 3 年，有时痒痛。

现病史：患者 3 年前开始鼻尖发红，1 周左右可自行消退，未治疗。2 年前鼻子有时出现红色皮疹，高出皮面，反复出现，并向周围扩展，曾在外院治疗，口服及外用药物治疗，具体药名不清，病情无明显缓解。近 1 年来皮疹反复不愈，并发展到面颊、口周和前额。皮疹在进食辛辣食物时加重。口干欲饮，便秘溲赤。

既往史无特殊。

皮肤科检查：鼻子、双侧面颊部、前额、口周为主红斑及直径 2～3mm 的红色小丘疹，下颏处散在分布粟粒样脓疱，面部皮肤表面发亮，多油，未见白头和黑头粉刺，部分区域可见毛细血管扩张。舌红，苔薄黄，脉弦数。

实验室检查：血、尿常规检查正常。

中医诊断：酒糟鼻。

辨证：血热内盛，郁于肌肤。

治法：凉血，清热，解毒。

处方：皮炎汤加减。

生地黄、生石膏各 20g，银花、连翘、白鲜皮、元参各 15g，赤芍、丹皮、黄芩、竹叶、麦冬、知母各 9g，甘草 6g。每日 1 剂，水煎服，日服 2 次，服用 14 剂。

二诊（2007 年 9 月 30 日）：皮疹颜色变淡，无新出皮疹，痒感稍减，二便如常，舌脉同前。

处方：前方去麦冬。继服 14 剂。

三诊（2007 年 10 月 17 日）：皮疹基本消退，部分留有色素沉着斑。前方隔日服 1 剂，再服 7 剂以巩固疗效。

停药半年随访，因饮酒后有时病情复发，再服前方 7～10 剂后皮疹消退。（朱仁康临床经验集.人民卫生出版社，2005）

7. 酒糟鼻

患者，女，34 岁。2011 年 4 月 1 日初诊。

现病史：患者于就诊前 3 个月鼻尖部出现小红疙瘩，逐渐扩大至鼻部、前额及下颏，红斑基础上逐渐出现丘疹，后渐发展为小脓疱，溲赤便结，舌红，苔黄腻。

检查：鼻部、面颧、前额及下颏部潮红斑片，轻度浸润，其上生有丘脓疱疹，形若粟米，集簇成群，基底轻度水肿。

西医诊断：酒糟鼻（Ⅱ期）。

中医诊断：酒糟鼻。

辨证：肺胃蕴热证。

治法：清热凉血，解毒消斑。

处方：皮炎汤原方加野菊花 15g。7 剂。

二诊：新发皮疹未多，知方药对证。

上方加桑白皮 10g，地骨皮 15g。7 剂。

三诊：鼻部潮红减轻，丘疹减少，双颊部仍不断出现新脓疱。

上方加入黄芩 10g，枇杷叶 10g。7 剂。

四诊：脓疱减少，舌红少苔，口干脉数，考虑久病伤阴。

原方去黄芩，加升麻 10g，玄参 10g。

皮疹基本减退，达到临床痊愈。

随访半年，终未复发。（朱仁康临床经验集.人民卫生出版社，2005）

十九、王鹏飞

王鹏飞（1911—1983），原名王动，字勋，北京人。儿科专家。三代行医。

1928年毕业于北平民国大学，随父习医。22岁时开始挂牌行医。被誉为"京城小儿王"。著有《王鹏飞儿科临床经验集》。

小儿口疮

李某，男，13岁。病案号7962。

住院日期：1974年12月26日至1975年1月9日。

现病史：月初因右眼角膜有异物，某医院取异物时滴氯霉素眼药及磺胺眼药水。用药四天后，左口角起水泡，渐波及于唇，口腔溃烂，流口水，四肢远侧端起红丘疹，伴瘙痒。在门诊服中药不见效。

既往史：曾有过三次药物过敏引起口腔溃疡史。

查体：发育、营养一般，神志清，左眼睑缘红肿，疱疹溃破有黄脓痂，张嘴困难，舌尖呈白色糜烂。颌下淋巴结肿大如蚕豆大小，有三四个，有压痛。两颧、四肢远端及背部有血疹及水泡，边有红晕。四肢无浮肿，心、肺、腹未见异常。上腭红。脉沉数。

西医诊断：口腔溃疡，过敏性皮疹。

辨证：肝胃不和，血热瘀滞。

立法：平肝和胃，活血解毒。

处方：青黛 3g，紫草 9g，寒水石 9g，乳香 6g，白芷 6g，金果榄 9g。

二诊：服上方药 4 剂后，未再出新皮疹，口腔溃疡未发展。

处方：青黛 3g，紫草 9g，白芷 6g，乳香 6g，白及 6g，牙皂 6g。

三诊：口腔溃疡减轻。

处方：上方去牙皂，改加五倍子 6g，绿豆 30g，甘草 9g。继服 4 剂。

按：口腔溃疡系胃火实证，治疗宜着重清热解毒活血。因口腔有溃烂成疮，故方中须加活血之剂。用青黛、紫草、乳香，除清热解毒之外，尚能活血化瘀。金果榄治口腔咽喉肿痛，作用是清热祛火利咽。白芷治上焦病，如牙痛、口腔病等效果较好，能活血排脓，还能引诸药上行。白芷面也可外用，有活血解毒散风之功。五倍子与解毒活血药配伍，能治疗疮疖肿毒，排脓消毒。寒水石为引热下行之药。此类患者不用辛凉之剂。如腹泻后脾胃虚弱之患者并发有口腔溃疡时，还可用肉桂以引火归原。（王鹏飞儿科临床经验选．北京出版社，1981）

二十、关幼波

关幼波（1913—2005），原名关霈，北京人。名医关月波之子。幼小受家庭熏陶，浸润岐黄。读完私塾后，16岁从父学医，27岁独立行医。

著有《关幼波临床经验选》《关幼波肝病杂病论》等著作。尤其擅长治疗肝胆系统疾病，总结出"治肝十法"，被誉为"肝病的克星"。

耳鸣、耳聋

汪某，男，52岁。1974年9月21日初诊。

主诉：耳鸣七八年。

现病史：患者七八年以来经常犯耳鸣，近3年加重，诊为神经性耳鸣，经治疗无效。1974年4月以来，症状加重。现症：每遇精神紧张，情绪波动，生气着急，甚至稍稍跑动（如因赶乘公共汽车）均能引起耳鸣发作。发作时自觉头昏脑涨，必须立即静坐或睡眠，方可自行缓解。严重时，精神恍惚，两目发呆，说话音调有改变。据家属讲，听起来有似鼻音。睡眠尚属正常。记忆力减退，纳食不香，饭后腹胀，大便初硬后溏，小便色黄。舌苔薄白，脉沉弦。

西医诊断：神经性耳鸣。

辨证：气阴两虚。

治法：平肝潜阳，活血化痰。

处方：生芪 15g，生甘草 10g，生赭石 10g（先煎），北沙参 15g，五味子 10g，藕节 12g，香附 10g，菖蒲 10g，珍珠母 30g（先煎），首乌藤 30g，杭菊 10g，川芎 5g，旋覆花 10g（包煎）。

二诊（1974 年 10 月 8 日）：前方共服 14 剂，耳鸣减轻，晨起面部浮肿。

处方：前方加焦术 12g，冬瓜子皮各 12g。

继服 14 剂。

共服药 28 剂，耳鸣除，虽有情绪变动或小跑，耳鸣也未发作。

二十一、刘渡舟

刘渡舟（1917—2001），原名刘荣先，辽宁营口人。当代医学家、教育家，临床涉及诸科，以经方辨治见长，其辨治耳鼻咽喉疾病颇具特色。

16岁拜当地名医王志远为师，1937年拜名医谢泗泉为师。1938年在大连正式挂牌行医。1945年5月，刘渡舟随家迁居北京。1946年冬在北京参加并通过了"中医师特种考试"。1947年5月至1950年底，在北京东四钱粮胡同挂牌行医，其间，曾受华北国医学院之聘担任教授，讲授《中药学》。1950年参加卫生部组织举办的"中医进修学校"学习西医基础知识，学期一年，于1951年毕业，被分配到北京天坛华北人民医院中医内科工作。此后又先后任北京永定门联合诊所中医科主任、北京南苑区大红门联合诊所主任。1956年在北京中医学院任教，主讲《伤寒论》。1985年成为全国第一批中医博士研究生指导老师。曾任全国人大代表、国务院学位委员会特约成员、中国医药学会常务理事、北京中医药研究促进会名誉会长，并被评为全国卫生系统先进工作者、全国教育先进工作者。享受政府特殊津贴。学术主张古今对接，推崇经方，不薄时方（今方）。认为"经方"为方之源，"时方"为方之流，二者一脉相承，相互借鉴。出版学术专著 20 余部，包括《伤寒论校注》《伤寒论十四讲》《伤寒论通俗讲话》等。

1. 耳鸣、耳聋

王某，男，53 岁。1994 年 3 月 16 日初诊。

8 天前因恼怒突发右侧耳鸣，其声甚大，如闻潮汐，头部轰响，右侧颐部灼热而胀，吞咽时耳内捣捣作响，以致不闻外声。西医诊为"急性非化脓性中耳炎"与"传音性耳聋"。患者夜寐不安，晨起咳吐黏痰，两目多眵。舌红苔白，脉弦滑小数。

辨证：肝胆火盛，循经上攻耳窍。

治法：清泻肝胆，养阴通窍。

处方：连翘 10g，柴胡 16g，漏芦 10g，白芷 8g，玄参 15g，丹皮 10g，夏枯草 16g，天花粉 10g，黄连 8g，黄芩 4g，生石决明 30g（先煎），牡蛎 30g（先煎）。

服药 3 剂，耳鸣大减，能闻声音。7 剂服完耳鸣自除，听力复聪。再以柔肝养心安神之剂，以善其后。

按：耳鸣、耳聋之患，当辨虚实。一般而言，暴病者多实，久病者多虚，病在肝胆少阳者多实，病在肾脏少阴者多虚。本案耳鸣、耳聋起于恼怒与情志不遂，突然发作，则为实证可知。盖恼怒伤肝，疏泄不达，使肝胆气机郁滞化火，少阳胆经"其支者，从耳后入耳中，出走耳前，至目锐眦后"，少阳胆火循经上攻，火盛气逆，闭塞清窍，故突见耳鸣如潮，耳聋不闻。《医贯》引王节斋云："耳鸣盛如蝉，或左或右，或时闭塞，世人多作肾虚治不效……大抵此证多先有痰火在上，又感恼怒而得……少阳之火客于耳也。"火动痰升，充斥头面，扰乱心神，故伴见面热而胀，吐痰，不寐。《罗氏会约医镜》将本类证候谓之"火闭""气闭"，其云："火闭者，因诸经之火，壅塞清道，其症或烦热，或头面赤肿者皆是，宜清之；气闭者，因肝胆气逆，必忧郁恚怒而然，宜顺气舒心。"故治疗本案以清肝胆之火，兼利肝胆之气为主。方用柴胡、黄芩疏肝清胆，和解少阳；连翘、黄连、玄参、丹皮、天花粉清解热毒，兼养阴津；夏枯草、生石决明、牡蛎潜肝胆之阳亢；漏芦、白芷透窍散邪。本方清中有透，降中能滋，用治肝胆实火上攻之突发性耳鸣、耳聋，最为适宜，故获佳效。（刘渡舟临证验案精选. 学苑出版社，1996）

2. 眩晕

李某，男，44 岁。1994 年 3 月 7 日初诊。

患者反复发作眩晕已两年余，眩晕每因劳累引发，先见左侧耳塞耳鸣，继之则觉天旋地转，目不敢睁，身不敢侧，恶心呕吐，痛苦不堪。每次发作必周身疲乏无力。

辨证：中气不足，清阳不升。

治法：补益中气，升发清阳，佐以化痰降浊。

处方：党参 14g，黄芪 16g，炙甘草 10g，蔓荆子 6g，白芍 15g，葛根 10g，黄柏 3g，柴胡 3g，升麻 3g，陈皮 10g，半夏 12g，竹茹 12g，白术 6g，生姜 3 片，大枣 12 枚。

服药 5 剂，眩晕大减，体力有增，又嘱服上方 10 剂，诸症悉除，从此未再复发。

按：本案眩晕为中气不足，清阳不升，属于"虚眩"范畴。《灵枢·口问》云："上气不足，脑为之不满，耳为之苦鸣，头为之苦倾，目为之眩。"本案辨证眼目，在于眩晕每因劳累引发，李杲所谓"内伤气虚之人，烦劳过度，清气不升，忽然昏冒也"。今用补益中气，升发清阳之方，则与证情相合。本方由益气聪明汤、补中益气汤、温胆汤三方合用加减而成。益气聪明汤，专为中气不足，清阳不升，风热上扰的头痛、眩晕而设。合以补中益气汤助其力，温胆汤以化痰浊，则面面俱到，功效更宏。（刘渡舟临证验案精选．学苑出版社，1996）

3. 鼻衄

孙某，男，20岁。1992年1月8日初诊。

患低热、鼻衄已4年之久，累服中西药治疗无效。患者每于午后寒热往来，其特征是先恶寒、头痛，继之发热，体温徘徊在37～38℃之间，随之则鼻衄不止，衄后则头痛、发热随之减轻。面色萎黄，形体消瘦，纳差，口苦。问其二便尚可。舌边红，苔白腻，脉弦细。

辨证：少阳经郁热内伏，迫动营血，血热妄行。

治法：和解少阳邪热，清火凉血止衄。

处方：柴胡15g，黄芩10g，水牛角15g，丹皮12g，白芍20g，生地黄30g。

服7剂，寒热不发，鼻衄亦止。唯口苦、脉弦仍在。又与小柴胡汤加白芍、丹皮而愈。

按：本案为少阳枢机不利，气郁化热，动犯营血之证。《临证医案指南》指出："血行清道，从鼻而出，古名曰衄。……有烦亢曲运，耗及木火之营，肝脏厥阴化火风上灼者。"纵观本案脉证。寒热往来，头痛，脉弦细，为邪在半表半里，少阳枢机不利之证。《伤寒论》所谓"伤寒，脉弦细，头痛发热者，属少阳"也。舌红鼻衄，为郁热动血之象。衄后因热随血去，郁热得舒，故头痛、发热为之减轻。治疗本证在清热凉血的同时，又当疏解少阳经之郁热，而为治病求本之计。本方取小柴胡汤之主药柴胡、黄芩，直入少阳，既能清解少阳经中之邪热，又能运转肝胆脏腑气机，使少阳气郁得达，火郁得发，俾郁开气活，而使枢机和利为目的。合犀角地黄汤清热凉血止衄，其方歌曰：犀角地黄芍药丹，血热妄行火邪干，斑黄阳毒均堪治，或益柴芩乃伐肝。刘老用犀角地黄汤与小柴胡汤接轨，甚得古人之法。（刘渡舟临证验案精选.学苑出版社，1996）

4. 鼻渊、鼻鼽

韩某，女，38岁，吉林延边人。

患鼻塞流浊涕近20年，曾在当地多方求治不效而来京，经某大医院诊断为慢性鼻窦炎、过敏性鼻炎，给予滴鼻药物治疗，收效不显，后劝其手术治疗，患者不允，于1995年9月20日来我处就诊。刻下：鼻塞流浊涕，不闻香臭，头及目眶压痛，每于感冒后诸症加重。夜卧则鼻塞不息，张口代鼻呼吸，甚为难受，以致严重影响睡眠。兼有咽喉不适，咳嗽吐黄痰。舌苔白，脉浮弦。

辨证：风热上攻于脑。

治法：疏散风热，通利鼻窍。

处方：川芎10g，荆芥6g，防风6g，生石膏20g（先煎），薄荷2g（后下），白芷10g，羌活5g，半夏12g，细辛3g，清茶10g（自加）。7剂。

二诊：药后疗效显著，鼻塞流浊涕已明显减轻，夜寐时已能用鼻自由呼吸，咳嗽吐痰已瘥，守上方续服。

处方：荆芥、防风、羌活各增至10g，另加双花、连翘各10g。

三诊：诸症基本痊愈，继以轻清疏散风热之方以资巩固。

后经随访，鼻渊已彻底治愈。偶患感冒亦未诱发，嗅觉正常，而过去频繁感冒现象亦大为减少，夜寐时鼻息畅行，患者面色红润光泽，感激之情溢于言表。

按：鼻渊一证，始见于《内经》，《素问·气厥论》云："胆移热于脑，则辛頞鼻渊，鼻渊者，浊涕下不止也。"参合本案之脉证，乃外有风邪侵袭，壅塞肺气，内有阳明热，循经上攻于鼻。盖鼻为肺之窍；足太阳之脉，起于目内眦（近鼻頞处），上额交颠入络脑；足阳明胃经起于鼻之交頞中，旁纳太阳之脉。故风邪外袭，太阳受邪，壅塞肺气，或阳明邪热循经上攻，均可致鼻塞不通。邪留日久，酿成鼻渊一证。鼻塞、头痛于感冒后加重，苔白，脉浮，此风邪为病之象。鼻流浊涕，吐痰色黄，乃热邪上受煎熬津液所致。治当外散太阳风邪，内清阳明邪热。正如《临证指南医案》所说："经云：肺和则鼻能知香臭矣。又云：胆移热于脑。令人辛頞鼻渊，传为衄衊瞑目。是知初感风寒之邪，久则化热，热则气闭而鼻塞。治法应开上宣郁。"然肺胃二经生"内热"者，宜加"辛凉"之品。用川芎茶调散者，意在疏散风邪，宣利肺气，加生石膏直入阳明，清解邪热，并加半夏以化痰浊。（刘渡舟临证验案精选．学苑出版社，1996）

5. 口眼㖞斜

张某，女，26岁。

时值炎夏，乘长途汽车返乡，面向敞窗而坐，疾风掠面，当时殊觉凉爽，抵家却发现左侧面部肌肉拘急不舒，口眼㖞斜。视其舌苔白而润，切其脉浮。

辨证：风中阳明经络，正邪相引所致。

治法：疏解阳明之风邪，兼以缓急解痉。

处方：桂枝9g，白芍9，生姜9g，大枣12枚，炙甘草6g，葛根15g，白附子6g，全蝎6g。

仅服两剂，汗出邪散而病愈。

按：面部为阳明经所行之处。手阳明经"其支者，从缺盆上颈贯颊"；足阳明经起于鼻之交頞中，循鼻外入齿夹口，绕承浆，循颐，出大迎，循颊车，上耳前。风中阳明经络，阻碍经络气血不利，经脉拘急，发为口眼㖞斜。正如《金匮要略》所说："络脉空虚，贼邪不泻，或左或右，邪气反缓，正气即急，正气引邪，㖞僻不遂。"选用桂枝加葛根汤治疗，在于本方既能解肌祛风以散邪，又能疏通阳明经络以解痉，以敷畅营卫、升津滋脉为特点。加白附子、全蝎者，以增强祛风之力。桂枝加葛根汤有双向调节作用，散中有补，通中能润，祛邪扶正。近世多用于治疗颈椎病之头项强痛，冠心病的胸背疼痛等症状，效果理想。（刘渡舟临证验案精选.学苑出版社，1996）

6. 少阴伤寒

唐某，男，75 岁。

冬月感寒，头痛发热，鼻流清涕。自服家存羚翘解毒丸，感觉精神甚疲，并且手足发凉。其子恳求刘老诊治。就诊时，见患者精神萎靡不振，懒于言语。切脉未久，则侧头欲睡。握其两手，凉而不温。视其舌则淡嫩而白。切其脉不浮而反沉。脉证所现，此为少阴伤寒之证候。肾阳已虚，老怕伤寒，如再进凉药，必拔肾根，恐生叵测。

辨证：少阴伤寒之证。

治法：急温少阴。

处方：四逆汤。附子 12g，干姜 10g，炙甘草 10g。

服一剂，精神转佳。再剂，手足转温而愈。

按：《伤寒论》281 条云："少阴之为病，脉微细，但欲寐也。"本案患者精神不振，出现"但欲寐"，为少阴阳光不振，阴寒用事的反映。《素问·生气通天论》云："阳气者，精则养神。"今阳虚神失所养，是以嗜睡而精神不振，手足发凉，脉不浮而沉。故用四逆汤以急回少阴之阳气，亦"脉沉者，急温之，宜四逆汤"之义。本方能兴奋心脏，升高血压，促进血液循环，并能增强胃肠消化功能。对大汗出，或大吐泻后的四肢厥逆，阳气虚衰垂危之证，极有功效。需要注意的是，本方宜用文火煎50分钟之久，以减低附子的毒性。（刘渡舟临证验案精选.学苑出版社，1996）

7. 牙宣

郭某，女，38岁。

牙痛龈肿，鼻腔及牙龈时常衄血，心烦，口干舌燥。

辨证：阳明胃经热盛，少阴阴虚不滋。

治法：清胃滋肾。

处方：知母10g，生地黄10g，麦冬12g，牛膝6g，丹皮10g，生石膏30g（先煎）。

服两剂而诸症皆愈。

按：案中所用方药为张景岳的"玉女煎"加味。玉女煎为"少阴不足，阳明有余"而设，临床用于治疗阴虚胃火上攻的牙齿痛痛甚效。本案牙痛龈肿、衄血、心烦、小便色黄以及脉洪大等症，为胃经火热炽盛之象；舌红少苔，口渴，又为肾阴不足之征；火盛、阴虚相因为病，但以火盛为主，故方用生石膏辛甘寒质重，能独入阳明，清胃中有余火热；生地黄甘凉味纯，善入少阴，养阴清热凉血；知母助石膏清胃热，兼滋肾水；麦冬协生地黄养阴津又滋胃肺；牛膝补肾于下而引火下行；加丹皮凉血清热平肝。诸药相伍，同奏清胃滋肾之治，损其有余，益其不足，而使疾愈。（刘渡舟临证验案精选.学苑出版社，1996）

8. 衄血

王某，男，21岁。

初诊：右侧鼻衄，反复发作两年，屡用凉血止血而效不显。就诊时，患者鼻衄不止，其势骇人，若以物堵鼻，则从口中流出。周身乏力，心慌气短，口干不欲饮，小便色黄。平时性情急躁易怒，大便2～3日一行，皮肤黧黑。舌质红，苔薄黄，脉弦细数。血小板计数为63000/mm³。

辨证：肝气化热，迫血妄行。

治法：清肝凉血。

处方：生地黄15g，白芍10g，丹皮10g，小蓟10g，龙胆草9g，青黛6g，玄参15g，茜草10g，青皮9g，白茅根30g，栀子10g，泽泻10g，陈皮9g，水牛角粉6g（另冲）。

二诊：此方服至10剂，鼻衄控制不发。唯仍有头晕，血小板升至105000/mm³，舌红，苔薄黄，脉弦细小数。

综合以上脉证，仍属血热未清之象，于上方清热凉血中，佐以清络之法。

处方：生地黄15g，丹皮9g，赤白芍各9g，当归9g，玄参15g，青黛6g，女贞子15g，连翘10g，银花10g，莲子心6g，丹参12g，旱莲草12g。

又服十剂，其病痊愈。

按：肝为刚脏，内寄相火，肝气条达之时，此火生生不息。若肝气郁结，或肝阳亢盛，或湿热等邪化火侵及肝脏，而使内藏相火鸱张亢盛，一旦暴发，势不可挡，必见冲逆燔灼之证。本案为肝气有余化火，逼迫肝藏之血上逆妄行，故见鼻衄不止。气随血耗，故见周身乏力，心悸气短，口干，便秘之症。治宜清肝平肝，凉血止血之法，所用方药为"犀角地黄汤"合

"化肝煎"。犀角地黄汤凉血止血，化肝煎凉血理气，俾肝火降，血热平，则衄血自止。（刘渡舟临证验案精选.学苑出版社，1996）

9. 喉痹

沈某，男，56岁。

初诊（1995年6月7日）：自诉咽喉紧束，喉中如物梗阻之状两个月。患者为某大公司总经理，商海鏖战，日夜操劳，忧怒之余，渐觉口干咽痛，咽部拘紧，喉中介介如梗而不爽，情绪激动时竟言语不能发声。某医以清热解毒治之，非但其症不除，反增咳痰。就诊时频频咯吐白痰，视其舌质红苔白，切其脉，左弦出于寸口。

辨证：木火刑金之证。

治法：清泄肝火，保肺化痰开结。

处方：杏仁10g，青黛10g，海蛤壳20g，鲜芦根30g，菊花10g，桑叶10g，青竹茹15g，枇杷叶14g，梨皮2个，沙参15g，浙贝母14g，藏青果10g。

二诊：服药7剂，咽喉之疼痛、拘紧、痰涎均有减轻。

上方再加瓜蒌皮12g，耳环石斛4g。

续服7剂而病痊愈。

按：本证"脉弦出于寸口"，则为肝火犯肺之候。喉主发声，为肺之门户；而肝经"循喉咙之后，上入颃颡"。若恼怒忧郁，使肝气有作，化火上刑肺金，肺失清肃，故见咽痛拘紧，喉部如物梗阻。《素问·六元正纪大论》曰："少阳临上……喉痹目赤。"《素问·阴阳类论》云："一阴一阳代绝……喉咽干燥。"均揭示了咽喉不利与肝胆火盛气逆密切相关。本证在临床上多因情志不畅，气候干燥，或劳累过度而诱发或加重，治疗当着眼两个方面：一是清泄肝火，二是养肺润燥。尤其是养肺润燥一途，最为关键。这是因为喉主于肺，喉病不止于肺亦不离于肺的缘故。《类证治裁》云："其木火犯肺，咽干喉痹致失音者，以麦冬汤之属润其燥。"即道出了这一治疗的真谛。故刘老用桑杏汤合黛蛤散加减。以桑杏汤养肺润燥，化痰利咽，合黛蛤散在于清肝泻肺，直捣病巢。本方用于治疗慢性咽炎属肝气有余，肺阴不足者，疗效确切。（刘渡舟临证验案精选.学苑出版社，1996）

10. 音哑

张某，女，36岁。1995年6月19日初诊。

患音哑4年，迭用中西药治疗无效。患者系个体经商者，常年高声叫卖，兜售货品，口中干燥时而无暇饮水，渐至声音发生嘶哑。来诊时音哑较重，声音不响，说一句话很费力气。自觉咽喉不爽，连及项下血脉拘紧，气短乏力，咽干，口渴喜饮，痰中有时夹带血丝，大便偏干，舌质暗红少津，脉来细数。

辨证：久劳伤肺，肺之津亏火旺。

治法：养阴补肺，润燥生津。

处方：补肺阿胶汤。

阿胶10g（烊化），马兜铃5g，牛蒡子6g，杏仁10g，粳米12g，生甘草5g。7剂。

嘱其勿食辛辣食品。

二诊：音哑明显好转，气力有增，大便正常。然仍感咽喉不舒，痰中带血丝。效不更方。继服5剂而病愈。

按：本证为肺虚热盛所致。言多为动，动则生阳耗阴，肺阴不足乃是其病本。喉为肺之内窍，主发声音。肺阴不足，喉失其濡，金燥不鸣，故致音哑。肺阴不足，虚热内生，故口干欲饮。阳热迫血，故痰带血丝，而出现舌红少津、脉细数等症。肺与大肠相表里，肺为水之上源，不能下润于肠，则大便干燥。《小儿药证直诀》阿胶散（又名补肺散，或补肺阿胶汤），有养阴润肺，清热利咽之功，用于本证甚为合拍。方中用粳米者，取"培土生金"之义，此乃法中之法也。（刘渡舟临证验案精选.学苑出版社，1996）

11. 伤寒表实证

刘某，男，50岁。

隆冬季节，因工作需要出差外行，途中不慎感受风寒邪气，当晚即发高烧，体温达 39.8℃，恶寒甚重，虽覆两床棉被仍洒淅恶寒，发抖，周身关节无一不痛，无汗，皮肤滚烫而咳嗽不止。视其舌苔薄白，切其脉浮紧有力，此乃太阳伤寒表实之证。《伤寒论》云："太阳病，或已发热，或未发热，必恶寒，体痛，呕逆，脉阴阳俱紧者，名为伤寒。"

辨证：太阳伤寒表实之证。

治法：辛温发汗，解表散寒。

处方：麻黄汤。

麻黄 9g，桂枝 6g，杏仁 12g，炙甘草 3g。1 剂。

服药后，温覆衣被。须臾，通身汗出而解。

按：麻黄汤为太阳表实证而设。其病机是因风寒之邪客于太阳之表，卫阳被遏，营阴郁滞。因此临床症状表现为无汗而喘、恶寒、头身疼痛的表实证候。本方能发汗解表，宣通肺卫，畅达营阴，使寒邪从汗外出。麻黄汤为发汗之峻剂，用之不当，易生它变。不少临床医生畏惧麻、桂，不敢投用。一见发热，便认为是温热之证，滥用辛凉之品，反令表寒闭郁，久久不解；或致久咳不止；或致低烧不退；或致咽喉不利等，不一而足。

盖表实证之"发热",乃由卫阳闭郁,正邪交争所致,故发热必伴有恶寒。这与温热病的发热不恶寒并伴有口渴伤津之候,有其本质的区别。风寒闭郁卫阳,故直须辛温发汗,寒随汗出,卫气一通,则发热自退。即《内经》所谓"体若燔炭,汗出而散"也。使用麻黄汤时,应注意以下两点:一是麻黄剂量应大于桂枝、甘草,否则将起不到发汗解表的作用。这是因为桂枝、甘草能监制麻黄之发散,若麻黄量小,则失去发汗解表之意义。二是应先煎麻黄,去上沫,以免使人服后发生心烦。(刘渡舟临证验案精选.学苑出版社,1996)

12. 梅核气

王某,女,37岁,住北京西城区。1994年8月29日初诊。

患者性格内向,素日寡言少语,喜独处而不善与人交往。因家庭琐事烦思忧虑,导致情绪不稳,时悲时恐,悲则欲哭,恐则如人将捕之状。更为痛苦者,自觉有一胶冻块物梗噎咽喉,吐之不出,咽之不下。心慌,胸闷,头目眩晕,失眠,食少,恶心呕吐,大便日行二次,舌苔白,脉沉弦而滑。

辨证:肝胆气机不疏,痰气交郁于上之"梅核气"病。

治法:疏肝解郁,化痰开结。

处方:柴胡半夏厚朴汤。

柴胡16g,黄芩6g,半夏15g,生姜10g,党参8g,炙甘草8g,大枣7枚,厚朴14g,紫苏8g,茯苓20g。

服药7剂,咽喉梗噎消失,情绪逐渐稳定,诸症渐愈。继服逍遥丸疏肝补血,以善其后。

按:"梅核气"以咽中如物梗噎,咯吐不出,吞之不下为主症。《金匮要略》形容为"咽中如有炙脔"。吴谦解释说:"咽中如有炙脔,谓咽中有痰涎,如同炙肉,咯之不出,咽之不下者,即今之梅核气病也。此病得于七情郁气，痰涎而生。"验之于临床，本病多由情志不遂，肝气郁结，肺胃宣降不利，以致津聚为痰，与气搏结，阻滞于肺胃之门户，故为咽喉梗噎，吞吐不利。所见胸闷、食少呕恶、亦悲亦恐、脉沉弦而滑，以及失眠、头眩目昏之症，皆为肝郁气滞痰阻所致。故治疗必以疏肝理气、化痰开结为法。张仲景所创"半夏厚朴汤"对此证有独特疗效。主药半夏，一用三举：一者降气；二者和胃；三者化痰开结。余药则为之佐助，如厚朴助半夏降气；茯苓助半夏化痰；生姜助半夏和胃；紫苏理肺疏肝，芳香行气，使肝者左升，肺者右降。又因本病起于气机郁滞，故刘老时时以开郁为先务，常合小柴胡汤疏肝利胆，疗效更佳。（刘渡舟临证验案精选．学苑出版社，1996）

13. 颈部瘿肿

陈某，女，61 岁。

患甲状腺肿大，因畏惧手术，转请中医治疗。诊见右侧颈部有一肿物，如鸡卵大小，触之质软不痛，累及颈项转动不利。伴头痛，多汗，烦躁，咽痛，咳嗽，痰中带血，口渴，便干。舌质暗红，苔黄腻，脉滑数。

辨证：火毒蕴结肺与阳明二经。

治法：泻火解毒。

处方：大黄 3g，黄芩 10g，黄连 10g，玄参 30g。

二诊：服药 5 剂，大便通，咳血止，口渴、咽痛皆愈。然痰浊仍盛，咳吐不尽。火热生痰，痰火交结，发为瘿肿，又当清热泻火，化痰散结为法。

处方：连翘 10g，浙贝母 15g，射干 10g，菖蒲 10g，板蓝根 20g，玄参 30g，桔梗 10g，生甘草 8g，黄芩 10g，黄连

8g，夏枯草 16g，藏青果 10g，僵蚕 4g，露蜂房 4g，丹皮 12g。14 剂。

三诊：服药后，咳出大量米粥样白痰，瘿肿消去大半。药已中鹄，继续以此方加减进退。

服至 30 剂，瘿肿消失，诸症皆安。

按：瘿肿分为五种，本案所患属"气瘿"范畴，临床多由肝郁、火结、痰凝所致。然本案所现，由火毒结于肺与阳明两经，故治以泻火解毒为先，方用三黄泻心汤重加玄参。以黄芩清肺火，大黄、黄连泻胃肠之火，玄参养阴清热解毒。待火热势减，痰热端露，转方改用清化痰热、解毒散结之法。方用黄芩、黄连清热泻火；连翘、板蓝根、射干、藏青果清热解毒；浙贝母、菖蒲、夏枯草、僵蚕、露蜂房化痰散结消核；桔梗、甘草利咽开痹消肿；玄参、丹皮养阴凉血解毒。服之可使火去毒解，痰开肿消，诸症随之而愈。（刘渡舟临证验案精选．学苑出版社，1996）

14. 口疮

伯某，男，15 岁。1995 年 2 月 14 日初诊。

患口腔溃糜三个月之久，曾服"三黄片""牛黄解毒丸""导赤散"等中药及西药抗菌药物类，不见好转，就诊时见口腔及下齿龈有多处小溃疡，糜烂疼痛，颈淋巴结肿大。伴头目眩晕，午夜潮热盗汗，心烦不得卧，口干，手足心灼热，欲握凉物为快，大便微干，小溲短赤。视其舌色红赤，切其脉弦细数。

辨证：肾阴不足，肝胆火旺，虚热上燔。

治法：滋肾阴兼清肝火。

处方：知柏地黄汤加味。

知母 10g，黄柏 10g，丹皮 10g，怀山药 15g，泽泻 12g，

茯苓 12g，熟地黄 20g，山萸肉 12g，浙贝母 10g，玄参 15g，板蓝根 16g，夏枯草 16g。

医嘱：忌食辛辣、油腻之物。

共服药 14 剂而病痊愈，亦未复发。

按：本案口腔糜烂伴有手足心热，潮热盗汗，心烦不得卧，舌红，脉弦细数等症，实为阴虚火旺，虚火上炎所致。所以用治实火的三黄、导赤之类而弗效。《素问·至真要大论》指出："诸寒之而热者取之于阴。"治疗之法须遵王太仆的"壮水之主，以制阳光"，则火自降而热自除也。故用知柏地黄汤主之。又因水亏不涵肝木，肝阳上亢发生头目眩晕，故加夏枯草清平肝火以潜肝阳。患者伴有颈淋巴结肿大，所以又加玄参、板蓝根、浙贝母等以清热解毒，化痰散结。（刘渡舟临证验案精选.学苑出版社，1996）

15. 瘰疬

王某，女，16 岁。1994 年 3 月 14 日初诊。

患左侧颈部淋巴结结核 5 年，曾口服"异烟肼"，注射"链霉素"等抗结核药，效果不明显。现颈部有结核数个，大小不一，大如杏核，小如黄豆，按之圆转可移，皮色不红。时有低热，食欲不振，大便发干，两日一行。舌红苔白，脉弦滑。

辨证：肝胆气郁化火，炼津为痰，痰火郁结于颈部少阳之经，而成瘰疬。

治法：疏胆清热，化痰消瘰。

处方：柴胡 10g，连翘 10g，海藻 6g，露蜂房 6g，夏枯草 16g，牡蛎 20g（先煎），丹皮 10g，赤芍 10g，浙贝母 10g，紫背天葵子 10g，玄参 15g，青皮 6g，炒瓜蒌仁 10g。

另吞服小金丹，每服 1 丸，早晚各 1 次。

共服40余剂，颈部淋巴结结核消失。

按：瘰疬生于颈项部者，首当辨明经络。生于项前者，属阳明经，名为痰瘰；生于项后者，属太阳经，名为湿瘰；生于项之左右两侧者，属少阳经，名为气瘰。本案瘰疬生于颈侧，病在少阳可知。为少阳气郁，痰热交结，凝聚而成。故伴见低热、便干、舌红、脉弦滑等症。《灵枢·寒热》曰："寒热瘰疬在于颈腋者，皆何气使生？岐伯曰：此皆鼠瘘寒热之毒气也，留于脉而不去者也。"《医宗金鉴》认为瘰疬"总有恚怒郁热成"。肝胆气机不畅，郁而化热，炼津成痰，痰热交阻，又加风热毒邪外袭，合而阻于少阳经脉，裹结气血，发为颈侧瘰疬。故治疗本证当抓住三个方面：疏肝清热、化痰解毒和软坚散结。方用柴胡、青皮、丹皮，疏胆清热，凉血和血；连翘、紫背天葵子、露蜂房，清热解毒开结；海藻、牡蛎、贝母、夏枯草、瓜蒌仁，化痰软坚散结；玄参滋阴降火，与牡蛎、贝母配合，名消瘰丸，善治痰热凝结之瘰疬。全方合用，可使热清痰化，毒散结开，则瘰疬可消。（刘渡舟临证验案精选.学苑出版社，1996）

二十二、赵绍琴

赵绍琴（1918—2001），北京人，中医学家，温病大家，临床以温病见长，其辨治耳鼻咽喉疾病颇具特色。

在温病治疗中，主张用"宣透"方法，即"祛邪"，使邪气有外达之机，避免气机闭塞。邪气"内郁"，要给邪气寻找出路。

出身于三代御医之家，乃名医赵文魁之子。曾祖父、祖父、父亲均以御医身份供职于清太医院。自幼受家庭熏陶，熟读医典，后拜太医院御医韩一斋、瞿文楼和"京城四大名医"之汪逢春为师。1934 年开始在京城业医；1950 年在卫生部举办的中医进修学校学习，系统了解了现代医学知识；1956 年在北京中医学院（北京中医药大学前身）执教，主讲本草学；1958 年在北京中医学院附属东直门医院中医内科，负责医疗、教学和科研工作；1977 年调任北京中医学院基础部温病教研室主任。曾任北京中医药大学终身教授、中华中医药学会内科分会顾问、中国医学基金会理事等职务。著有《温病纵横》《文魁脉学》《赵绍琴临证 400 法》《赵绍琴临床经验集》《赵绍琴内科学》等医书。

1. 急性喉炎

杨某，男，78岁。1989年8月10日初诊。

家属代述：患者于半月前因感冒发烧，体温（腋下）38.5℃，咽喉疼痛，服用板蓝根冲剂、喉症丸、抗菌药物等，体温下降，两天后体温上升为39℃，声音开始嘶哑，发音费力，继而失音，咽喉干堵难忍，总想用手抠。近7天来滴水未进，也未大便。怀疑咽中有肿物，准备后事，遂请赵老以决预后。诊时见形体瘦弱，面红目赤，身热无汗，胸闷懊憹，眼欲闭，时寐时醒，时有谵语，小便短赤，口中干涩黏腻秽浊。舌苔白腻垢厚，脉濡数。

辨证：湿热证。

治法：清热解暑，化浊宣郁。

处方：藿香10g，佩兰10g，苏叶10g，茅芦根各10g。水煎，少量多次服用。试服3剂。

二诊：当天中午药入口中，难以咽下，良久才咽下几口，腹中几声肠鸣，到晚上1剂服完，微有汗出，夜寐较安。第二天精神好转，神志转清，能喝下少许白米稀粥，并能发出低微的声音，下午解大便几枚如干球状。舌苔白腻，脉滑数。体温（腋下）37.5℃。气机渐舒，暑热渐减，声音渐复，仍用芳香宣化，佐以消导之品。

处方：藿香10g，苏叶10g，茅芦根各10g，炒山栀6g，佩兰10g，淡豆豉10g，杏仁10g，大腹皮10g，槟榔10g，滑石10g，焦三仙各10g。4剂，水煎服。

三诊：精神较好，声音完全恢复，并能下地活动，饮食、二便如常，体温36.5℃，再以前法进退，以固其效。饮食当慎，防其食复。

处方：炒山栀 6g，淡豆豉 10g，炒枳壳 6g，苏梗 6g，竹茹 6g，茅芦根各 10g，焦三仙各 10g，水红花子 10g。7 剂。

按：本患者素体较差，又感受暑湿之邪，本应轻宣疏表，芳香宣解，而反投板蓝根冲剂、喉症丸等寒凉之品，阻滞气机，邪无外达之路，壅塞清窍而致失音。病人身热无汗，胸闷懊侬，眼欲闭，时寐时醒，时有谵语，小便短赤，脉数，此非邪陷心包，火扰心神，实乃暑热湿浊之邪蒙蔽上焦，阻塞清窍之象。饮食不纳，大便不下，舌苔白腻垢厚，乃属湿浊停滞，气机不畅。因此赵师先以芳香化湿，宣郁开闭，灵动气机为治。方用苏叶、藿香、佩兰芳香化浊，宣畅气机；芦根清热利咽，又能宣阳疏表；茅根清热利湿。待暑湿渐减，气机渐舒，声音渐复后，再配以淡豆豉、炒山栀苦宣折热；杏仁、苏叶宣肺利窍，开上焦气机；炒枳壳、苏梗、大腹皮、槟榔、焦三仙健脾和胃，消食导滞，通调中焦气机；茅根、滑石清热利湿，使湿热从小便而去。诸药相合，三焦气机宣畅，暑热外泄，湿浊内化，清升浊降，病获痊愈。（赵绍琴临证验案精选．学苑出版社，2019）

2. 喉喑（声带息肉）

高某，男，10 岁，学生。1992 年 4 月 26 日初诊。

患者平素经常咽喉疼痛，1992 年 1 月 30 日因暴饮寒凉后突然声音嘶哑，继而说不出话来。某医院用大量抗生素、喉症丸、六神丸等治疗均无效，后经喉镜检查，诊断为"声带息肉"。现除失音外，伴有心烦急躁，夜寐不安，咳嗽有白痰，饮食不佳，小便黄赤，大便略干。舌红，苔白腻润滑，脉浮滑且数，沉取略细。检查：咽红，两扁桃体肿大，心肺（－），白细胞 8×10^9/L。

辨证：内热蕴郁，寒邪外袭。

治法：宣肺疏化，清热利咽。

处方：苏叶 10g，前胡 6g，浙贝母 10g，茅芦根各 10g，杏仁 10g，枇杷叶 10g，瓜蒌 10g，焦三仙各 10g，水红花子 10g。7 剂，水煎服。

服药 3 剂后，喑哑开始好转，能说出话来。7 剂服完，声音恢复正常，饮食、二便如常，余症皆减，再以前方 7 剂，以巩固疗效，并嘱饮食当慎。

按：此患者素有郁热，又因暴饮寒凉，形成寒邪包热，壅遏肺金，肺失宣肃，故声音嘶哑，甚则失音。再以大量抗生素以及寒凉的喉症丸、六神丸之属，导致凉遏其邪，增重其郁，邪无外出之门，而使喑哑久治不愈。故赵老用苏叶开宣肺气，发散风寒；前胡宣散肺经之郁热；浙贝母、枇杷叶、瓜蒌清泻肺热，又能止咳祛痰散结；茅芦根清热宣肺，利咽喉又能润肺；杏仁、苏叶宣肺祛痰以畅气机；焦三仙、水红花子祛中焦脾胃之积滞。诸药合用，肺气得宣，外寒得散，郁热得清，气机得畅，咽喉得利，声音自复。（赵绍琴临证验案精选.学苑出版社，2019）

3. 失音（慢性喉炎）

王某，女，36 岁，中学教师。1991 年 4 月 4 日初诊。

患者声音斯哑，时轻时重，已半年余，某医院诊断为"慢性喉炎、声带肥厚"，先用胖大海有效，后来亦无济于事。曾用中药汤剂、清音丸、六神丸以及抗生素等效果不明显。现咽干且痒，声音嘶哑，咳嗽痰少，心烦梦多，腰膝酸软，大便干结。舌红，苔白且干，脉细数。

辨证：肺肾阴虚。

治法：滋补肺肾，利咽开音。

处方：沙参10g，天麦冬各10g，生地黄10g，五味子10g，浙贝母10g，桔梗10g，前胡6g，瓜蒌20g，枇杷叶10g。5剂，水煎服。

嘱其饮食清淡，忌辛辣刺激食物，晨起走路1～2小时，注意禁声。

二诊（1991年4月8日）：服药后，上午声音清亮，下午仍音哑明显，轻度咽干，夜寐不安，再以前法进退。

处方：沙参20g，天麦冬各10g，生熟地黄各15g，山药10g，阿胶10g（烊化），五味子10g，浙贝母10g，芦根10g，白芷6g，苏梗6g，焦麦芽10g。7剂，水煎服。

三诊：服上方后，声音恢复，音哑消失，饮食、二便正常，夜寐较安，余症皆去。再以上方10剂，分两周服用，以巩固疗效。

1991年7月3日带病人来看病告知，一直授课，未复发，并坚持早晚锻炼，清淡饮食。

按：此患者系中学教师，由于用声过多，声带动用过度，耗伤肺阴，日久而致肾阴亦亏。肺脉通会厌，肾脉夹舌本，肺肾不足，阴液不能上承，咽喉失其濡养，而音哑咽干，甚则失音。肺气不清，则干咳少痰；阴虚生内热，虚火扰动心神，则心烦梦多；肾虚精亏，则腰膝酸软；舌红且干，脉细数，大便干结，均为阴亏有热之象。赵老治以滋补肺肾之阴，使金水相生，水源不竭。方中先以苏叶、前胡、桔梗、枇杷叶宣肺通窍，调畅气机；沙参、麦冬、天门冬、生地黄滋肺阴清肺热；五味子生津敛肺气；浙贝母宣肺软坚散结；瓜蒌润肺宽中通便。待音哑取效后，再以生熟地黄、山药滋补肾阴；阿胶养阴润肺；

苏梗宣畅气机；芦根宣肺生津润喉利咽；麦芽健脾。赵老更妙用白芷，白芷虽为祛风药，但性滑润，使大队滋补之品补而不腻，调和诸药，又能载药上达于咽喉。因此诸药相配，取效甚佳。

又按：失音是临床常见的病证，其病因病机比较复杂，《内经》名曰"喑"，《医学正传》则称"喉喑"。因肺脉通会厌，而肾脉夹舌本，"会厌者，音声之户地"《灵枢·忧恚无言》。本病虽属声道、喉咙的局部疾患，实根于肺肾。《仁斋直指方》曰："肺为声音之门，肾为声音之根。"前人叶天士则譬作"金实则无声，金破亦无声"，都说明了这个道理。其病因当有内伤、外感之分，其病机应有虚实之不同。故张景岳说："喑哑之病，当知虚实。实者其病在标，因窍闭而喑也；虚者其病在本，内夺而喑也。"其辨证施治，当以病势的缓急，一般分为暴喑、久喑两大类。大抵暴喑者，多因风寒客热壅遏而致窍闭，其病属实，治当宣散清疏；久喑者，多因阴血耗伤，精气内夺而喑，其病属虚，治当清润滋养。从目前临床所见，失音一症的病机属实者多而属虚者少。实者乃邪气阻滞，肺气失宣，金实则不鸣，治以宣本散邪为主，邪去则金鸣；虚者精气内虚，金破亦不鸣，治以滋填为法，佐以宣畅肺气，亦不宜纯补蛮补，如上案用金水相生之法，仍佐苏叶、枇杷叶、前胡、桔梗、浙贝母，即是例证。此外还须注意：①失音的治疗，始终要注意气机的调畅，赵老常说："治病之要，调畅气机。"②中焦是气机升降的枢纽，赵老治病非常重视脾胃之气的升降，胃气降浊气下行，有助于脾气的上升，有利于失音的康复。③失音的治疗，饮食调养至关重要。如饮食寒凉，则闭郁肺气，甜食壅塞气机，辛辣刺激食物则助热邪伤阴液，都不利于喑哑的恢复。因此药物治疗与

饮食调养相互配合，才可收到比较满意的疗效。（赵绍琴临证验案精选 学苑出版社，2019）

4. 烂喉痧

宗某，男，25岁。

发热2～3次，今晨胸腹、四肢皮肤斑疹红晕，咽痛喉肿，扁桃体肿大，化脓有白腐，今日体温39.5℃，口周围苍白，舌红尖部起刺，状似杨梅，根部黄厚，质绛且干，自觉头晕，心烦急躁，不能入睡，唇部破裂流血，大便二日未行，小便赤短深红。

辨证：温邪蕴热，气营两燔。

治法：凉营透斑，清气泄热。

处方：连翘15g，忍冬花30g，紫草9g，生石膏24g（先煎），知母9g，元参45g，生草15g，地丁9g，天花粉9g，僵蚕9g，杏仁9g，鲜茅芦根各45g，香犀角0.6g（冲）。2剂。

为防其逆传昏厥或高烧，忌食荤腥甜黏油重之品。

二诊：药后胸腹、四肢皮肤丹痧已透，神志清楚，身热渐减，体温38℃，咽痛喉肿皆减，扁桃体肿见轻，仍有白腐，舌绛起刺，状如杨梅，根部黄厚，两日来夜寐尚安，心烦也减，唇仍焦破，大便已通不多，小便短红。烂喉丹痧重症，热毒壅滞，窜扰营分，今日已见转机，再以清透热毒，凉营育阴，病势虽见好转，然毒热甚重，防其逆转。

处方：蝉衣4.5g，生石膏24g（先煎），元参45g，山栀6g，连翘30g，银花30g，丹皮9g，黄芩9g，竹叶6g，鲜茅芦根各45g，香犀角0.3g（冲）。2剂。

三诊：身热渐退，神志也清，体温37.4℃，皮肤丹痧已透齐，咽痛止而喉肿也退，大便每日一次，小便黄少，心烦已除，夜寐甚安，舌苔渐化，肥刺已退，唇仍色深紫，病热已减，余热未清，再以甘寒育阴，凉营解毒。病已向愈，防其反复，饮食寒暖，诸应适宜。

处方：细生地黄30g，肥知母9g，淡竹叶3g，连翘24g，银花24g，丹皮9g，赤芍9g，北沙参30g，冬瓜皮30g。3剂。

四诊：身热退净，皮肤已渐脱屑，神志甚清，精神好，饮食如常，二便自调，舌苔化净，舌质略红，两脉细弱力差。烂喉丹痧已愈，再以调理肠胃，以后天补先天之法。

处方：北沙参24g，细生地黄24g，赤白芍各9g，冬瓜皮30g，茯苓皮24g，焦麦芽9g，鸡内金9g。4剂。

五诊：烂喉丹痧已愈，皮肤脱屑未齐，诸恙皆平，胃纳甚佳，夜寐安稳。病已愈，用散剂调理。

处方：焦三仙150g，鸡内金150g，砂仁3g。共研细末，每早晚各服9g，加糖9g，开水冲拌，其味酸甜，又助消化，病后最宜。

按：中医所称烂喉丹痧相当于现代医学的猩红热。其发病急骤，病情凶险，属温毒之类。其临床特征以遍体痧疹如丹，并见咽喉红肿腐烂，故名烂喉丹痧。舌质红绛如杨梅，名杨梅舌。一身皮肤潮红，唯环口唇四周苍白，名口唇苍白圈。此二者具有诊断意义。中医认为，本病为感受时气温毒，热毒入于营血，极易痉厥动风。故治疗必须用重剂清热凉血解毒，方克有济，切不可掺入风药发表。此例患者即典型的烂喉丹痧重症，故首诊即重用清热凉血解毒，随着热毒渐消，于原法中逐渐增加育阴之药如玄参、生地黄、北沙参等，终以调理肠胃为善后之法，虽有以后天补先天之语，而用药却以疏调肠胃为主，可见本病恢复期也不宜补。（赵绍琴临证验案精选.学苑出版社，

2019）

5. 干燥综合征

赵某，女，23岁。

病发半年余，一身关节入夜作痛，晨起即愈。曾查得类风湿因子阳性。口腔溃疡经常发作，此起彼伏，经某医院检查，诊为属干燥综合征。诊脉弦滑数，按之沉数，舌红且干，心烦急躁，夜寐梦多。

辨证：肝胆郁热。

治法：清泄肝胆。

处方：荆芥6g，防风6g，柴胡6g，黄芩6g，川楝子6g，丹参10g，茜草10g，木瓜10g，黄连2g，桑枝10g，丝瓜络10g。7剂。

二诊：药后疼痛略减，心烦稍平，夜梦亦稀，脉仍弦滑数，舌红且干，继用前法进退。

处方：荆芥6g，防风6g，柴胡6g，黄芩6g，川楝子6g，丹参10g，茜草10g，木瓜10g，大豆卷10g，秦艽10g，丝瓜络10g，桑枝10g。7剂。

三诊：药后疼痛续减。近日感冒新凉，午后低烧，体温37.2℃，一身乏力，周身酸困，髋膝关节疼痛加重。诊脉浮滑且弦，舌红苔白。新感外邪，先以宣法退热为法。

处方：淡豆豉10g，炒山栀6g，大豆卷10g，桑枝10g，前胡6g，杏仁10g，苏叶梗各10g，荆芥6g，防风6g，苦桔梗10g，生甘草6g，茅芦根各10g。3剂。

四诊：药后发热即退，身感轻松。入夜关节仍痛，口腔溃疡又起。感冒之后，余热未清，仍以清化方法。

处方：荆芥6g，防风6g，前胡6g，淡豆豉10g，炒山栀

6g，生地榆 10g，丹参 10g，茜草 10g，茅芦根各 10g，丝瓜络 10g，桑枝 10g。7 剂。

五诊：口腔溃疡已愈，再以疏风通络方法以止其痛。

处方：荆芥 6g，防风 6g，白芷 6g，独活 6g，威灵仙 10g，秦艽 10g，丝瓜络 10g，桑枝 10g，海风藤 10g，络石藤 10g。7 剂。

六诊：疼痛渐减，再依前法进退。

处方：荆芥 6g，防风 6g，独活 6g，威灵仙 10g，大豆卷 10g，秦艽 10g，丝瓜络 10g，桑枝 10g，海风藤 10g，络石藤 10g，制乳没各 2g。7 剂。

药后疼痛基本消失，原方继进 7 剂，以善其后。

按：本案患者以关节疼痛为主症，故辨为痹证，经言"风寒湿三气杂至合而为痹"，其风气盛者为行痹，寒盛为痛痹，湿盛为着痹。虽有如此分辨，但总属外邪入侵，留而未去，痹阻经络，故令疼痛，所谓不通则痛是也。今治疗以祛风化湿、通络止痛为主。因患者年纪尚轻，病程未久，救不必责求肝肾之虚而投补药。治疗中因新感发热，即先疏卫以退其热，热退复治其痹，亦《金匮要略》所谓"痼疾加以卒病，当先治其卒病，而后治其痼疾"之法也。（赵绍琴临证验案精选 . 学苑出版社，2019）

6. 牙宣、齿衄

袁某，男，70 岁。1993 年 3 月初诊。

患再障 3 年余，屡进温补，疗效欠佳。自述齿缝出血经常发生，近日加重，每日必作。面色萎黄，神疲乏力，心烦急躁，夜寐梦多。舌淡胖，苔腻垢厚，脉弦滑细数。血色素 5g/dL，白细胞 2900/mm³，红细胞 2600000/mm³，血小板 60000/mm³。

辨证：肝经郁热，湿热中阻。

治法：清泄肝胆，疏调三焦。

处方：升降散加味。

蝉衣 6g，柴胡 6g，片姜黄 6g，大黄 1g，僵蚕 10g，黄芩 10g，川楝子 10g，焦六曲 10g，焦麦芽 10g，焦山楂 10g，水红花子 10g。

7 剂后复诊，药后牙齿出血显著减少，患者自觉体力增加，血常规化验，血色素升至 9g/dL，红白细胞及血小板数均有所提高，遂依上方加减治疗两月余，齿衄完全消失，血色素稳定在 11g/dL 左右，自觉症状大减，面色渐现红润，精神体力大增。

按：再生障碍性贫血是由于多种原因引起的骨髓造血功能障碍所致的一种综合征，其特征是全血细胞减少，临床表现为严重贫血、反复出血和抵抗力低下所致的继发感染。由于本证的贫血貌表现明显，如面色无华或萎黄，口唇、爪甲色淡无华，并常伴见神疲乏力、心悸气短等虚弱症状，故本病常常被辨为血虚而用补法治疗。然而，无论补气、补血、补脾、补肾均鲜有效果。赵师认为，本病之血虚之象仅是表面现象，病之本质乃是肝经郁热灼伤营血，血伤则虚，血热则溢。因肝主藏血，又主疏泄，肝经郁热不得宣泄，则见心烦急躁、夜寐梦多等症；疏泄失职，三焦不畅，则舌苔黏腻垢厚；郁热伤血动血，则脉来弦细动数。因此，虽见血虚，亦不可温补。且热不去则血难复，故治宜疏泄肝胆郁热，可用升降散加清肝之品。（赵绍琴临证验案精选.学苑出版社，2019）

7. 痰核（急性颌下淋巴结炎）

张某，女，24 岁。

患者就诊时发烧已9天，体温波动于38.5～39℃之间，颌下有一5cm×5cm大小之肿物，西医诊为"急性颌下非化脓性炎"，用青霉素、四环素效果不佳。现患者发热不退，仍觉恶寒，面色黯黄，颌下有一包块，大如鸡卵，质地坚硬，按之疼痛，皮肤不红，扪之亦不灼手，咽喉红肿而痛，纳谷不甘，大便三日未解。舌红，苔白根腻，脉沉弦而数，按之有力。

辨证：火郁三焦，气血壅滞。

治法：疏调三焦，清热散结。

处方：升降散加散。

白僵蚕3g（末，冲服），蝉衣6g，片姜黄10g，生大黄6g，柴胡6g，金银花10g，皂角刺5g，黄芩10g，苦桔梗6g，生甘草6g。3剂。

二诊：药后热退身凉，诸症霍然，颌下肿物仅有枣核大小，唯食纳不甘，乏力，以竹叶石膏汤、益胃汤加减收功。

按：颌下核起而肿痛，伴发热恶寒，咽红肿痛，大便秘结，是感时邪毒气，俗称时疫疙瘩是也。证属热壅于内，三焦不利，气血壅滞，结聚而不得发越也。故升降散疏利气机，流行血气，加柴胡、黄芩疏解少阳枢机；金银花清热解毒；皂角刺消痈破结；桔梗、甘草清咽利膈。服药3剂，不仅热退身凉，而且颌下肿块消散大半。升降散之善治时疫，消肿散结，屡用不爽，亦在于先生善于加减化裁也。（赵绍琴临证验案精选. 学苑出版社，2019）

8. 瘿瘤（甲状腺囊肿）

崔某，女，33岁。

颈下结喉部左侧有肿物隆起，约鸭蛋大小，推之可移，按之有弹性，无压痛。心烦急躁，夜寐梦多。舌红苔白，脉沉滑。

辨证：痰气交阻，血络瘀滞。

治法：活血化瘀，化痰软坚。

处方：苦桔梗 10g，牛蒡子 10g，山慈菇 10g，夏枯草 10g，益母草 10g，赤芍 10g，丹参 10g，焦三仙各 10g，茜草 10g，大黄 1g，水红花子 10g。7 剂。

二诊：药后睡眠好转，精神见好，舌红苔白，脉仍弦滑。仍用前法，佐以咸寒散结。

处方：白芷 6g，防风 6g，苦桔梗 10g，生甘草 6g，牛蒡子 10g，郁金 10g，杏仁 10g，山慈菇 10g，夏枯草 10g，水红花子 10g，海藻 10g，昆布 10g，焦三仙各 10g。7 剂。

三诊：上方续服 1 个月，颈下肿物明显减小，触之较软，若核桃大，脉仍弦滑，前法继进。

处方：白芷 6g，防风 6g，苦桔梗 10g，生甘草 10g，山慈菇 10g，郁金 10g，杏仁 10g，夏枯草 10g，浙贝母 10g，焦三仙各 10g，海藻 10g，昆布 10g，水红花子 10g。7 剂。

四诊：上方又服一个半月，颈下肿物已消。前法小制其剂，以善其后。更须戒恼怒忧思，宽怀自解，以防复发。

处方：白芷 6g，浙贝母 10g，夏枯草 10g，防风 6g，海藻 10g，水红花子 10g，昆布 10g，生牡蛎 20g，焦三仙各 10g。7 剂。

后停药观察，随访未复发。

按：甲状腺囊性肿物，虽为良性，却有迅速增大之可能。中医辨之为痰气交阻，血络瘀滞，故用活血化瘀，调畅气机，咸寒软坚之法。若能持之以恒，必能消之于无形。更须患者调畅情志，增加运动，勿食辛辣及烟酒刺激之物，方可根治。（赵绍琴临证验案精选.学苑出版社，2019）

9. 鼻窒（鼻息肉）

王某，女，67岁。

患鼻息肉十余年，两侧鼻孔皆有，初起较细小，近年来渐次长粗长，现已长出鼻孔。左侧息肉略长于鼻孔边缘，右侧息肉长出鼻孔约0.5cm，粗如箸头，色暗红，触之不痛，时有黄水从鼻孔流出，多年来不能用鼻呼吸。因其暴露于外，患者自觉寒碜，不愿外出与人见。今由女儿陪同前来求治。心烦梦多，舌红，苔黄根厚，脉弦滑且数。

辨证：湿热瘀阻。

治法：清热化湿，祛瘀通窍。

处方：辛夷花10g（后下），苍耳子10g（后下），白芷6g（后下），防风6g，生地榆10g，黄芩10g，大黄1g，小蓟10g，水红花子10g，茅芦根各10g，大青叶10g，沙参10g。7剂。

二诊：上方7剂后，自觉心烦减轻，鼻部尚无变化，夜寐梦多，大便仍偏干燥，舌红且干，脉弦滑且数。病已延久，热郁较深，仍用清宣郁热方法。

处方：辛夷花10g（后下），苍耳子10g（后下），白芷6g（后下），防风6g，黄芩6g，川楝子6g，大黄2g，生地榆10g，炒槐花10g，焦三仙各10g，茅芦根各10g，沙参10g，麦门冬10g。7剂。

三诊：上方续服3周，鼻中黄水减轻，触之鼻痔略软。脉仍弦滑，舌红苔黄，大便略干，仍用清化方法。

处方：辛夷花10g（后下），苍耳子10g（后下），防风6g，白芷6g（后下），黄芩10g，川楝子6g，生地榆10g，炒槐花10g，大黄3g。14剂。

四诊：湿热久郁，深入血分，久而成瘀，化生有形，占据清窍，非旦夕可以成功，继用清宣化瘀方法。

处方：辛夷花 10g（后下），苍耳子 10g（后下），白芷 6g（后下），黄芩 10g，赤芍 10g，丹参 10g，茜草 10g，生地榆 10g，焦三仙各 10g，水红花子 10g，大黄 2g。14 剂。

五诊：患者服上方后自觉疗效明显，息肉有回缩之迹象，遂按方坚持服用 1 年零 6 个月。现左侧息肉已完全消失，左鼻孔通畅，可自由呼吸。右侧息肉已缩入右鼻孔内，时有黄水流出。脉弦滑，仍带数意，舌红且干，仍用前法加减。

处方：辛夷花 10g（后下），苍耳子 10g（后下），白芷 6g（后下），防风 6g，丹参 10g，赤芍 10g，茜草 10g，焦三仙各 10g，水红花子 10g。14 剂。

按：鼻息肉生长十余年，已长出鼻孔之外数分，按一般常识推测，若不用手术摘除，仅靠内服中药恐难以消除。然而，事实证明，中医辨证论治能够解决疑难问题，成功的关键是要以中医理论为指导。鼻为肺之外窍，为清气出入之通道，鼻息肉乃有形之赘生物，浊邪之结聚所成。必是肺热壅塞日久，深入血分，络脉阻滞。故此病不独属肺，而且涉及血分，为血分瘀阻之病。赵师治疗此病，治法十分明确，一是治肺，宣通肺气，二是治心，凉血化瘀。治肺用辛夷花、苍耳子、白芷等辛香通气之品，既能宣肺开郁结，通清窍，又能辛香引入络中，透邪外出。治心用丹参、茜草、赤芍、生地榆等凉血化瘀，古人云"鼻塞治心"，心主血脉，今治在血分，即治心也。除此二者为主治疗外，还兼用了疏调三焦之品，如焦三仙、水红花子、大黄等，以三焦少阳，上连于肺，下通于肾，为气机之通道。古云：九窍不通，肠胃之所生也。概指此言。此外，川楝子、黄芩泄肝肺之热，茅芦根清肺胃之热，沙参、麦门冬养阴清肺，各适时用之，体现了中医定法之中又灵活多变的特点。总之，赵师此案为临床治疗鼻部疑难病提供了宝贵的思路和经验，值得我们细心揣摩。（赵绍琴临证验案精选．学苑出版社，2019）

10. 鼻窒（肥厚性鼻炎）

赵某，女，35 岁。

患鼻炎 5 年余，经某医院五官科检查诊断为肥厚性鼻炎。终日鼻塞，浊涕长流，张口呼吸。舌红，苔黄，脉滑数。

辨证：肺热证。

治法：清肺通窍。

处方：白芷 6g，辛夷花 10g，苍耳子 10g，茅芦根各 10g，黄芩 6g，前胡 6g，浙贝母 10g，苏叶子各 10g，杏仁 10g，枇杷叶 10g，焦三仙各 10g。7 剂。

二诊：近日感冒，鼻流涕，咳嗽痰多，舌红苔黄，脉仍滑数。热郁于内，仍用宣肺化痰、清热止泻方法。

处方：白前 6g，前胡 6g，牛蒡子 10g，辛夷花 10g，苏叶子各 10g，百部 6g，黄芩 6g，白芷 6g，苍耳子 10g，焦三仙各 10g。7 剂。

三诊：药后咳嗽已愈，咯痰大减，唯鼻塞流涕尚在。热郁未解，仍用前法进退。

处方：白芷 6g，黄芩 10g，辛夷花 10g，苍耳子 10g，前胡 6g，白前 6g，牛蒡子 10g，川楝子 6g。7 剂。

四诊：鼻塞较前减轻，用鼻呼吸不感困难，时有如物堵塞之感，药已见效，前法增损。

处方：白芷 6g，防风 6g，辛夷花 10g，苍耳子 10g，沙参 10g，黄芩 6g，茅芦根各 10g。7 剂。

五诊：鼻塞已通，时有浊涕流出。肺部郁热尚未全清，脉象滑数，舌红，苔黄，仍用宣肺除浊方法。

处方：白芷 6g，辛夷花 10g，苍耳子 10g，苏叶 10g，荆芥 6g，牛蒡子 10g，芦根 10g，桔梗 10g，冬瓜子 10g。7 剂。

患者依上方续服 1 个月，鼻塞流涕皆愈。半年后患者前来医治他病，询之鼻炎未复发。

按：肺开窍于鼻，故鼻之病多从肺治。鼻塞浊涕者多为肺热，鼻塞清涕者多为肺寒。本案鼻塞浊涕黄稠，脉象滑数，舌红苔黄，显然为肺热之象。肺热宜清，然不可寒凉直清，用寒则涩而不流，恐闭塞气机，致郁热反难散出。故治宜宣清结合。本案前后五诊，方中皆用辛夷花、苍耳子、白芷，此三味辛香通气上达，升清气于头面，亦清阳出上窍之意；又用前胡、杏仁、枇杷叶等开宣肺气，肺气开则郁热易散；又用苏子、浙贝母、冬瓜子化痰除浊，使热无依附之邪则易祛；其余苏叶、防风、牛蒡子、桔梗、白前、百部、焦三仙、茅芦根、黄芩等各对症选用，加减出入。此证无非宣通肺气，祛除有形浊邪，则热自易散，不专以清热立论。此赵师辨治鼻病之大法也。（赵绍琴临证验案精选．学苑出版社，2019）

11. 温毒

张某，男，56 岁。

从本月 2 日开始，发烧较重，体温 38.7℃，自觉头晕，胸闷，心烦急躁，阵阵恶寒，周身酸痛，咽痛口渴，近 1 周来夜间不得入睡，曾服银翘解毒丸、六神丸，皆未见效。本月 4 日请邻居医生看视，认为感冒风寒。发烧 40℃，神志时清时昧，口鼻苍白，咽喉肿痛白腐，呼吸粗促，口干欲饮，时有谵语，小便赤少，大便三日未行，胸部似有斑点不多。舌绛起刺，状若杨梅，苔根厚而黄干，两手脉象沉涩不畅，按之弦细有力。

中医诊断：温毒。

辨证：温邪闭肺，气营两燔。

治法：清营泄热。

误服辛温表散之剂，温热炽甚，阴液过伤，势将昏厥，防成烂喉丹痧，且火郁内闭，深恐本不胜病。姑予一方，以慰来者之望，备候高明政定。

处方：僵蚕 9g，蝉衣 6g，片姜黄 6g，杏仁 6g，炒牛蒡 6g，元参 30g，连翘 24g，银花 15g，前胡 3g，浙贝母 12g，鲜茅芦根各 60g。

神犀丹 1 丸，犀角末 0.6g，分二次，用鲜九节菖蒲根 15g，煎汤送服。

二诊：前药服后，遍身温疹一涌而出，色深皆重，身热略退，体温 38.5℃，神志渐清，已能言语，自述心烦渴饮，欲食冰，口唇鼻梁仍苍白，口味甚臭，大便虽通不多，小便赤少，咽喉肿痛白腐，不能吞咽。舌绛如朱，尖部起刺，根部焦黄而厚，两脉已由沉涩转为弦滑细数。火郁渐解，气营交炽，病势甚重，再以清气热以解温毒，凉营血透丹痧。饮食寒暖，慎之又慎。

处方：僵蚕 6g，蝉衣 6g，姜黄 6g，生石膏 24g，黄芩 9g，竹叶 6g，连翘 24g，银花 24g，紫草 9g，地丁草 9g，川贝母 6g。

局方至宝丹 2 丸，分二次，用鲜九节菖蒲根 30g，洗净打烂，煎汤送下。

三诊：脉弦滑而按之濡滑略数，周身温疹已退，身热渐退，神志清楚，体温 37.5℃，舌苔根部仍黄，尖部起刺已减，小便仍黄，但尿量增加，咽红肿已愈。拟养阴生津，兼祛余邪之法。

处方：细生地黄 30g，赤芍 9g，姜黄 6g，连翘 12g，石斛

18g，北沙参 30g，麦门冬 12g，川贝母 6g，鲜茅芦根各 30g，焦三仙各 9g，丹皮 9g。3 剂。

四诊（1937 年 4 月 19 日）：身热退净，皮肤脱屑，体温正常，纳谷欠馨，二便自调，两脉沉濡小滑，拟一善后处理方。

处方：茯苓 24g，冬瓜皮 30g，生山药 30g，炒苡仁 30g，半夏 9g，陈皮 6g，焦三仙各 9g。5 剂。

五诊（1937 年 4 月 23 日）：诸恙皆安，皮肤脱屑已净，饮食、睡眠、二便如常，病已痊愈。

按：本例为烂喉丹痧误治案。烂喉丹痧为热毒深入血分，治疗最忌表散。赵师尝述 20 世纪二三十年代间北京地区流行此病，死亡率很高，凡用风药发表者无不即成坏症。后医政局接纳当时名医的建议，明令禁用风药，告示传诸药肆，凡处方中含风药者一概拒付。此病本属热盛，再以风药发表，则无异于火上浇油，而成燎原之热，以致难以救疗。本例即误用表散，致神志昏蒙，火邪内闭，丹痧不能畅发。故用升降散加清热解毒、凉营开窍之品，升降气机，宣透郁火，服药后丹痧一涌而出，即神识转清，内闭已解。继用气营两清，解毒透疹，待瘟疹已透，热毒渐泄，则及时加入养阴生津之药，最后仍以调理脾胃收功。（赵绍琴临证验案精选．学苑出版社，2019）

12. 温燥

袁某，男，37 岁。

时当秋令，久旱无雨，发烧头痛，体温 38.3℃，干咳痰少，今晨痰中带血，鼻干咽燥，心烦欲饮，自觉乏力短气，自服橘红丸 12 丸（每日 4 丸，连服 3 日），病情益增。证属秋感燥热，肺津受伤，本当用甘寒清润之法。但自服橘红丸，其方本为燥湿化痰，宜用于老年痰湿患者。今误服燥热之药，更伤阴分，燥咳伤于肺络，故见痰黏稠而带血渍，脉细小弦数，舌绛干裂。

治法：清燥救肺，润燥止血。

处方：北沙参25g，浙川贝母各10g，蚕砂12g，杏仁10g，淡豆豉10g，炒栀皮6g，前胡3g，鲜茅根30g，黛蛤散12g（布包），鲜梨1个（连皮去核，切片入煎）。3剂。

二诊：连服清燥润肺止咳之药，两天来咳血已止，鼻咽干燥亦轻，夜已成寐，咳嗽痰黏成块，仍觉乏力，口干渴饮，身热头痛皆止，体温37℃，两脉弦细，数势渐缓，舌绛苔较润。此燥热渐减，阴伤少复，仍议甘寒润燥方法。

处方：生桑皮10g，地骨皮10g，玉竹10g，麦门冬10g，南北沙参各15g，川贝母6g，炒山栀6g，冬瓜子30g，黛蛤散10g（布包），鲜茅芦根各30g。3剂。

三诊：节日饮酒之后，咳嗽痰血又发，身热又重，体温38.1℃，舌红口干，咳嗽胸痛较重，X线透视示："两侧肺纹理增重，支气管炎现象。"两脉弦滑而数。

素体阴伤热盛，时值久旱雨少，燥热较重，咳嗽痰中带血初愈，燥热始退，阴伤未复，节日饮酒过多，且吃辛辣油腻，助热而伤阴，再以甘寒育阴，泄热止红。饮食当慎，百日忌酒，防其咳血加重。

处方：鲜生地黄30g，苏子6g，川楝子10g，黄芩10g，大小蓟各10g，炒槐米10g，鲜茅根30g，黛蛤散10g（布包），北沙参30g，焦三仙各10g，云南白药1瓶（分4次汤药送下）。2剂。

四诊：药后咳血未作，咳嗽亦轻，身热渐减，体温37.5℃，自述胸痛见轻，口干，舌红糙裂，两脉细弦小滑，数象渐减。再以甘寒育阴，润燥止红。

处方：鲜生地黄 30g，川楝子 10g，苏子 10g，黄芩 10g，白头翁 10g，茜草 10g，干荷叶 10g，黛蛤散 10g（布包），藕节 10g，北沙参 25g，云南白药 1 瓶（分 6 次服）。3 剂。

五诊：近来咳嗽痰血未见，身热已退，体温 36.9℃，经 X 线两肺透视已正常，两脉弦细小滑，舌红口干，饮食、二便如常。嘱其停药休息 1 周，忌食辛辣油腻及一切刺激之品。

按：金秋之季，燥气当令，感其气者，即为秋燥。肺为金脏，其位居高，其气通于天气，若感于金令之燥气，肺必先伤，是知秋燥之病位必在于肺。经云：燥胜则干。盖燥气虽属秋金，然其性若火，而伤阴津也。故秋燥之为病，以诸干燥症为特点，干咳少痰，痰黏带血，鼻咽干燥等。故治秋燥当以清润为主，所谓燥者濡之是也。本例患者初病即自服温燥之橘红丸，更伤阴助燥，致病情加重，经服甘寒濡润之剂渐愈。惜其不守禁忌，饮酒食辣，致病情反复，迭经甘寒育阴，始得全安。观此案可知饮食宜忌在温病治疗中举足轻重，几与药治同功。不守禁忌者，治而无功；能守禁忌，慎于调养者，可收事半功倍之效。故赵师谆谆叮咛，百日忌酒，并禁辛辣刺激之物，学者当于此留意焉。（赵绍琴临证验案精选.学苑出版社，2019）

13. 耳鸣、耳聋（感音性耳聋）

陈某，男，45 岁。1992 年 11 月 29 日初诊。

患者自 3 个月前因情志变化突然耳聋，经多方医治不效，并有加重趋势，特请赵老诊治。现耳聋耳鸣，头眩晕，心烦急躁，夜寐不安，大便偏干，舌红苔黄，脉弦滑且数，血压 180/120mmHg。

辨证：肝胆郁热。

治法：清泻肝胆郁热，疏调升降。

处方：蝉衣 6g，片姜黄 6g，旋覆花 10g（包煎），代赭石 10g（先煎），僵蚕 10g，珍珠母 30g（先煎），生牡蛎 30g（先煎），炒山栀 6g，大黄 1g，杏仁 10g，青陈皮各 10g。

二诊（1992 年 12 月 5 日）：服药 7 剂，睡眠好转，头晕已轻，心急躁缓解，大便偏稀，血压降至 130/90mmHg，仍耳聋，仍以前法进退。

处方：蝉衣 6g，柴胡 6g，川楝子 6g，旋覆衣 10g（包煎），大黄 5g，僵蚕 10g，片姜黄 6g，蚕砂 10g，菖蒲 10g，郁金 10g，代赭石 10g（先煎），珍珠母 30g（先煎）。

三诊（12 月 12 日）：服药 7 剂，耳聋见轻，大便正常，头晕、心烦急消失，精神好转。舌红苔白，脉濡滑且数。改用填补下元方法。

处方：山药 10g，山萸肉 10g，旋覆花 10g（包煎），炒枳壳 6g，郁金 10g，菖蒲 10g，珍珠母 30g（先煎），生熟地黄各 10g，赤芍 10g，丹参 10g，川楝子 6g，焦三仙各 10g。

四诊（12 月 17 日）：服药 7 剂，耳聋大减，又服十余剂，听力恢复正常，耳鸣消失。

按：此病案因情志变化而突然耳聋，曾服药较多的中药均无效。后请赵老诊治，赵师根据患者临床症状辨为肝胆郁热上蒸，上扰清窍，气机升降失常。其治先用清泻肝胆郁热，疏调升降方法，后用填补下元方法，使耳聋病除。（赵绍琴临证验案精选.学苑出版社，2019）

14. 耳聋（神经性耳聋）

沈某，男，53 岁。1991 年 8 月 25 日初诊。

自本月初去旅游，天气炎热，汗出较多，从第三天开始自觉发冷发热，两耳不聪，头目不清，曾服用"藿香正气水"无效，继而耳聋失听，西医诊断为病毒感染后遗症、神经性耳聋。

刻下症：耳聋，伴有低烧不退，头目眩晕，身重乏力，口干渴，不甚饮水，心烦急躁。舌质红，苔黄滑，脉滑数。

辨证：暑湿郁热未尽，气机不畅。

治法：宣畅气机，清化湿热。

处方：藿香10g（后下），佩兰10g（后下），杏仁10g，枇杷叶10g，竹茹6g，炒枳壳6g，蚕砂10g，菖蒲10g，郁金10g，茅芦根各10g，焦三仙各10g。

二诊：服药7剂，热退，耳聋见轻。

处方：上方加炒山栀6g。

三诊：又服7剂，耳聋大减，头晕、乏力消失，唯口干欲饮，舌红，苔少，脉滑小数，改用益气养阴方法。

处方：沙参10g，麦冬10g，黄芪20g，五味子10g，菖蒲10g，郁金10g，生牡蛎30g（先煎），生石决明30g（先煎），竹茹6g，炒枳壳6g，焦三仙各10g。

服药7剂，精神焕发，心情舒畅，饮食、二便正常，耳聋消失，无其他不适。又以上方服药十余剂而告全愈。

按：此病案乃暑湿郁热所致耳聋。暑为大热之邪，人受之，最易伤阴伤气。湿乃重浊之邪，暑热夹湿，气机被困，热蒸湿动，秽浊之气上蒸，阻遏清阳，清窍不利，轻则头目眩晕，重则神昏耳聋。赵师先宣开肺气，宣畅气机，暑湿郁热则去。邪气去再议益气养阴，切不可过早，否则有闭门留寇之弊。（赵绍琴临证验案精选.学苑出版社，2019）

15. 脑动脉硬化

乔某，男，61岁。

头目眩晕经常发作，双耳鸣响如蝉，心中愦愦，悸动不安，舌淡胖，脉沉弱。下元不足，下虚则上实，故发为眩晕耳鸣。

治法：填补下元。

处方：熟地黄 10g，山萸肉 10g，枸杞子 10g，补骨脂 10g，生牡蛎 20g（先煎），杜仲 10g，川续断 10g，菟丝子 10g，生石决明 20g（先煎），楮实子 10g。7 剂。

二诊：药后眩晕略减，耳鸣如前，精亏日久，不能上承于脑，髓海空虚，故脑转耳鸣，失眠健忘。继进填补之剂。

处方：熟地黄 10g，山萸肉 10g，枸杞子 10g，补骨脂 10g，杜仲 10g，川续断 10g，制首乌 10g，楮实子 10g，桑椹子 10g，焦三仙各 10g。10 剂。

三诊：上方服 10 剂之后，患者自觉效佳，又按原方购 10 剂。眩晕、心悸显著减轻，耳鸣也逐渐减轻，精力较前为强。填补之治，非日久不能见功，姑拟丸方，以为长久之计。

处方：熟地黄 60g，山萸肉 60g，枸杞子 60g，补骨脂 30g，杜仲 60g，川续断 30g，菟丝子 60g，桑椹子 60g，楮实子 60g，焦三仙各 30g，白术 30g，党参 60g，黄芪 60g，当归 30g，茯苓 60g，丹参 60g。

上药共为细末，炼蜜为丸，每丸重 10g，每日早午晚各服 1丸，白开水送下。遇感冒停服。

上药服 1 个月后，自觉精力有加，眩晕等症皆除。

按：此案眩晕属虚，脉舌色症，皆为虚象，故治以填补方法。虚证的平复非一朝一夕之功，故在见效之后，处以丸药。丸药方中，除以填补下元为主体外，并从后天调治，故用参、芪、当归、苓、术等品，并加焦三仙以助运化，这样先后天并补，中下兼顾，常服以图缓效。（赵绍琴临证验案精选．学苑出版社，2019）

二十三、李辅仁

李辅仁（1919—），当代著名医家，临床涉及诸科，其辨治耳鼻咽喉疾病颇具特色。

出身中医世家，为我国近代四大名医施今墨的嫡传弟子。李老是我国享负盛名的中医学专家，素有"中医泰斗"之盛誉。

1919 年，出身中医世家，幼年随父兄学习中医；1939 年拜名医施今墨为师，成为施派之嫡传弟子；1942 ～ 1944 年代理施今墨诊所诊务；1944 年在北京建立辅仁诊所；1954 年至今，在卫生健康委北京医院中医科从事医疗保健和老年病中医防治工作。1991 年 10 月，获国务院颁发的"表彰发展祖国医疗卫生事业做出突出贡献"荣誉证书，享受政府特殊津贴。2009 年，被评为首届国医大师。李老多次当选为全国政协委员，并任中央保健委员会保健专家，曾于 1990、1993、1996 及 2000 年获中央保健委员会表彰。

1. 喉痹（慢性咽炎）

陈某，男，67 岁，干部。1982 年 6 月 25 日初诊。

慢性咽炎 2 年，反复不愈，咽喉干痛，夜间口干，自己疑患糖尿病、肿瘤，但多次检查未见异常，舌质红，少津，脉细数，手足心热。

辨证：肾阴不足，虚火上炎，痰湿阻膈。

治法：滋阴降火，化痰利咽。

处方：生地黄20g，麦冬20g，玄参20g，玉蝴蝶5g，凤凰衣5g，牛蒡子10g，川浙贝5g，生蛤壳10g，桔梗10g，甘草3g，蝉衣3g。7剂。每日1剂，水煎服。

另：藏青果5g，麦冬5g，胖大海5g，泡水代茶饮，每日1次，7剂。

二诊：服药后，咽干堵大为减轻，口干消失，又服14剂。

随访半年，病未复发。（国医大师验案良方·五官卷.学苑出版社，2010）

2. 耳鸣

赵某，男，78岁。1992年11月初诊。

患者近两年来耳鸣，声如蝉，头晕目眩，腰腿乏力，心烦失眠，曾经西医检查，听力下降，未见其他异常，脉弦小数，沉取无力，舌红，苔薄白。

辨证：髓海不足，肾精虚损。

治法：益肾填精，滋阴潜阳。

处方：灵磁石20g（先煎），珍珠母30g（先煎），枸杞子10g，山萸肉15g，泽泻15g，茯苓20g，生地黄15g，熟地黄15g，怀山药10g，牡丹皮10g，菊花10g，玄参10g，桑椹15g。7剂，每日1剂，水煎服。

二诊：服药后眩晕耳鸣明显好转，入睡转安，腰腿较前舒适，原方再服7剂。

三诊：服药后耳鸣眩晕消失，腰腿酸软好转，原方减去磁石，加黄精10g，服17剂，巩固疗效。（国医大师验案良方·五官卷.学苑出版社，2010）

3. 眩晕

眦某，女，68岁。1991年12月20日初诊。

患者两年来眩晕，双目不能睁，视物旋转，恶心呕吐，耳鸣心烦，反复发作，易怒急躁，咽堵有痰，不易吐出，舌苔薄白腻，舌质红，脉滑数。

辨证：脾湿肝郁，痰浊不化，风痰上扰清窍。

治法：燥湿健脾，化痰清窍。

处方：清半夏10g，茯苓20g，天麻10g，白术10g，秫米15g，陈皮10g，竹茹5g，炒枳壳10g，郁金10g，菖蒲10g，紫贝齿15g（先煎），珍珠母30g（先煎），白蒺藜15g，夜交藤30g，紫石英15g（先煎）。7剂，每日1剂，水煎服。

二诊：服药后，眩晕减轻，痰易吐出。原方再服14剂。

服药后，眩晕耳鸣消失，胸膈舒畅，痰浊亦化，病获痊愈，随访2年未复发。（国医大师验案良方·五官卷.学苑出版社，2010）

二十四、颜正华

颜正华（1920—），汉族，生于江苏丹阳，北京中医药大学主任医师、教授。当代医学家，临床涉及诸科，其辨治耳鼻咽喉疾病颇具特色。

1934年，拜同邑儒医戴雨三习医；1937年，拜孟河学派代表性医家马培之第三代传人杨博良为师；1940年，悬壶济世；1956年，在南京中医学院任教，任中药学教研组组长；1957年，调入北京中医学院，任中医系中药教研组组长；1962年，加入中国共产党；1978年，晋升为教授，被批准为硕士研究生导师；1984年，被批准为博士研究生导师；1990年，被国家人事部、中医药管理局确定为全国老中医药专家学术经验继承工作指导老师；1991年，享受国务院政府特殊津贴；2003年，被授予中华中医药学会终身理事；2006年，获中华中医药学会首届中医药传承"特别贡献奖"；2007年，获国家中医药管理局"研修项目优秀指导老师"称号，"全国老中医药专家学术经验继承工作优秀指导老师"称号；2008年，被评为国家级非物质文化遗产项目代表性传承人；2009年，北京市立项成立"颜正华名医工作室"，获北京市"首都国医名师"称号，全国首届"国医大师"称号。主编了新中国第一部《中药学》讲义，主持编写了我国中医药高校第一版《中药学》教材，主编了第一部《高等中医院校教学参考丛书·中药学》。

1. 喉痹

李某，女，20岁，学生。1998年9月10日初诊。

咽喉肿痛，时发时止2年余，每逢劳累或受凉后复发，近1周咽干咽痛，口干不欲饮，大便偏干，小便少，咽部暗红，舌暗红少苔，脉沉细。每服牛黄解毒片、牛黄上清丸则腹泻，但咽痛不减。

西医诊断：慢性咽炎。

辨证：气阴两虚，虚火上炎。

治法：益气养阴，清热利咽。

处方：沙参15g，麦冬12g，玄参15g，桔梗10g，生甘草6g，板蓝根15g，生地黄15g，丹参10g，赤芍药12g，僵蚕12g，太子参15g，玉竹15g。7剂。每日1剂，水煎服。

二诊（1998年9月17日）：药后咽痛、咽干减轻，大便正常，舌暗红，苔薄微黄，脉沉细。

处方：沙参15g，麦冬12g，玄参15g，桔梗10g，生甘草6g，板蓝根15g，生地黄15g，丹参10g，赤芍药12g，僵蚕12g，太子参15g，玉竹15g，青果10g，金银花12g。7剂。每日1剂，水煎服。

三诊（1998年10月4日）：药后咽痛消除，参加军训半月，因劳累受凉咽痛又见复犯，仍时有咽干，舌微红，苔薄白，脉沉无力。

处方：沙参12g，麦冬10g，玄参10g，桔梗6g，甘草5g，生地黄12g，丹参12g，太子参12g，玉竹15g。7剂。每日1剂，水煎服。（国医大师验案良方.学苑出版社，2010）

2. 乳蛾（慢性扁桃体炎）

李某，男，60岁。1998年2月26日初诊。

喉际作痛，乳蛾增大，年余来或轻或剧，兼咳嗽少痰，咽干有堵塞感，口唇干燥，颜面潮热，左侧颈下淋巴结肿大，纳食尚可，小便时热，大便稠黏，舌红少苔，脉细滑。咽部检查：扁桃体Ⅰ度肿大，咽后壁淋巴滤泡增生，余未见异常。西医诊断为慢性扁桃体炎、慢性咽炎。经雾化吸入清热生津利咽诸药，疗效不佳，遂延诊颜正华教授。

辨证：虚火与痰瘀交结喉间。

治法：清热生津利咽，祛痰化瘀散结。

处方：桔梗10g，生甘草6g，炙僵蚕10g，牛蒡子12g，玄参6g，麦冬12g，赤芍药12g，牡丹皮10g，金银花12g，连翘10g，青果3枚，夏枯草15g，荆芥穗6g。7剂，每日1剂，水煎服。

二诊（1998年3月5日）：服药后，咽痛减轻，但口干燥不减，咳嗽依旧。仍用前方，并佐以天花粉养阴清热，加杏仁、浙贝母以止咳化痰。

处方：桔梗10g，生甘草6g，炙僵蚕10g，浙贝母10g，杏仁10g，牡丹皮10g，金银花12g，荆芥穗6g，连翘10g，麦冬10g，夏枯草15g，天花粉12g。7剂，每日1剂，水煎服。

三诊（1998年3月12日）：邪热渐撤，痰瘀渐化，乳蛾及颌下淋巴结肿痛渐消，但仍觉咽干不适，舌红少苔，脉细。金水不能互济，咽喉失于濡润，前方加生地黄以滋肾水上润喉间。

处方：桔梗10g，生甘草6g，炙僵蚕10g，浙贝母10g，赤芍药12g，牡丹皮10g，金银花12g，连翘10g，夏枯草15g，天花粉12g，蒲公英10g，生地黄12g。7剂，每日1剂，水煎

服。(医大师验案良方.学苑出版社, 2010)

3. 咳喘

邢某, 女, 29岁, 职工。

喘咳三月, 痰多胸闷, 口渴, 喉痒, 形寒自汗。舌边尖红, 根苔黄腻, 脉弦滑。

辨证: 痰热内阻, 肺失宣肃, 营卫失和。

治法: 宣肺降气, 清热化痰, 佐以调和营卫。

处方: 炙麻黄3g, 苦杏仁10g(打碎), 炙苏子10g(打碎), 清半夏10g, 化橘红6g, 炙紫菀15g, 枳壳6g, 桂枝5g, 炒白芍10g, 地龙10g, 姜竹茹10g, 黄芩10g。3剂, 每日1剂, 水煎服。

忌食辛辣油腻, 避风寒。

二诊: 药后喘咳、胸闷减轻, 形寒除, 自汗减少, 仍口渴, 喉痒, 喉间有痰不易咯出, 舌尖红, 苔薄黄腻。证属营卫渐和, 痰热未尽, 肺失清肃, 治以化痰清肃肺气。

处方: 苦杏仁10g(打碎), 炙苏子10g(打碎), 炙紫菀10g, 化橘红6g, 炙桑皮10g, 黄芩10g, 大贝母10g, 瓜蒌皮15g, 生甘草3g, 炙杷叶10g(去毛), 枳壳5g, 竹茹10g。6剂。

三诊: 药后喘咳及痰量续减, 唯喉间时痒, 痒则必咳。仍属肺部痰热未清, 再以廓清为治。

处方: 以二诊方去苏子、化橘红、枳壳, 加百部10g, 白前10g。再进6剂。

四诊: 喉痒及咳喘偶作, 原方续服6剂, 以清肃肺气, 巩固疗效。

按: 本案患者咳喘三月, 虽病情复杂, 而辨析其病机却不外有二,即内有痰热阻肺,外而营卫失和。痰热阻肺当宣肃清化,营卫失和当调和营卫。宣肃必用辛苦,清化必用苦寒,而调和营卫,又必用辛甘助阳与酸敛止汗之品。如此,酸敛必碍宣肃,温阳必碍清化,临证颇为棘手。颜师匠心独具,化难为易,首先抓住痰热阻肺这一主要矛盾,将宣肃清化放在首位,投麻、杏、苏子、半夏、化橘红、紫菀、枳壳等众药,以宣肺降气;并用黄芩、竹茹、地龙等寒凉之品,以化痰清热。同时兼顾解决次要矛盾,不忘调和营卫,投少量桂枝、炒白芍,以助阳敛汗。诸药相合,巧妙得体,宣降中有收敛,清化中有温助。故药用6剂即收喘咳胸闷减轻、形寒自汗消失之效。二诊营卫渐和,痰热未清,颜师又随证变法,专以宣肃清化为治。药后诸症续减而痰热仍在,故三诊、四诊宗原方稍作化裁,连进十数剂,终使历时三月之疾得以痊愈。(颜正华临证验案精选.学苑出版社,1996)

4. 咳嗽

王某,女,55岁,教师。1979年11月26日初诊。

因感冒而致咳嗽十余日。今发热恶寒虽去而咳嗽未减,痰黄稠而多,口干而黏,喉痒,易汗。舌尖红,苔微黄而腻,脉滑带数。证属痰热阻肺,肺失清肃。治以化痰清热,肃肺止咳。

处方:桑白皮10g,黄芩10g,苦杏仁10g(打碎),桔梗5g,浙贝母10g,化橘红6g,紫菀15g,百部10g,白前10g,瓜蒌皮10g,生甘草5g,竹茹5g。3剂,每日1剂,水煎服。

忌食辛辣油腻。

二诊:药后咳嗽减轻,唯痰多色黄,易汗,夜间喉舌发干,原方去桔梗,加苏子10g(打碎),续进6剂。

药后家人来告,诸症悉平。并嘱其近期内仍须少食辛辣油腻，以免蕴热助火，引发咳嗽。

按：本案证属痰热阻肺，虽病情单纯，辨证不难，然欲数剂取效，亦属不易。颜帅投药不过十剂即使诸症悉除，关键在于用药。颜师认为，此案痰黄稠量多，是热与痰并盛之候，不能单用苦寒清泄之品，必须配伍适量温化宣降之品，只有这样才能尽快使痰热两清。倘若单用苦寒清泄之品，则易致肺热虽去而痰浊冰伏，咳嗽难已。初诊颜师主投以桑白皮、黄芩、浙贝、瓜蒌皮、竹茹、白前、生甘草，旨在清泄肺热，化痰止咳；兼投小量杏仁、化橘红、紫菀、百部、桔梗，旨在增强化痰止咳之力。诸药相合，苦寒清热而不冰伏痰浊，温化痰浊而不助热生火。复诊，痰多未减，虽仍用原方，但去桔梗加苏子，以再增降气化痰止咳之力。如此精心组方遣药，哪有不收显效之理？（颜正华临证验案精选. 学苑出版社，1996）

5. 感冒

陈某，女，33 岁，教师。

感冒四日。刻下：头痛，恶寒，身热，无汗，咳嗽，作呕，吐痰不爽，胸脘胀闷不舒。舌苔薄白腻，脉浮。

辨证：风寒袭表，肺胃失和。

治法：宣肺解表，理气和胃。

处方：荆芥 10g，防风 10g，苏叶梗各 5g，香附 10g，陈皮 10g，前胡 6g，桔梗 10g，杏仁 10g（打碎），炒枳壳 10g，清半夏 10g，茯苓 10g，生姜 2 片。3 剂，每日 1 剂，水煎温服。

避风寒，忌食生冷辛辣及油腻。

二诊：药后微汗，头痛、恶寒、身热、作呕均解，唯仍咳嗽，喉痒，口苦，吐痰黄白，胸闷不爽，脉滑带数，苔微黄而腻。证属表邪虽解，痰热又生，治以清热化痰止咳。

处方：桑白皮 10g，黄芩 10g，杏仁 10g（打碎），炙紫菀 15g，化橘红 5g，大贝母 10g，桔梗 6g，炒枳壳 5g，百部 10g，白前 10g，瓜蒌皮 10g，竹茹 6g。

三诊：喉痒、口苦、咳嗽均减轻，唯胸闷，吐少量黄痰，苔微黄，脉滑，治宗原法。

处方：以二诊方去桔梗，加枇杷叶 10g。

再进 3 剂，诸症悉平。

按：感冒一病，虽为平常之疾，但颜师临证从不小视，一向认真辨治，疗效甚佳。本案先为外感风寒，肺胃失和，故颜师以宣肺解表、理气和胃为治。药后虽表证解，作呕平，而咳嗽、喉痒、胸闷等症未除，且又见痰黄、口苦等症，是痰热阻肺之兆，据此，颜师又毫不犹豫地转以清肺化痰止咳为治，终收药进 6 剂，诸症悉安之效。（颜正华临证验案精选.学苑出版社，1996）

6. 咳嗽

高某，女，36 岁，工人。1992 年 1 月 30 日初诊。

患慢性咽炎 8 年。半月前因偶感风寒而致恶寒不适，咳嗽无痰，无汗。前医投羚羊清肺丸等不效，病情日趋加重。刻诊喉痒，胸闷憋气，咳嗽频作，痰少而黏，口鼻干而饮水不多，无汗，乏力，纳食一般，大便干，2～3 日一行，尿微黄。月经正常，前日刚完。观其咽部充血，舌红，苔黄腻。切其脉浮滑。听其两肺呼吸音粗糙。

辨证：风寒袭肺，化火生痰。

治法：清热宣肺，降气化痰，止咳利咽。

处方：荆芥穗 10g，金银花 10g，青连翘 10g，桔梗 5g，生甘草 5g，化橘红 6g，紫菀 10g，苦杏仁 10g（打碎），白前

10g，全瓜蒌 30g，大贝母 10g，竹茹 10g。4 剂，每日 1 剂，水煎 3 次，每日得药液 250mL，合对，分 3 ～ 4 次温服。

忌食生冷、辛辣及油腻。

二诊（1992 年 2 月 3 日）：药后咽痒渐消，咳嗽、憋气减轻，纳食转佳，唯鼻干加重，涕黄黏带血。证仍属痰热，而以热为重，治守前法并加重清肺之力。

处方：黄芩 10g，全瓜蒌 30g，竹茹 10g，银花 10g，连翘 10g，大贝母 10g，桔梗 5g，化橘红 10g，紫菀 10g。

再进 6 剂，药尽诸症悉除。

按：此案先为风寒闭肺，治当辛温宣散。前医辨证失准，误投羚羊清肺丸等寒凉之品，致使风寒客肺不解，化火生痰。痰火互结，引发宿疾，故见口鼻干，喉痒，咳嗽痰黏，胸闷憋气。颜老详诊细察，正确辨治，初诊以清降宣肃为治，药后症减，说明药已中病。复诊见咽部充血、舌红、苔黄腻如前，且鼻干加重，涕浊带血，说明肺火偏盛，伤津灼络，治当加重清肺之力，并佐以凉血。遂在原方中去荆芥穗、杏仁等辛温宣散之品，加黄芩等清肺之品，如此则火清痰消，肺气宣肃有常，咳嗽自瘳。（颜正华临证验案精选．学苑出版社，1996）

7. 感冒

辛某，女，30 岁，干部。

平日气短乏力，下肢时发浮肿，易患感冒。半月前因变天感冒，经服西药抗生素与中成药效果不佳，遂来就诊。刻下恶风，微发热，无汗，微咳，喉痒，口干，舌尖红，苔薄白，脉浮缓。下肢轻度浮肿，按之轻度凹陷。尿检各项均正常。

辨证：外邪犯肺，肺失宣肃，兼脾虚湿注。

治法：宣肺解表，佐以利湿退肿。

处方：荆芥穗 6g，苦杏仁 10g（打碎），白桔梗 10g，金银花 10g，连翘 10g，陈皮 10g，茯苓皮 30g，赤小豆 30g，生苡仁 30g，枳壳 6g，芦根 15g。5 剂，每日 1 剂，水煎服。

忌食辛辣油腻，慎避风寒。

二诊：药后感冒减轻，恶风、微发热、微咳、喉痒均已，唯气短乏力，下肢浮肿未见改善，苔薄腻，脉沉缓。证属脾虚失运，水湿下注，改以益气健脾利湿为治。

处方：生黄芪 24g，生白术 10g，广陈皮 10g，茯苓皮 30g，党参 10g，大腹皮 10g，生苡仁 30g，赤小豆 30g，泽泻 10g。6 剂，煎服法同前。

三诊：药后浮肿明显消退，气短乏力减轻。嘱继服参苓白术丸，每次 6g，每日 3 次，连服 10 日。并注意调节饮食，适当锻炼。

半年后来告，体质增强，很少感冒。

按：辨析本案患者，当为正虚邪实之证。所谓正虚，即脾气虚弱，卫表空虚；邪实，即新感表邪，水湿停聚。颜老遵照急则治其标、缓则治其本的原则，初诊以宣肺解表为主攻方向，旨在全力祛除表邪，为下一步健脾扶正创造条件。二诊表虽解而正气未复，遂以健脾益气为治，旨在健脾扶正，增强抗御外邪之力。三诊去汤药不用，改服参苓白术丸，继续健脾益气，旨在进一步扶正强身，巩固疗效。此外，颜老将利湿贯于治疗始终，是因水湿之邪难去，而水湿的消除，又有利于脾气的复常。如此治疗，主次分明，缓急有序，药证相合，佳效必至。

（颜正华临证验案精选. 学苑出版社，1996）

8. 梅核气

李某，女，45 岁，公务员。1998 年 1 月 28 日初诊。

两月前怫郁不舒，遂觉喉似物梗，咯之不出，咽之不下，胸闷，经水愆期量少，嗳气食少，大便不成形，日一行，曾经理气调经治疗而效不著，今请颜正华教授诊治。除上症外，易急躁，舌淡红，苔薄白腻，脉弦滑。

西医诊断：慢性咽炎，内分泌失调。

辨证：肝郁气滞痰凝。

治法：疏肝解郁，化痰散结，兼以调经。

处方：紫苏叶 10g，厚朴 10g，法半夏 10g，茯苓 30g，生牡蛎 30g（先下），浙贝母 10g，玄参 12g，郁金 12g，香附 10g，丹参 20g，赤芍 12g，夏枯草 15g。7 剂，每日 1 剂，水煎服。

另嘱扫尽尘氛，自开怀抱，庶可与药饵并济。

二诊（1998 年 2 月 5 日）：肝木条达，疏泄渐复，胸闷缓解，咽中梗塞感减轻。效不更法，继投前药。

处方：紫苏叶 10g，厚朴 10g，法半夏 10g，茯苓 30g，生牡蛎 30g（先下），浙贝母 10g，玄参 10g，赤芍 12g，丹参 20g，旋覆花 10g（包），枳壳 10g，香附 10g。7 剂，每日 1 剂，水煎服。

三诊（1998 年 2 月 12 日）：气疏痰化结散，咽中如梗消失。再进 7 剂，巩固疗效。

处方：紫苏叶 10g，厚朴 10g，法半夏 10g，茯苓 10g，香附 10g，浙贝母 10g，玄参 10g，赤芍 10g，白芍 10g，陈皮 10g，旋覆花 10g（包），丹参 20g，枳壳 6g。7 剂，每日 1 剂，水煎服。（国医大师验案良方.学苑出版社，2010）

9. 咽喉糜烂

杜某，男，35 岁，内蒙古某地乡村干部。1994 年 1 月 13

日初诊。

患喉部溃疡二年，时轻时重。曾在某医院五官科就诊，喉镜示疡面1cm×2cm，服抗菌消炎西药多日乏效，遂专程来京请中医治疗。刻下喉痛，咽干，口干黏，吐多量黄色脓性痰。纳食困难，每食须以温水冲下。尿黄，大便不干。舌红，苔薄黄腻，脉弦细。既往嗜饮酒，喜食羊肉，无药物过敏史。

辨证：肺胃热毒上攻。

治法：清热解毒，利咽生津。

处方：桔梗10g，生甘草6g，银花15g，公英15g，紫花地丁15g，土贝母10g，天花粉12g，元参12g，生地黄10g，赤芍10g，丹皮10g，黄连3g，青果3枚（打碎）。7剂。每日1剂，水煎服。

忌食辛辣油腻及鱼腥羊膻，戒烟酒。

二诊：咽喉痛减，唯晨起及傍晚可见。口仍干，痰量减少，大便正常，舌脉如前。原方加茵陈20g，带方回内蒙古取药服。

三诊（1994年5月9日）：上方连服30剂，喉部溃疡减轻，已不吐痰，纳食较前顺畅，但仍须水冲。近日口腔右颊内膜又生一溃疡（1cm×1.5cm），口干口黏，大便先干后稀，舌红少苔，脉细滑。

辨证：阴虚热毒未清。

治法：滋阴清热，解毒利咽。

原方去土贝母、紫地花丁，加麦门冬10g。

仍带方回内蒙古服。先用15剂，若有效原方再服，直至诸症消失。后托来京出差者转告，按嘱连服30余剂，喉疮瘥。

按：患者生活在内蒙古某地，由于嗜食烈酒及羊肉等辛热之物，致使火毒内生，扰及肺胃，引发诸症。火热上攻于咽喉，则生喉疮；灼津炼液生痰，则口干黏，吐黄脓痰，尿黄；喉部溃烂疼痛，吞咽必然困难，故每进食须以水冲下。颜师认为，治疗本案首先要清热解毒利咽，故投以《伤寒论》桔梗汤配青果、银花、公黄、地丁、元参、黄连、土贝母、天花粉等清解利咽之品。其次要凉血活血，因其病发数年，热邪早已入血灼血，必兼血热血瘀，故又配以生地黄、赤芍、丹皮等凉血活血之品。其三是滋阴制阳，因火热久客，势必伤阴，而阴虚不能制阳，又能加重火热炎上。初诊口干黏、脉细，三诊又见舌红少苔等，均为阴虚之兆，故又选能滋阴的生地黄、元参、麦冬等甘寒滋润之品。此外，方中还选用了兼能利湿的公英及功专清利湿浊的茵陈等，意在排除湿浊促进脓痰的早日消除。（颜正华临证验案精选. 学苑出版社，1996）

10. 口疮

毕某，女，55 岁，退休工人。1992 年 8 月 17 日初诊。

素体健康，一月来口疮频发，曾自服黄连上清丸等效果不佳，遂来求治。刻下又伴咽峡痛，口干，饮水多，喜凉食，大便微干，1～2 日一行。察其舌，边尖及口腔黏膜有数个浅红色溃疡，舌苔薄黄；触摸颌下，淋巴结肿大；切其脉，弦而有力。

辨证：火毒内炽，炎上伤津。

治法：泻火解毒，消肿利咽，佐以生津。

处方：金银花 15g，蒲公英 15g，连翘 10g，炒山栀 10g，丹皮 10g，桔梗 10g，天花粉 10g，赤芍 12g，生石膏 30g（打碎，先下），黄连 2g，生甘草 5g，生地黄 15g。3 剂。每日 1 剂，水煎服。

忌食辛辣油腻。

二诊：口腔溃疡好转，大便已不干，唯咽时痛，喜食物凉物，舌尖红，苔薄黄。

处方：上方黄连减为 1g，公英减为 10g，去生石膏、连翘、生地黄，加玄参 12g，紫花地丁、野菊花、青果各 10g。7 剂。

数日后其家人来告，药后病瘥。

按：本案为口疮与咽喉肿痛并发，病因为火毒内炽，炎上伤津。患者自服黄连上清丸，药不对证，故疗效不著。颜师初诊以银花、公英、山栀、生石膏和少量黄连等泻火解毒，赤芍、丹皮清热化瘀消肿，桔梗、生甘草、天花粉、生地黄解毒利咽生津。如此，苦寒清泄而不伤阴，甘寒清润而不敛邪，故收显效。二诊仍咽痛、喜食凉物，乃火毒未尽之象，颜师又去石膏、生地黄、连翘，减黄连、公英之用量，并加紫地丁、野菊、玄参、青果，继续清热解毒，利咽消肿，终收全功。（颜正华临证验案精选.学苑出版社，1996）

11. 口疮

王某，女，27 岁，干部。1993 年 4 月 5 日初诊。

口疮三月，时好时坏。今发月余不愈，此起彼伏，连绵不断。曾服牛黄上清丸等乏效。近日加重，口疮增多，灼热疼痛，影响饮食，遂来求治。刻下舌边尖及上腭有大小不等数个圆形溃疡，表面凹陷，边缘微凸，中心黄白，周边鲜红。口黏而干，至晚尤重。尿黄，大便不干。月经错后，量多色黑有块，此次月经已过一周，腰痛，已带环一年，白带不多。舌红，苔薄白，脉弦滑。无药物过敏史。

辨证：热毒上攻，血热有瘀，兼有阴虚。

治法：清热解毒，凉血化瘀，兼以养阴调经。

处方：金银花 15g，蒲公英 15g，紫花地丁 15g，野菊花

15g，板蓝根 20g，连翘 15g，炒山栀 10g，丹皮 10g，赤芍 12g，丁仙蓖 10g，益母草 15g。7 剂，每日 1 剂，水煎服。

忌食辛辣油腻及鱼腥发物。

二诊（1993 年 9 月 9 日）：服完上方经至，口疮即愈。半月前又发。刻下伴咽痛，口干，有痰，纳佳，尿黄，大便稍干。月经仍错后，一般带经三天，末次月经 8 月 30 日。舌红，苔薄少，脉弦细。

辨证：阴虚血热，火毒上炎。

治法：滋阴凉血，泻火解毒，兼以利咽。

处方：干地黄 18g，丹皮 10g，赤芍 12g，银花 15g，蒲公英 15g，连翘 10g，竹叶 10g，桔梗 10g，生甘草 5g，全瓜蒌 30g。7 剂。

三诊：药尽口疮和咽痛已，大便畅，余症均减。

原方去桔梗，减瓜蒌至 15g。

再进 7 剂诸症悉除。

随访 1 年未发。

按：本案口疮反复发作，现代医学称为复发性口疮。因其病因未清，故无特效疗法。颜师认为从中医理论上讲，多为实热火毒与阴虚火炎两型，但临床实际却非常复杂。单纯的实火或虚火并不多见，而虚实夹杂或兼化证者多见。临床治疗因随证变法，不可胶柱鼓瑟。本案的治疗充分体现了颜师的这一思想。初诊患者见口疮灼热疼痛、尿黄及口干等，为热毒上攻之兆；口疮日久，月经量多，色黑有块，为血热兼瘀之征；口干黏至晚尤重，为阴虚之象；近日口疮加重，月经将至未至又为瘀热交阻之候。颜师以《医宗金鉴》五味消毒饮加减为治，方中重用银花、公英、地丁、野菊花、板蓝根，再配连翘、生甘草，意在清热泻火解毒；以山栀、丹皮、赤芍凉血化瘀解毒；再加干地黄凉血滋阴解毒，益母草活血解毒调经。诸药相合，恰中病机，故药到病除。时隔五月又病发半月，伴见口干，舌红苔少，脉细等症，知患者阴虚加重。证属阴虚血热，火毒上炎，故颜师改以《小儿药证直诀》导赤散加味为治。方中重用干地黄滋阴凉血解毒，并加银花、连翘、公英、竹叶清散热毒，赤芍、丹皮凉血活血，瓜蒌清热通肠，桔梗利咽。如此，火降毒解，阴平阳秘，口疮自愈。（颜正华临证验案精选.学苑出版社，1996）

12. 耳鸣

陈某，男，34 岁。1997 年 10 月 23 日初诊。

头晕、耳鸣如蝉半年，腰酸腿软，乏力倦怠，睡眠不实，纳差，便溏，每日二三行，尿频，舌红苔薄白，舌边有齿痕，脉沉细无力。

西医诊断：神经性耳鸣。

辨证：脾肾两虚。

治法：健脾益肾，宁心安神。

处方：党参 15g，炒白术 12g，陈皮 10g，砂仁 5g（后下），炙远志 10g，炒枣仁 15g，山茱萸 10g，磁石 30g（先下），茯苓 30g，五味子 6g，山药 15g，炒薏苡仁 30g。7 剂，每日 1 剂，水煎服。

二诊（1997 年 11 月 3 日）：耳鸣减轻，睡眠好转，大便每日 1～2 次，舌红苔薄白，脉沉细。上方加石菖蒲 6g，菟丝子 15g，以补肾开窍。

处方：党参 15g，炒白术 12g，陈皮 10g，砂仁 5g（后下），炙远志 10g，炒枣仁 15g，山茱萸 10g，磁石 30g（先下），茯苓

30g, 五味子 6g, 山药 15g, 炒薏苡仁 30g, 石菖蒲 6g, 菟丝子 15g。7 剂, 每日 1 剂, 水煎服。

三诊（1997 年 11 月 20 日）：日间已无耳鸣, 夜晚仍作, 但声音较前低弱而次数减少, 睡眠可, 腰腿酸软感明显减轻, 大便软, 每日一行, 舌微红, 苔薄白, 脉沉细。上方加珍珠母 30g, 去生薏苡仁, 以益阴潜阳。

处方：党参 15g, 炒白术 12g, 陈皮 10g, 砂仁 5g（后下）, 炙远志 10g, 炒酸枣仁 15g, 山茱萸 10g, 磁石 30g（先下）, 茯苓 30g, 五味子 6g, 山药 15g, 珍珠母 30g（先下）, 石菖蒲 6g, 菟丝子 15g。7 剂, 每日 1 剂, 水煎服。

四诊（1997 年 11 月 21 日）：夜间耳鸣已无, 纳食渐增, 二便正常, 劳累后有腰酸感, 舌微红, 苔白薄, 脉沉细。守方继服 7 剂, 隔日 1 剂, 以善其后。另嘱节饮食, 勿过劳, 以防复发。（颜正华临证验案精选. 学苑出版社, 1996）

13. 眩晕

黄某, 男, 39 岁, 职员。

5 年来时发眩晕。平日腰酸, 眠差多梦, 左耳鸣如蝉叫, 听力减退。近日发病, 头目眩晕, 恶心, 呕吐痰水, 不能进食, 脉弱细滑, 苔薄腻水滑。

辨证：肝肾阴虚, 肝阳夹痰, 胃失和降。

治法：急则治其标, 先拟化痰平肝, 降逆和胃。

处方：法半夏 12g, 生姜 10g, 茯苓 30g, 陈皮 10g, 天麻 10g, 白菊花 10g, 刺蒺藜 12g, 生白术 6g, 枳壳 10g。5 剂, 每日 1 剂, 水煎服。

忌食辛辣、油腻及吸烟。

二诊：药尽 5 剂, 眩晕、呕吐止, 渐能进食, 唯腰酸、耳鸣如前，脉弱细，苔白微腻。缓则治其本，更以补肾平肝潜阳之法。

处方：熟地黄 12g，山药 10g，山萸肉 10g，茯苓 15g，泽泻 10g，丹皮 6g，磁石 30g（打碎，后下），柴胡 5g，白芍 12g，五味子 10g（打碎），石菖蒲 6g。6 剂，每日 1 剂，水煎服。

三诊：上方服完后药效平平，唯耳鸣稍减。治宗原法。

上方加白菊花 10g，沙苑子 10g，刺蒺藜 10g。再进 10 剂。先将 10 剂药各煎 3 次去渣，浓缩，加蜂蜜半斤（250g），收膏贮瓶，每日早晚各服一匙，温开水冲服。

3 个月后来告，体质增强，眩晕未发，并嘱再以原方取 10 剂，如前熬膏服用，以善其后。

按：眩晕一证，或因于肝肾亏虚，或因于肝阳化火，或因于痰浊内阻，或数因相兼。此患者平素肝肾亏虚，故见腰酸、耳鸣、眠差多梦等；阴虚肝阳上亢，故时发眩晕。本次发病除见眩晕外又见呕吐痰水，不能进食，当属痰浊内阻，胃失和降所致。患者既然本虚标实，治当补虚固本与镇潜化痰并施。然补虚固本必用甘滋之味，甘滋之味又必滞湿生痰泥膈，不利于痰浊的祛除与胃气的和降。况患者呕恶拒食，症情急迫。鉴此，颜老初诊化痰平肝降逆为治，投小半夏汤合半夏白术天麻汤之剂。服 5 剂后，不但眩晕呕吐止，而且能进食，说明药已中病，胃气已复和降。复诊投以耳聋左慈丸缓图，意在固本。但因患者病久固本不能急于求成，宜守方缓图，故三诊尽管药效平平，颜老仍不改法更方，再以复诊原方加白菊花、沙苑子、刺蒺藜等，熬膏进补，终收全功。（颜正华临证验案精选.学苑出版社，1996）

14. 眩晕

杨某，男，33岁，北京商人。1998年1月1日初诊。

头晕十年，曲运心机，集谋营私，商海奔波，又极力房事，遂致头晕无休，眠差耳鸣，精神不振，膝胫酸软，性事不强，胃脘时作堵胀，大便溏，每日一行，纳食一般，舌淡，苔微黄，脉弦细。

西医诊断：神经衰弱症。

中医诊断：眩晕。

辨证：心、脾、肾三脏俱虚。

治法：心、脾、肾三脏并调。

处方：枸杞子10g，制何首乌15g，党参15g，磁石30g（先下），炒白术12g，茯苓30g，炒枣仁15g，炙远志6g，夜交藤30g，紫苏梗6g，香附10g，陈皮10g。7剂，每日1剂，水煎服。

二诊（1998年1月18日）：心、脾、肾三脏共治，髓海渐充，头晕耳鸣、胫膝酸软俱减。受病已深，治当从长计议，故承原法。

处方：枸杞子10g，制何首乌15g，党参15g，磁石30g（先下），炒白术12g，茯苓30g，炒酸枣仁15g，炙远志6g，夜交藤30g，木香3g，陈皮10g，砂仁5g（后下）。7剂，每日1剂，水煎服。

三诊（1998年1月25日）：诸症渐止，食欲日增，精神日振，睡眠日佳，偶有耳鸣。宜守前法。

处方：枸杞子10g，制何首乌15g，党参15g，磁石30g（先下），党参15g，炒白术12g，茯苓30g，炒酸枣仁15g，炙远志6g，炒白芍12g，木香3g，陈皮10g，砂仁5g（后下）。7剂，

每日 1 剂，水煎服。（颜正华临证验案精选. 学苑出版社，1996）

15. 眩晕

焦某，男，62 岁，退休干部。1992 年 1 月 20 初诊。

头晕、耳鸣半年余，重时晕倒，时而寐差。曾多次求医，疗效不著。刻下伴心慌心悸，气短乏力，劳累后加重，口干，二便正常，舌淡红少苔，脉细弱。既往体健，无药物过敏史。

辨证：气阴两虚，兼虚阳上亢。

治法：益气养阴，潜阳安神。

处方：西洋参 5g（另煎对服），麦冬 10g，五味子 5g（打碎），生地黄 15g，玉竹 15g，阿胶珠 10g，炙甘草 6g，炒枣仁 15g（打碎），生龙牡各 30g（打碎，先下），夜交藤 30g，磁石 30g（打碎，先下）。7 剂，每日 1 剂，水煎温服。

忌食辛辣油腻，宜畅情志，适劳逸。

二诊：头晕、耳鸣基本消失，纳增，眠佳，心慌心悸减轻，口仍干，舌淡红，苔白少，脉细，强弱不匀。

上方加茯苓 20g，远志 6g。再进 10 剂。并嘱其药尽后可续服西洋参生脉液，每次 10mL，每日 2 次，以巩固疗效。

按：颜师认为，本案患者是因气阴两虚，兼虚阳上亢所致。气短乏力，劳累后加重，为气虚之征；口干，舌淡红苔少，脉细弱，是阴虚之兆；气阴两虚，心神失养，故心慌心悸，时而寐差；气虚清阳不升则脑失所养，阴虚阴阳失衡则虚阳上亢，故头晕耳鸣，重时晕倒。颜师用药精当，配伍严谨，方以西洋参、麦冬、五味子、玉竹、生地黄、阿胶珠、炙甘草益气养阴；以生龙骨、生牡蛎、磁石、炒枣仁、夜交藤、远志等平肝潜阳，养心安神。诸药相合，标本兼顾，效专力宏，故仅进十余剂即使缠绵半年之疾得以向愈。（颜正华临证验案精选. 学苑出版社，1996）

二十五、路志正

路志正（1920—），河北藁城人，医学家，中国中医科学院主任医师、教授，全国老中医药专家学术经验继承工作指导老师，"首都国医名师"，国家级非物质文化遗产传统医药项目代表性传承人，首届"国医大师"。

强调脾胃和温病学说。认为脾胃为后天之本，气血生化之源，气机升降的枢纽，人以胃气为本，故治病注重调理脾胃，升降相宜，而顾其润燥，升脾阳，降胃气。他治湿注意宣通三焦气机、湿邪的转化以及甘淡渗湿、清热利湿等，即所谓的"通化渗三法"。

从事中医临床、教学、科研工作 60 余年，擅长中医内科、针灸，对妇科、儿科、外科等亦很有造诣。主编《中医内科急症》《路志正医林集腋》《痹病论治学》《无病到天年》《路氏四季养生经》《中医内科急症》《实用中医风湿病学》。

1. 喉喑（喉肌软化症）

潘某，女，34 岁。1996 年 9 月 23 日初诊。

主诉：咽痛音哑，反复发作 5 年，复发 4 个月余。

现病史：患者 1991 年因感冒引起急性咽喉炎，未予根治，即照旧上课，致每年辄发数次，发时咽喉疼痛、音哑 1 周左右，始逐渐恢复正常。近4个月来，咽喉一直疼痛，音哑，语言难出，先后经数家医院确诊为"喉肌软化症"。曾用抗生素等西药，并用清热解毒、清咽利喉、清燥救肺等中药，效果不仅不显，反出现胸膈窒闷，纳呆脘痞，气短，后背怕冷，体重下降，尤以声音嘶哑，不能讲话，遂来诊。刻下症见：咽喉疼痛，音哑，不能讲话，以笔代口，胸膈窒闷，纳呆脘痞，气短，后背怕冷。舌体胖有齿痕，质淡，苔腻水滑，脉沉细。

治法：温经散寒，涤热利咽。

处方：麻黄附子细辛汤合大黄附子汤、甘草汤化裁。

麻黄1.5g，淡附片3g（先煎），细辛0.3g，生大黄1.5g，青果12g，半夏6g，生甘草3g。2剂，每日1剂，水煎服。

二诊（1996年9月25日）：药后胸膈得舒，背寒已除，声哑好转，少能发音，但仍不能说话。舌体胖有齿痕，质淡，苔腻水滑，脉沉细。为标热得去，阴霾之邪有蠲除之势，肾阳有来复之机，既见小效，守法不更。

上方去大黄，加沙苑子9g以益肾气。14剂，水煎服，每日1剂。

三诊（1996年10月20日）：声哑明显减轻，发音较前稍高，能说简单语言，效不更方，仍以上方14剂，继服。唯经常感冒，乃阳虚所致，予补中益气丸6g，每日两次，先后服8袋。

四诊（1996年11月6日）：外感已解，气短亦轻，说话声音较前清晰，但身倦乏力，腰酸腿软，下肢浮肿，白带多而清稀。舌瘦质淡，苔薄白，脉来沉细尺弱。

治法：温补脾肾，佐以利咽。

处方：党参9g，白术9g，附子3g（先煎），淫羊藿8g，菟丝子 9g，沙苑子 9g，茯苓 15g，山药 9g，玉蝴蝶 6g，蝉蜕 9g。
5 剂，每日 1 剂，水煎服。

针灸：左照海，针 3 分，用烧山火补法；右三阴交，针 8
分；廉泉，斜向舌根，针 1 寸。以平补平泻手法，共 3 针，留
针 5 分钟。为提高疗效，加速愈期，兼予针灸疗法。方中照海
能滋肾利咽，引虚下行；三阴交能补益肝脾肾之经气，经气充
盛则声音可复；廉泉为治失语要穴，取之收效更捷。

五诊（1996 年 11 月 11 日）：声音清晰，说话正常，诸症
向愈，再进上方 5 剂，以资巩固。

追访至 1998 年未见复发。（国医大师验案良方·五官
卷.学苑出版社，2010）

2. 慢喉喑（声带息肉）

王某，男，54 岁。

患者自 1981 年 7 月起语音嘶哑，同年 8 月 24 日，以"咽
部慢性充血，右声带靠前联合处有一透明息肉"而被某院诊为
"慢性咽炎""声带息肉"，并予手术摘除。术后以息肉未尽而症
状依然，此后，于同年 9 月 1 日、10 月 7 日和 11 月 4 日，又
分别以"声带息肉""右声带三分之一下缘又见一息肉""声带
息肉未摘净"，而相继又做了第二、第三、第四次手术。至同年
11 月末，又以"右声带前三分之一处隆起，色淡，余部充血"，
而转请某院中医治疗，服养阴清肺汤加减治疗近月，而症情不
减，遂于 12 月 18 日来我院诊治。患者身高体胖，声微音哑，
若不细听，则难闻其声，面色晦暗，性情烦躁。询知头晕而重，
腰痛腿痛，遇冷尤甚，纳谷一般，时感胃脘胀满，咽喉发紧而
不爽，神疲乏力，阴雨加重，口干烦渴喜饮，晚间睡前饮水量
达一暖瓶（2.5～3kg）之多。舌质淡，苔白滑，脉虚弦而数，

按之软而无力。

治法：润燥解郁，化痰降逆。

处方：启膈散化裁。

郁金 10g，丹参 15g，浙贝母 10g，荷叶 6g，半夏 15g，柴胡 6g，防风 10g，白芷 10g，羌活 10g，独活 10g，茜草 10g，鸡血藤 15g。3 剂，每日 1 剂，水煎服。

按：此患者系脾虚失运，湿邪内停，积饮成疾。痰湿阻滞，气机失畅，清阳不升，津不上承，故烦渴喜饮；而饮多又助长痰湿之邪，加之过服滋阴清热之品，使肺气郁闭，不得宣发，上阻于咽喉，血行不利，则局部红肿充血，声带不能振动，故声哑。本病由于咽喉被湿邪阻滞，气机不畅，使天地之气隔塞不通而成。因此，启动其隔塞，宣发其肺气，佐以活血祛痰，使天地之气畅达，为治疗当务之急。故用启膈散化裁治之。方用郁金行气，以开肺金之郁；防风、白芷、羌独活疏风宣肺，除湿通痹；丹参、茜草、鸡血藤活血补血，消肿通络；浙贝母化痰散结；柴胡、荷叶升发清阳之气；配半夏，以燥湿消痞，下气散结。

复诊：药进 3 剂，语声虽仍嘶哑，但声域较前扩大，自觉咽喉发紧减轻，口干喜饮亦少，为咽喉痹塞有欲解之势。唯头晕而重，胃脘胀满，肢倦乏力，乃脾运未复之征。故顺水行舟。

前方去白芷、茜草、防风、柴胡、荷叶，加茯苓、砂仁，健脾渗湿，调中行气，以复脾阳运化功能；当归、川芎增强补血活血、通经散结之功。

服药 5 剂，每日 1 剂，水煎服。

三诊：晚间说话声音见大，嘶哑大减，但日间如故，而头晕脘胀、腰痛腿痛等症均见轻缓。舌质淡，苔白，脉象弦细。

咽喉隔塞之势虽解，而肺脾气虚，不得上营，故日间声小耳。

治法：健脾益气，补血活血，化痰散结，疏畅气机。

处方：生芪15g，炒苍术15g，桂枝10g，半夏12g，茯苓15g，郁金10g，当归10g，桃仁10g，僵蚕10g，诃子肉5g，络石藤15g。5剂，每日1剂，水煎服。

四诊：患者声音恢复正常，当巩固前效，令继服10剂，停药观察。

追访至今，声带息肉未再发。

按：声带息肉，中医学称"喉息肉""喉中生肉"等。它的病理机制，根据文献记载，多由脾胃蕴热，外受风邪，风热交蒸，日久而致，或以五志化火，或因阴虚火旺，上灼肺金，以致阴血亏损，气血凝滞，循经结于咽喉而成。根据经脉的循行和分布，其病理与手少阳三焦、手太阳小肠、冲、任诸经有关外，还与手太阴肺、足太阴脾、足少阴肾等经脉的关系尤为密切，以肺主喉、脾通咽、肾夹舌本，为声音之根故也。（国医大师验案良方·五官卷.学苑出版社，2010）

3. 梅核气（咽部神经官能症）

田某，男，33岁。1975年3月27日初诊。

病史：咽喉似有物堵塞数年，伴有轻度咳嗽，痰少而质黏稠，平素烦躁易怒，寐差，噩梦纷纭，病由情志不畅、多愁善疑所致。曾多方就医，未发现器质性病变，诊为"神经官能症"。中医以疏肝解郁或养阴清肺治之，初治少效，停药又作。近日进半夏厚朴汤数剂，反增咽干灼痛等症，遂延余诊治。望之咽部充血，色黯红，悬雍垂左缘处有一米粒大小溃疡，呈凹陷状，周围有红晕。舌质红，少苔，脉细数。

治法：清热解毒，养阴利咽，佐以祛痰。

处方：山豆根 10g，木蝴蝶 3g，青果 10g，沙参 10g，蝉衣 3g，薄荷 10g（后下），百合 10g，枇杷叶 12g，前胡 10g，甘草 3g。6 剂，每日 1 剂，水煎服。

药后咽部症状消失，以沙参麦冬汤化裁善后。（国医大师验案良方·五官卷．学苑出版社，2010）

4. 口疮（口腔溃疡）

李某，男，22 岁。2008 年 5 月 21 日初诊。

病史：口腔溃疡 3 年，反复发作，与情绪异常有关。平素易急，口臭，汗出黏而不爽，手背发烫，时头晕，乏力，睡眠差，语迟发音不清，食欲不振，大便不爽。舌质暗红，苔白腻，脉弦细。

治法：疏肝解郁，理脾祛湿。

处方：钩藤 15g，蝉衣 12g，僵蚕 10g，全虫 4g，当归 12g，赤芍 12g，白芍 12g，虎杖 15g，茵陈 12g，八月札 12g，炒枳实 12g，车前草 15g，槐花 8g，甘草 6g。14 剂，每日 1 剂，水煎服。

按：患者平素性情急躁，口疮发作与情绪相关，乃情志内伤，肝郁化火所致，肝郁克脾土，肝热脾湿，循经上扰于口，而发生口疮。服药 14 剂后，口腔溃疡即愈，急躁易怒、睡眠亦好转，既见效机，仍以上方进退 14 剂。（国医大师验案良方·五官卷．学苑出版社，2010）

5. 口疮（口腔溃疡）

徐某，男，42 岁。2007 年 10 月 30 日初诊。

病史：口腔溃疡 11 年。

现病史：11 年来，常发口疮，开始为口唇部，其后为口腔黏膜及舌，逐渐严重。曾用激素治疗缓解约半年，之后用中药治疗，效果不佳。刻下症见：口舌生疮，此起彼伏，疼痛异常，悬雍垂处可见溃疡，进水时疼痛加重，目眵较多，伴有头痛，口不干，纳寐可，大便黏滞不爽，形体偏瘦，口唇内有硬结。舌体偏胖，质暗滞，苔黄腻，脉弦滑。

治法：清利湿热。

处方：半夏泻心汤加减。

五爪龙 20g，炒麦冬 12g，半夏 12g，炮姜 10g，西洋参 10g（先煎），黄连 8g，炒黄芩 10g，焦栀子 8g，生石膏 30g（先煎），炒防风 12g，生薏苡仁 30g，茵陈 12g，升麻 10g，醋香附 10g，甘草 8g。14 剂，每日 1 剂，水煎服。

药后悬雍垂处溃疡即消，余症亦减轻，遂以上方进退，2 个月后口腔溃疡未复发。（国医大师验案良方·五官卷.学苑出版社，2010）

6. 口疮（口腔溃疡）

安某，男，46 岁。2008 年 4 月 9 日初诊。

病史：口腔溃疡反复发作多年。刻下症见：口腔多发溃疡，疼痛，纳呆，胸闷，睡眠不佳，入睡难，易醒，次日头昏沉，每天需服安定药物入睡，有时口黏，口干，饮食、二便正常。舌体胖，舌质红，苔黄腻，脉沉细。

治法：芳香化浊，健脾祛湿。

处方：藿香梗 10g（后下），紫苏梗 10g（后下），佩兰 10g（后下），炒杏仁 9g，炒薏苡仁 30g，厚朴花 12g，姜夏 9g，茵陈 12g，茯苓 30g，黄连 6g，生谷芽 20g，生麦芽 20g，草薢 15g，车前草 15g，益智仁 6g，六一散 20g（包）。14 剂，每日 1 剂，水煎服。

药后口腔溃疡明显减轻，睡眠亦改善，纳食渐佳。

原方去益智仁，加枇杷叶 12g，续进 14 剂，药后口疮即消，随访半年未复发。（国医大师验案良方·五官卷 . 学苑出版社，2010）

7. 口疳（口腔溃疡）

丁某，女，51 岁。2006 年 2 月 21 日初诊。

病史：口腔溃疡伴胸部肩背不适半年。平素工作忙碌，常现口腔溃疡，伴乏力，口干多饮，饮不解渴，胸部肩背不适，睡眠欠佳，形体清瘦，经前带下褐色，大便 1～2 日 1 次。舌略胖，苔薄黄，脉弦细。

治法：健脾益气，清热化湿。

处方：太子参 12g，西洋参 10g（先下），柏子仁 15g，黄精 12g，素馨花 12g，当归 12g，川芎 9g，麦冬 10g，炒白术 12g，茯苓 20g，砂仁 8g（后下），郁金 10g，炒枳实 15g，炒三仙各 10g，胆南星 8g，炙甘草 10g，紫石英 18g（先下）。14 剂，每日 1 剂，水煎服。

按：辨证系劳役思虑过度，致脾运不健，胃失和降，升降悖逆，湿热内盛，引动心火，心脾积热，热灼口舌而形成溃疡，治以调理心脾。药后口腔溃疡未发，诸症均减。即如法调理月余，口疮痊愈。（国医大师验案良方·五官卷 . 学苑出版社，2010）

8. 口疳（口腔溃疡）

赵某，女，36 岁。2007 年 12 月 22 日初诊。

病史：反复口疮，进食水疼痛 7 年。症状时轻时重，曾在某院就诊，使用口炎清颗粒、喷雾剂等治疗，药后暂时缓解，移时复发。平素自感乏力，畏寒怯冷，每于饥饿时胃部胀痛，进食或休息后稍缓，工作压力较大，睡眠欠佳，每于月经前口疮加重，形体偏瘦。舌质暗滞，有瘀点，苔薄白，脉沉细滑。

治法：温中散寒，补脾助运。

处方：竹节参 12g，生白术 15g，砂仁 10g（后下），炮姜 8g，厚朴花 12g，淡附片 3g（先煎），茯苓 30g，娑罗子 10g，黄连 6g，檀香 8g（后下），炒三仙各 12g，当归 12g，炒白芍 12g，醋香附 10g，炙甘草 8g，生姜 2 片，大枣 3 枚。14 剂，每日 1 剂，水煎服。

服药 14 剂后，口腔溃疡未见发作，胃脘胀痛明显好转，唯进冷食后仍胃脘不适，轻度乏力。舌质暗，苔薄白，脉沉细。

二诊：仍以上方出入。生白术改炒白术 15g 以加强温运脾胃之力，淡附片加至 6g，温补脾阳同时作为反佐引虚火下行。

药后溃疡未作，饥饿时胃脘不适症消，嘱其节制饮食，调节情志，劳逸结合，自身调理巩固。（国医大师验案良方·五官卷.学苑出版社，2010）

9. 口疮（口腔溃疡）

马某，女，72 岁。2006 年 1 月 15 日初诊。

病史：口腔溃疡反复发作多年，加重 2 周。2 周来因外感引起咳嗽，咳痰黄稠，胃脘胀满烧灼，恶心，口干苦不欲饮，大便 3 天未解，头晕耳鸣，心烦，夜寐不安。舌胖，质紫暗，苔薄黄，脉滑数。

治法：化痰清热，和胃降浊。

处方：瓜蒌 20g，桃仁 10g，杏仁 10g，枇杷叶 15g，桔梗 10g，紫菀 10g，百部 10g，苏梗 10g（后下），半夏 10g，炒三仙各 10g，佛手 10g，黄芩 10g，鸡内金 6g，炒莱菔子 10g，火麻仁 12g，当归 10g，甘草 6g，蒲公英 12g。14 剂，每日 1 剂，水煎服。

二诊：药后口腔溃疡未发，咳嗽及胃脘灼热减轻，口苦干，偶有恶心，痰黏难出，夜寐多梦，大便不爽。舌胖质暗，苔薄白，脉沉弦小滑。此为肺胃热已减，但余热未净。予竹叶石膏汤加减。

处方：南沙参15g，麦冬10g，生石膏20g（先煎），枇杷叶15g，茵陈10g，焦山栀子3g，黄连5g，石斛10g，生谷芽15g，生麦芽15g，炒枳实12g，大黄炭2g，佛手10g，石见穿12g，蒲公英12g，甘草6g。7剂，每日1剂，水煎服。

药后口腔溃疡未作，余症亦大为减轻，遂以上方再进7剂，诸症悉除。（国医大师验案良方·五官卷.学苑出版社，2010）

10. 口疮（口腔溃疡）

相某，女，23岁。2006年12月9日初诊。

主诉：口腔溃疡10年。

现病史：10年来经常发作口腔溃疡，约每月发1次。伴大便干燥，2～3次一行。刻下症见：左、右侧下唇内黏膜，右侧牙龈处各有一黄豆大小溃疡，溃疡面色白，局部肿而发热，初时晨起疼痛，现疼痛症状消失，纳食可，睡眠安，晨起口气较重，大便干燥，2天一次，量少难解，小腹胀满。舌体胖大，边有齿痕，质淡，苔薄白，脉弦滑。

治法：清热泻火，通腑导滞。

处方：藿香梗10g（后下），紫苏梗10g（后下），防风12g，生石膏30g（先煎），焦山栀子8g，牡丹皮12g，茵陈12g，厚朴12g，生大黄3g（后下），炒薏苡仁15g，炒枳实15g，砂仁6g（后下），当归12g，甘草6g。14剂，每日1剂，水煎服。

服药14剂后，口腔溃疡基本痊愈，小腹胀减轻，口气减轻，大便不成形。舌体稍胖大，舌淡红，尖稍红，苔薄白，脉沉弦小滑。继以上方进退，巩固疗效。（国医大师验案良方·五官卷.学苑出版社，2010）

11. 瘿瘤（甲状腺瘤）

王某，女，47岁。

病史：1977年3月自觉颈部右侧肿起，衣领发紧，局部疼痛，并逐渐增大，经外院诊为"甲状腺瘤"，同位素扫描为"冷结节"，因不愿手术来门诊部求治。刻下症见：颈右肿物如鸡蛋大，皮色不变，触之质硬，活动度差，颈部有下坠、压迫感，兼见纳呆恶心，手臂发麻，咽喉干燥，声音嘶哑，两目昏涩，视物模糊。舌体胖，质红，苔薄，脉沉弦小滑。

治法：疏肝滋肾，散火化痰。

处方：丹栀逍遥散合消瘰丸增减。

当归12g，赤芍药10g，白芍药10g，柴胡6g，茯苓12g，白蒺藜12g，丹参15g，川楝子10g，夏枯草10g，生牡蛎30g（先煎），浙贝母10g，龙胆草10g，珍珠母15g（先煎）。24剂，每日1剂，水煎服。

按：辨其为久病肝肾阴虚，肝失条达，郁火内燔，灼津为痰，郁结成瘤。以肝肾阴虚为本，而痰浊火郁为标。现瘿瘤尚有发展，以痰火内结之证为急，若郁火不散，则痰浊难消，本虚难复。故初以疏肝解郁、散火化痰治其标，抑其瘤，后再调补肝肾固其本。

上方服24剂，全身症状均有好转，头脑清晰，两目清亮，纳食已馨，体质有增，瘿瘤未再发展，且有缩小，但下坠感明显，手臂麻木，声音嘶哑如前，舌质转淡红。今郁火渐散而肝气得舒，故转以软坚化痰消瘤为主。

处方：橘叶 10g，半夏 10g，夏枯草 12g，浙贝母 10g，天竺黄 4.5g，半枝莲 15g，山慈菇 12g，炙鳖甲 12g，生牡蛎 30g（先煎），香附 10g，黛蛤散 12g，水红花子 12g。

服上方八十余剂，历时 4 个月，瘿瘤明显缩小，揪之不起，按之如杏核大，臂麻已除，音哑已无，食眠均转佳。但颈部仍有轻度压迫感，咽喉干燥，症已大减，开始半日工作，转以补肾调肝，固其根本，兼以化痰软坚为治。

处方：桑寄生 15g，川续断 9g，炒知母 9g，炒黄柏 9g，夏枯草 12g，旱莲草 12g，生牡蛎 30g（先煎），女贞子 9g，元参 9g，制首乌 12g，淫羊藿 12g，浙贝母 6g。每日 1 剂，水煎服。

上方间断服用半年，甲状腺肿物已消，颈部已无不适之感，诸症悉除。

随访至今，一直上班工作，未见复发。（国医大师验案良方·外科卷.学苑出版社，2010）

12. 瘿瘤（甲状腺肿瘤、甲状腺功能亢进）

李某，男，47 岁，汽车司机。1982 年 8 月 13 日初诊。

病史：自述 3 个月前无意中触及颈部右侧有鸡蛋大小之肿块，并伴有呃逆、气短、肩背酸沉感，曾在北京某医院做甲状腺扫描，诊为甲状腺瘤（右侧 2cm×3cm 大小），患者因畏惧手术治疗拖延，遂来诊治。刻下症见：颈部肿物，呃逆频作，胸膈满闷，情志抑郁，心烦易怒，纳谷不馨。局部检查：肿块质硬，如鸡蛋大小，不易活动，局部无压痛，皮色如常。脉弦细，舌质淡，边有瘀斑，苔薄白，脉弦细。

治法：清肝解郁，化痰软坚。

处方：橘叶 15g，川芎 6g，夏枯草 15g，薏苡仁 20g，牛蒡子 9g，僵蚕 6g，浙贝母 9g，玄参 12g，生龙牡各 30g（先煎）。

每日 1 剂，水煎服。

二诊：上方连服 1 个月后，颈部肿块明显缩小，呃逆消失，肩背部酸沉感减轻。

处方：前方去僵蚕、牛蒡子，加水红花子 12g，山慈菇 15g，醋三棱 10g，山甲珠 10g，丹参 15g。

继服两月后，经某医院检查，甲状腺扫描恢复正常。

按：瘿瘤之治，与其峻攻，不如渐磨，攻伐太过，反伤肝脾，肝失条达，气焉得舒？脾失健运，痰焉得化？不足愈疾，反致增病。所谓"渐磨"，仍不离乎图本之治。本例先以橘叶、川芎疏肝理气；夏枯草平肝泻火；薏苡仁扶正抑木，理脾祛湿；元参、生龙牡滋阴清热软坚；浙贝、牛蒡子、僵蚕化痰散结。诸药合用，共奏清肝解郁、化痰软坚之功。待机体功能渐渐恢复，已能耐受攻伐之时，再加入山慈菇、醋三棱、山甲等消积散结、活血通络峻猛之品，以渐求全功。欲缓欲急，随机行事，宜补宜攻，灵活而施。正如前人谓薛立斋治病"无急效，无近期，舒缓从容，不劳而病自愈"。余亦仿此意而收效。（国医大师验案良方·外科卷.学苑出版社，2010）

13. 咳嗽

董某，女，40 岁。

一诊：3 个月前外感风邪，恶寒发热，鼻塞流涕，咳嗽痰白，经治 1 周，寒热除，鼻塞流涕消失，唯咳嗽不已，久治无效。

咳嗽即咳声频频，有时咳出少量黏痰后，胸膈略快，昼夜间作，影响工作和生活，睡卧方安。查形瘦神清，面色红润，纳可，二便调。舌淡，苔薄白，脉细，双寸脉小滑。阅前医之方，有以三拗汤、麻杏石甘汤加味从表论治的，有用二陈汤、三子养亲汤加味从痰论治的，亦有按痰热论治施以小陷胸加味者，亦有用疏肝理气法选四逆散加味论治，以及祛风脱敏之蝉衣、僵蚕、地龙等治疗的。血常规、X线胸片均无异常发现，然咳嗽始终不减，按路老治咳思想分析：患者主症是"咳逆"，久咳者，肺体受病，肺气伤也，逆者，肺气上逆，宣降不应，必责之于肺，五行之中，肝木性升，肝气有余，木火刑金，非独降肺而能为功。

治法：甘润益肺。

处方：南沙参15g，麦门冬12g，鲜茅芦根各30g，桃仁9g，杏仁9g，炒苏子9g，玉蝴蝶9g，黛蛤散9g（包煎），炙甘草6g。5剂，水煎服。

早晚空腹服，嘱饮食清淡。

二诊：服药3剂后，咽痒见轻，咳嗽顿缓，痰白黏见少，痰较前容易咯出，欣喜万分，又索前方5剂续服。

三诊：咳嗽很少发作，胸膈畅利，咽部略有不适，偶有轻咳，舌淡红，苔薄，脉细缓，为巩固疗效，上方加五味子9g，5剂。

嘱清淡饮食调养，避免感冒。

半月后随访，咳嗽已愈。（国医大师验案良方·肺系卷.学苑出版社，2010）

14. 鼻衄

周某，女，22岁。1979年7月21日初诊。

病史：鼻出血1周，量多色红，心烦心悸，胸闷气短，苔薄，舌红，脉弦细数。心主血属火，肺主气属金，开窍于鼻，心脉连肺，肺脉贯心。心经蕴热，故现心烦心悸；热灼肺腑，则胸闷气短；热伤血络，迫血妄行则现鼻衄。

治法：泻热凉血。

处方：人黄黄连泻心汤加味。

大黄 3g（后下），黄芩 10g，马尾连 4.5g，白茅根 15g，牛膝 9g。3 剂，每日 1 剂，水煎服。（国医大师经方验案精选 . 学苑出版社，2011）

15. 耳聋、耳鸣（神经性耳聋）

刘某，女，50 岁。2002 年 9 月 20 日初诊。

主诉：耳鸣伴听力下降 4 个月。

现病史：患者 4 个月前无明显诱因突然出现耳鸣、耳聋，于某医院经检查诊断为"神经性耳聋"，经高压氧舱及静点血管扩张剂治疗，耳聋略有改善，但仍觉耳鸣，听力下降，伴头晕头沉，为求中医药治疗而来诊。刻下症见：持续性耳鸣，耳鸣如蝉，左耳听力下降，伴有头晕头沉，周身乏力，腰部酸痛，月经已 3 个月未至，食纳可，夜眠差，二便尚正常。舌红，苔薄黄，脉沉细。

治法：滋肝肾，潜肝阳。

处方：桑寄生 15g，川续断 10g，生山药 15g，制首乌 12g，枸杞子 10g，炒菟丝子 12g，炒蒺藜 10g，僵蚕 8g，淫羊藿 10g，知母 10g，生龙骨 20g（先煎），生牡蛎 20g（先煎），紫石英 15g。7 剂，每日 1 剂，水煎服。

二诊（2002 年 10 月 11 日）：上方服 7 剂后即觉耳鸣减轻，左耳听力上升，又抄上方 7 剂，现觉阵发性耳鸣，头部有堵胀感，纳可，眠差。舌质暗红，苔薄黄，脉沉细。

处方：葛根 12g，蝉蜕 10g，夏枯草 15g，僵蚕 10g，桑寄生 15g，川续断 12g，制首乌 12g，知母 10g，牛膝 12g，生磁石 15g（先煎），胆南星 10g。7 剂，每日 1 剂，水煎服。

三诊（2002年10月18日）：服上方7剂，耳鸣大减，左耳听力明显改善，头部堵闷感明显减轻，睡眠改善，无头晕，纳可，便调，舌质暗红，苔白，脉沉细。继以前方，以巩固疗效。7剂，每日1剂，水煎服。（国医大师验案良方·五官卷.学苑出版社，2010）

16. 眩晕（梅尼埃综合征）

李某，女，43岁。

病史：患者半月前于生气后，晨起突然头晕目眩，闭目难睁，耳鸣如潮，恶心，呕吐绿水，口干酸苦，纳呆腹胀，大便1周未行，小便短赤，下肢浮肿，西医诊断为"梅尼埃综合征"，经治半月无效，由4个人抬至门诊。察其面赤体丰，气息粗大，舌质红，苔黄厚腻，脉滑数有力。

治法：化痰泻火，疏肝降逆。

处方：芩连二陈汤化裁。

黄芩9g，黄连4.5g，清半夏9g，茯苓15g，青皮9g，旋覆花9g（布包），代赭石25g（先煎），黄柏9g，川芎9g，川大黄6g（后下）。4剂，每日1剂，水煎服。

另予牛黄清热散3瓶，早晚各服1.5g。

上方服4剂后，诸症轻减，后宗原方进退，连服十余剂而愈。（国医大师验案良方·心脑卷.学苑出版社，2010）

17. 脑鸣（脑血管痉挛）

程某，女，55岁。1984年11月初诊。

病史：5年前患者不慎跌倒，开始出现头鸣，时轻时重，时作时止。1982年1月被自行车撞倒，头部着地，致头鸣程度加重，尤以夜间较甚，难以入寐，寐则多梦。曾服西药安神、镇静之品，未见缓解。刻下症见：头鸣如蝉，以右侧为烈，不能歇止，夜间尤甚，夜寐难安，伴头晕、耳鸣，听力下降，易生口疮，二便尚调。舌质紫黯有裂纹，苔微黄，脉滑数，右脉细数。

治法：活血通络，安神止鸣。

处方：通窍活血汤加减。

白芷 9g，桃仁 9g，红花 3g，川芎 6g，赤芍药 9g，生龙骨 30g（先煎），生牡蛎 30g（先煎），柴胡 9g，黄芩 9g，生姜 6g，葱白 9g。7 剂，每日 1 剂，水煎服。

二诊：药后脑鸣减轻，偶可停止，头晕耳鸣亦减，夜寐渐增，梦少。既见效机，再以前方进退。

处方：上方加牛膝 12g，蝉衣 10g。

三诊：迭进 7 剂，脑鸣已两日未作，患者欣喜，夜寐亦佳，头晕耳鸣消失。标证虽除，而本当固，继以益肾补髓、滋阴育神之剂善后。

又调治月余，精力充沛，脑鸣若失。（国医大师验案良方·心脑卷．学苑出版社，2010）

18. 眩晕（内耳眩晕症）

黄某，男，40 岁。1974 年 6 月 28 日初诊。

病史：半年来经常头晕目眩，发作时如坐舟车中，须闭目卧床，头部不敢转动，伴有耳鸣、听力减退等症，经某医院诊断为"内耳眩晕症"。服用谷维素、异丙嗪等药，依然如故。近日来眩晕头重加剧，由二人搀扶前来门诊。症见胸闷恶心，纳呆便溏，肢体困倦乏力，面色㿠白，语音低钝，夜寐欠安。舌质淡，苔白滑腻，脉濡滑。

治法：健脾祛湿，温化痰饮。

处方：苓桂术甘汤化裁。

茯苓 9g，桂枝 9g，白术 9g，陈皮 4g，半夏 9g，薏苡仁 12g，党参 12g，黄芩 12g，甘草 3g。6 剂，每日 1 剂，水煎服。

二诊（7 月 6 日）：眩晕大减，诸症亦见轻缓，可自行到医院就诊，唯觉喉中痰多。

处方：原方减黄芩，加胆星 4.5g，竹茹 9g，旋覆花 6g（布包）。4 剂，每日 1 剂，水煎服。

三诊（7 月 15 日）：进药后咳痰量减，眩晕渐平，上方减胆星，再进 6 剂。

1 个月后复诊，除尚感倦怠外，余无不适，此乃痰饮之得蠲，中州脾胃之气尚未全复，遂予健脾益气之剂，嘱服 1 个月，以资巩固。（国医大师验案良方·心脑卷．学苑出版社，2010）

19. 眩晕

贾某，男，55 岁。1983 年 2 月 11 日初诊。

病史：患者眩晕已十余年，经多方诊治，未能根除而来求诊。刻下症见：眩晕时作，时轻时重，重则视物旋转，如坐舟船之中，走路则头重脚轻，低头有欲倒之势，并有心悸，寐差，两目干涩，眼睑肿胀沉重，耳鸣如蝉，脘闷纳呆，恶心嘈杂，咽干口渴欲饮，倦怠乏力，血压较低，经常感冒，二便正常，面形瘦削，色白。舌质暗，苔薄白而腻，脉弦滑小数。

治法：益气升阳，化浊祛湿。

处方：益气聪明汤合玉屏风散化裁。

生黄芪 12g，炒白术 9g，防风 9g，柴胡 5g，升麻 3g，苏叶 6g（后下），僵蚕 6g，厚朴 9g，陈皮 9g，茯苓 9g，白芍药 9g，当归 10g，黄芩 6g。每日 1 剂，水煎服。

方中芪、术甘温益脾胃而健运中气；防风胜湿，且能发越，合升、柴、僵蚕之轻扬，以升发鼓舞胃气，上行头目；并用苏叶、厚朴、陈皮和胃宽中，散满除湿；归、芍等以和血敛阴；少佐黄芩以清中焦湿热。诸药合用，共奏益气升清、化浊祛湿之功。

服上方5剂，头晕、心悸、耳鸣、口干均见减轻，脘部觉舒，纳谷见增。唯仍感头目欠清，看书不能过久。舌质暗红，苔白略腻，脉弦细。既见效机，仍宗前法。前方去厚朴、僵蚕，加谷麦芽以运脾祛湿，生牡蛎以益肾安神。

迭经五诊，眩晕止，湿邪除，唯感肢倦乏力，头脑昏重。舌质淡，苔薄白，脉细弱无力。此乃湿浊已去，中气虚陷，清阳不升之象。遂用补中益气汤加蔓荆子、川芎，又进24剂而愈。（国医大师验案良方·心脑卷.学苑出版社，2010）

20. 眩晕

何某，女，41岁。1974年3月28日初诊。

主诉：头昏脑涨，眼花目暗6年。

现病史：患者平素面青肢凉，神倦乏力，心悸，胸闷，耳鸣不绝，眠差梦多，纳谷不馨，口干不欲饮，眩晕频作，发则头昏脑涨，眼花目暗，恶心呕吐，视物旋转，身体晃动，站立不稳。每次发作需数日才能缓解，久治无效。望其舌淡，苔白，脉细缓。

治法：温阳蠲饮，健脾化湿。

处方：苓桂术甘汤加减。

茯苓15g，桂枝10g，白术15g，甘草4.5g，党参12g，厚朴10g，酸枣仁10g，远志10，泽泻6g，红枣4枚。3剂，每日1剂，水煎服。

上方尽剂，诸症好转，精神渐复。原方又进两剂，诸症大减，仅食欲欠佳，身倦乏力，大便时溏。舌淡，苔白，脉沉缓。

寒湿虽化，脾运未健，拟益气健脾，以杜复萌。

处方：党参15g，白术12g，茯苓15g，甘草5g，陈皮10g，砂仁6g，法半夏10g，焦三仙各12g，莲子肉15g，山药15g，生姜3片，红枣4枚。每日1剂，水煎服。

又进3剂而愈。(国医大师验案良方·心脑卷.学苑出版社，2010)

二十六、高辉远

高辉远（1922—2002），湖北黄冈人。

1958年受业于中医学家蒲辅周先生，长达17年之久。主要著作有《蒲辅周医案》《蒲辅周医疗经验》《中医对儿科传染病的辨证法》。

1. 风温

张某，男，28岁，住某医院。

春二月，患新感，初起恶风头痛，有汗，身发热而酸，口微渴，咳嗽，舌苔薄白，曾服温散之剂2日不解，渴反增，自汗咳嗽，热亦升高。师会诊，其脉浮数，舌苔薄黄。

辨证：风温之证。

治法：宜辛凉轻剂，不须温散，现已由卫及气，当予辛凉，佐以苦甘之意可也。

处方：银花9g，连翘6g，苦桔梗6g，薄荷6g（后下），竹叶9g，杏仁6g，牛蒡子6g，花粉9g，甘草4.5g，鲜芦根18g。

连服2剂后，热退渴止而愈。

按：温病最忌辛温发散。吴鞠通《温病条辨》云："温病忌汗，汗之不唯不解，反生他患。盖病在手经，徒伤足太阳无益，病自口鼻吸受而生，徒发其表亦无益也。"初病风温，法应辛凉平剂，轻宣肺卫，祛邪外出，然前医不识，误辨外感寒邪，反投表散温燥之剂，所以不但无效，反增重其病。本例幸得救误及时，且辨证无差，遂予辛凉平剂，取其银、翘、竹叶、薄荷性凉而质轻，轻清宣透，去除在表之邪热；桔梗、甘草、牛蒡清风热，利咽喉；杏仁以利肺气止咳；芦根、花粉清热生津以止渴。药中病机，故二剂则热退渴止而瘥。（高辉远临证验案精选.学苑出版社，1995）

2. 伤寒

宋某，女，64 岁，退休干部。1990 年 3 月 14 日初诊。

病史：患者发热月余。1 个月前因受凉后，自觉恶寒发热，体温在 37～38℃之间波动。十余日后，体温升高至 39℃多，如是近十日。其间服用"退热药"和"消炎药"，效果不显。后经服用中药柴胡、黄芩、连翘、芦根、葛根、银花、蝉衣等 5 剂，遂转为低热，后虽再服原方，其热仍不退。

特邀高师会诊。其症每日午后 2～7 时潮热，体温 37.4～37.5℃，有时周身肌肉跳痛，微咳无痰，自汗，口渴，喜凉食，纳少，二便调畅。无恶寒及咽痛。既往 2 年前曾因受凉出现过长期低热症状，当时经西医检查未能确诊，服用中药治疗半年多方愈。查其形体适中，舌质红有裂纹，苔薄白，脉数。

处方：苏叶 10g，杏仁 10g，桔梗 10g，前胡 10g，豆豉 10g，薄荷 10g，葛根 10g，升麻 6g，炙甘草 10g，生姜 3 片，大枣 5 枚。

二诊：投药 6 剂，已不咳嗽。近 3 日鼻塞，补诉既往有慢性鼻窦炎，余症仍如前述。

处方：苍耳子 10g，辛夷 10g，柴胡 10g，葛根 10g，豆豉 10g，杏仁 10g，白蔻仁 8g，薏苡仁 15g，地骨皮 10g，白芍

10g，炙甘草5g。

三诊：服上方6剂后鼻塞明显减轻。自按原方又续服12剂，鼻塞症状消失1周。两天来体温正常，周身肌肉跳痛已止。唯觉口渴，喜凉饮，苔薄黄，脉沉数。

处方：生黄芪18g，白术10g，防风8g，杏仁10g，薏苡仁15g，柴胡10g，葛根10g，豆豉10g，地骨皮10g，白芍10g，炙甘草5g。6剂，水煎服。

1个月后患者因他病来诊，告知发热未作，口渴亦除，前病已愈。

按：本例系因感受风寒而发，初宜辛温宣散，达邪外出。反误以一派辛凉苦寒并进之剂，虽折热势于一时，然而邪气留闭，病势缠绵难愈。一诊时见身热，肌肉跳痛，微咳，表邪未尽，且患者年逾花甲，病程已长，不可峻剂发汗，以免过耗正气，宜以轻宣之剂，导引郁闭之邪由表透出。故以苏叶、杏仁、桔梗、前胡解表宣肺；薄荷、升麻、葛根、豆豉微辛微凉之品助辛温之药宣透郁热；姜、枣调和营卫以助发散之力。二诊时病人复感风寒，鼻塞，郁热尚在，以苍耳子、辛夷散风寒，通鼻窍；柴胡、葛根、豆豉解肌透热；三仁宣畅三焦气机，以利达邪；地骨皮、白芍养阴清热；炙甘草调和诸药。三诊时表邪已去，腠理空疏，里热未清，于前方中去苍耳子、辛夷，加入玉屏风散以益气固表，预防复感外邪。口渴喜冷饮，去芳香之白蔻仁。本案特点是因时、因地、因人，将病证、病程、病治统一合参，体现了高师"辨证要准，立法要稳，选方要精，用药要轻"的老年病学术思想，突出了"汗而毋伤""凉而毋凝""治防并举"的特点。（高辉远临证验案精选. 学苑出版社，1995）

3. 鼻鼽

薛某，女，21岁。1991年12月16日初诊。

鼻塞流涕，喷嚏不已，伴咳嗽已3年余，每稍感风寒即发作，经某医院耳鼻喉科诊为过敏性鼻炎、支气管炎，曾服脱敏药物未效，要求中医治疗。症见：形体虚弱，面色苍白，鼻流清涕，喷嚏不绝，恶风自汗，少气懒言，口淡乏味，纳食不振，大便稀溏，每感风寒咳嗽即作。舌淡红，苔薄白，脉虚细无力。

辨证：证脉合参，证属中气虚弱，脾肺不足。

治法：补脾胃肺，调和营卫。

处方：补中益气汤合玉屏风散、桂枝汤化裁。

生黄芪10g，白术10g，防风8g，太子参10g，陈皮6g，升麻3g，柴胡6g，当归6g，桂枝8g，白芍10g，山药12g，炙甘草5g。6剂，水煎服。

药后鼻塞流涕大减，恶风自汗好转，稀溏之便转实，仍口淡无味，纳谷不振，体力不支，舌淡红，苔薄白，脉细软。

宗前旨减去桂枝、白芍，加生三仙各10g。

连进二十余剂，诸症改善，发作甚少，随访至今，一切正常。

按：鼻鼽之病，与今之过敏性鼻炎颇相类似，多属本虚标实之证，与肺、脾、肾之脏关系密切。本例患者系由中气不足，脾肺俱虚，无力御邪，或营卫失调，卫外不固而致。高师谓，针对病机若不补无以扶正祛邪，不祛风无以调补太阴，故方选东垣补中益气汤升阳，玉屏风散补气固表，桂枝汤调整和营卫兼疏风。三方合用，使肺脾双补，气足表固，营卫皆调，诸症俱消。此案足资玩味。（高辉远临证验案精选.学苑出版社，1995）

4. 秋燥（凉燥）

李某，男，31岁。

仲秋患感，初起头痛，恶寒发热，无汗，鼻干而塞，唇干咽燥，咳嗽痰不多，胸胁微痛，前医诊为秋燥，两进清肺润燥之剂，发热恶寒不减，干咳唇燥反甚。特应邀师诊之。右脉微浮，左脉弦紧，舌苔薄白而干。

辨证：此秋燥之属凉燥者，前者认作温燥而用清润之法，故病不解，当用温润，开达上焦，上焦得通，燥邪化汗而解。

治法：宗吴鞠通秋燥胜气论。

处方：杏苏散加减。

苏叶 6g，杏仁 9g，前胡 6g，桔梗 6g，半夏 6g，橘皮 6g，茯苓 9g，瓜蒌壳 6g，甘草 3g，葱白连须 3g，豆豉 12g。

服 2 剂，头痛减，微汗出，不恶寒，微发热，胸胁痛不显，仍咳嗽咽干，脉已弦紧，舌苔薄白。

以原方去葱、豉、加桑叶、枇杷叶各 6g，苏叶易苏梗。再进 2 剂。

三诊时诸症已平，唯余轻度干咳，遂改于清燥清润轻剂，调理而愈。

按：此案乃凉燥为病。古人谓燥属次寒之气即此。何廉臣云："盖燥有凉燥、温燥，上燥、下燥之分。凉燥者，燥之胜气也，治以温润，杏苏散主之。温燥者，燥之复气也，治以清润，清燥救肺汤主之。上燥治气，吴氏桑杏汤主之，下燥治血，滋燥养营汤主之。"此案秋燥之属凉燥者，燥淫所胜，治当温润，然前医不辨，误认温燥，清润之剂，反而恋邪，是以病情有增无减，徒用辛凉甘润无功。所幸救误准确，及时改用温润化汗而解。此案示人，临证辨证准确与否，实在几微之间，医

者当把握病机谨审细察，决不可孟浪为之。（高辉远临证验案精述.学苑出版社，1995）

5. 衄血

罗某，女，38岁，干部。

因出血倾向严重，当地诊治无效，远道来京求治。经各大医院检查，确诊为血小板无力症。曾服用各类西药效果不显，经人举荐，特来高师处诊治。详询病情，自述近2年来无明显诱因出现鼻出血，以后稍碰鼻则常易衄血不止，皮肤也有散在大小不等之瘀斑，月经量亦较多，经期10天以上方净，面色苍白，体质虚弱，疲乏无力，气短懒言，食纳不振。舌质淡，苔薄白，脉细数无力。

辨证：脾不统血，血不归经。

治法：温中健脾，引血归经，佐以养营止血。

处方：理中汤加味。

党参10g，白术10g，炮干姜10g，菟丝子10g，鸡血藤10g，阿胶珠10g，炒丹皮10g，生地黄炭15g，血余炭6g，醋制香附10g。

服7剂药后，出血倾向有所控制，鼻衄减少，气短好转，脉沉细数无力，舌淡苔薄白。病情似有转机，宜原方继进。

又进7剂，鼻衄及全身皮下出血明显好转，本月月经来后经量亦减少，精神稍振，食纳略增，舌淡红，苔薄黄，脉细数稍有力。

原方加焦楂炭8g，再服7剂。

此后，坚持每周来诊，守方不变，历时半年，鼻衄完全控制，皮下出血亦止，月经基本正常，食纳恢复，面色润泽，体质增强。实验室复查结果，血小板计数、出凝血时间、血小板纤维蛋白原含量、血小板 PF_3 等均恢复正常。嘱其回原地调养，并服原方，1 年后停药，恢复正常工作，每年函告未再复发。

按：血小板无力症是由于血小板质地异常引起的出血性疾病，属中医学"血证"范畴。《医宗金鉴》称"大衄"，亦与此病所见之出血倾向颇为吻合，目前西医尚无可靠治疗方法。高师诊治本例患者时，诊断大衄，辨为劳伤，则立法论治亦当为脾损无疑，然而《医宗金鉴》未给大衄立方。因此，高师发前人所未发，补前人所未备，根据"脾统血"的理论，以脾损为主，故以理中汤健脾益气，补虚固本，佐以止血养营治标，标本并治，本固则标安，而出血得止，然劳伤之证，非短暂所能巩固，必须坚持调治 1 年方能康复根治，不仅符合"治病必求其本"之旨，而且体现了辨证论治的灵活运用。（高辉远临证验案精选.学苑出版社，1995）

6. 眩晕

白某，男，48 岁，已婚，干部。1990 年 2 月 7 日初诊。

患者于 1982 年始突感眩晕，耳鸣，听力减退，恶心呕吐，面色苍白，心慌出汗，闭目卧床，不敢翻身，经某医院诊断为内耳性眩晕症，服谷维素及镇静药物后，症状稍有减轻。但 8 年来发作频繁，每 1～2 日发作 1 次，工作受影响。此次因劳累，情志不舒而出现上述症状，遂请高师诊治。观其舌质淡，苔薄白，诊其脉沉滑。

辨证：肝阳上亢，痰湿中阻。

治法：平肝潜阳，燥湿化痰，健脾和胃。

处方：法半夏 10g，白术 10g，天麻 10g，荷叶 10g，茯苓 10g，陈皮 8g，炙甘草 5g，枳实 10g，竹茹 10g，蒺藜 10g，菊花 10g，生龙牡各 10g（先煎）。

7 剂药后，症状减轻。由原来的 1 ～ 2 日发作一次，减为 6 日发作 次。唯感胸闷，憋气，舌脉同前。

原方加菖蒲 10g，远志 10g。

又进 7 剂，自诉本周眩晕未发作，耳鸣缓，听力如常。但仍时有心悸，睡眠欠安，二便正常。舌尖红，苔薄白，脉弦细。

原方加珍珠母 15g。

续服 7 剂，头晕、耳鸣等诸症缓解，精神好，心悸，胸闷，憋气减。观舌正常，脉来缓和，又服 3 剂以巩固疗效。

2 个月后随访，未再复发。

按：本病为内耳病变，系内耳淋巴积水，亦称梅尼埃综合征。其表现为发作性眩晕，耳鸣及波动性听力减退，确切的病因尚不明确。一般认为可能是由于自主神经功能失调引起迷路动脉痉挛，局部缺氧，导致内耳淋巴液产生过多或吸收障碍，引起内耳膜迷路积水。中医学则认为本病属"眩晕"之范畴。《素问·至真要大论》有"诸风掉眩，皆属于肝"等病因论述。《丹溪心法·头眩》则偏主于痰，有"无痰不做眩"的主张，提出"治痰为先"的方法。患者由于劳倦伤脾，健运失司，以致水谷不能化精微，聚湿生痰，痰湿中阻，则清阳不升，浊阴不降，加之气郁化火，使肝阴暗耗，风阳升动，上扰清空，则发为眩晕，故高师用平肝潜阳、燥湿祛痰之法，恰合机宜，其证咸安。（高辉远临证验案精选.学苑出版社，1995）

7. 眩晕

王某，男，40 岁，干部。1991 年 10 月 29 日初诊。

反复眩晕 1 年余，发作 5 天。患者 1 年前开始发病，其间曾犯眩晕 3 次。5 天前因生气又出现头晕目眩，恶心呕吐，转侧尤甚，伴左侧耳鸣，心悸寐差，口苦纳呆，某军区总医院诊断为"梅尼埃综合征""颈椎3、4骨质增生"。经服用中西药物治疗，症状未有好转，特邀高师会诊。观舌质淡红，苔白腻，诊其脉滑数。

辨证：痰浊内阻，清阳不升。

治法：健脾和胃，除痰平眩。

处方：自拟蒺藜定眩汤加减。

法半夏10g，白术10g，天麻10g，茯苓10g，陈皮8g，枳实10g，竹茹10g，蒺藜10g，菊花10g，荷叶10g，生龙牡各15g（先煎），炙甘草5g。

服药6剂，眩晕口苦顿减，恶心呕吐消失，余症同前。再以原方加夜交藤15g。

进7剂得安。

按：此方高师以半夏白术天麻汤合温胆汤变通创拟而成。方中二陈辛苦之药，祛除痰饮，以正本清源；白术甘温运脾化湿；天麻辛温入肝，疗虚风内作而平颠顶之眩晕；枳实、竹茹之寒，降火行痰，清胆胃之热，降胆胃之逆，更加龙骨、牡蛎、蒺藜、菊花平肝息风以镇潜；妙在一味荷叶升清阳，如此清阳得升，浊阴得降，使痰与热俱去，则诸症可愈。经云：诸风掉眩，皆属于肝。古云：无痰不做眩。高师治疗上例验案，既重视了病因的解除，也注意到症状的控制。（高辉远临证验案精选.学苑出版社，1995）

二十七、王绵之

王绵之（1923—2009），江苏省南通人。当代医学家，临床涉及诸科，其辨治耳鼻咽喉疾病颇具特色。

中医世家第19代传人。15岁随父亲王蕴宽学医。19岁正式行医。1947年通过政府考试，获得中医医师证书。1957年在北京中医学院方剂研究室工作，先后任教研室主任、校门诊部主任等，兼光明中药函授学院院长。曾任国家药典委员会中医组组长、国家新药审评委员会中（成）药分会主任、国家自然科学名词审定委员会委员等职。为全国政协委员暨科教文卫体委员会副主任。从事中医医疗、教学、科研60余年。主持首部方剂学教学大纲和教材编写，创建了方剂学科，培养了大批高级中医药人才。

咳喘（咽喉肿痛）

张某，男，10岁。

自出生百日起近10年反复高热咳喘，咽喉肿痛，并伴有淋巴结肿大，且发病频繁，间隔不逾月，每予抗感染治疗暂时缓解。经多家医院确诊为"先天性免疫功能缺陷症"。查淋巴细胞转化率低于正常值，T细胞亚群T_3、T_4、T_4/T_8处于低值状态，T_8高于正常值，尤以NK细胞减低明显。体液免疫指标尚属正常。10 年来，患儿屡次住院，并予多种免疫治疗，效果不显，且病情日渐加重。其家长特慕名请王老诊治。患儿能食而体肥（日食 2.5kg 牛肉，体重 80kg），但不耐劳，甚至坐卜个能自起。常自汗出，大便不正常，或日一行或干而秘，面色淡白，颧微红，唇亦红，舌苔前薄，中部以后紧腻而润，脉弦大而数右寸弱。

治法：健脾益气，补肾填精。

处方：党参 20g，炒白术 12g，茯苓 18g，炒白芍 18g，当归 18g，枸杞子 12g，生熟地黄各 12g，麦冬 12g，牡丹皮 6g，川石斛 12g，玄参 9g，炒杜仲 12g，广木香 2g，火麻仁 12g。水煎服，每日 1 剂。

原法加减，治疗近 1 年，患儿上述诸症未发，食肉大减，形体亦较正常（体重降至 52kg），身高增长 6cm，活动自如，二便调畅，尤其 T 细胞亚群检测各项指标均达到正常范围。王老嘱患儿家属效不更方，以巩固疗效。其后随访 3 年，病未复发，化验指标正常。

按：患儿属先天不足者，肾精亏损，骨髓不充，髓虚精血难以化生。肾精虚损，肾阳不振，不能温煦他脏，使他脏均虚，或脾虚运化失司，肌肉失主，或肺虚卫外不固，失于宣降，故而发热咳喘，咽喉肿痛，不耐疲劳，常自汗出，大便不正。《灵枢·决气》云"中焦受气取汁，变化而赤，是谓血。"故脾为生化气血之源。患儿饮食失调，致使脾气更虚，加之肾虚不能温运脾土，遂致脾气更虚，生化气血功能衰退，导致气血不足。另外脾虚失运，聚湿成痰，加之恣食厚味，伤食生痰，痰湿壅阻，故形体肥胖。盖肾虚可累及于脾，脾病也有损于肾，互为因果，终致脏腑气血阴阳亏损。东垣曾言"脾气一虚，肺气先绝"。所谓"绝",是肺气之源泉匮乏,故肺虚而卫外失职,易受外邪侵袭。频病高热,又促使脏腑气血阴阳再加亏损,临床上便产生了错综复杂之证候。王老狠抓两大根本,健脾益肾,补气填精,调理气血,以扶助正气,促使患儿生理机理恢复,抗病能力增强,终使正胜邪却,疾病痊愈。

二十八、方和谦

方和谦（1923—2009），山东掖县人。当代医家，名医方伯屏之子，方鸣谦之弟。以内科见长，其辨治耳鼻咽喉疾病颇具特色。

自幼随父习医。1942年参加政府主办的中医医师资格考试，获取行医执照。1958年调入北京中医医院任内科医师、教研组组长。1968年任北京朝阳医院中医科主任、主任医师，兼任首都医科大学教授。1998年任中华中医药学会理事，北京中医药学会理事长等。

1. 喉痹（慢性咽炎）

患者，男，37岁。2003年2月23日初诊。

1年来常咽干口苦，鼻干。咳痰量少，色白，纳可，便调，舌质红，苔薄白，脉弦细。

中医诊断：喉痹。

辨证：阴虚火郁。

治法：养阴清热祛火。

处方：沙参麦门冬汤合银翘散加减。

沙参10g，麦冬10g，薄荷5g（后下），玉竹10g，银花10g，石斛6g，百合10g，芦根12g，豆豉10g，白薇15g，丝瓜络 5g，炙甘草 5g。7 剂，每日 1 剂，水煎服。

二诊（2003 年 3 月 2 日）：药后咽干、鼻干减轻，痰多色白，舌质红，舌苔白，脉平。治以清散上焦郁火。

处方：沙参 12g，麦冬 10g，薄荷 5g（后下），玉竹 10g，银花 10g，石斛 6g，苦梗 6g，芦根 12g，牛蒡子 6g，桑叶 5g，丝瓜络 5g，生甘草 6g。7 剂，每日 1 剂，水煎服。

二诊（2003 年 3 月 9 日）：药后舒畅，咽干、咽痛缓解，痰多色白，二便调。

处方：沙参 12g，麦冬 10g，薄荷 5g（后下），玉竹 10g，银花 10g，石斛 6g，苦梗 6g，芦根 12g，牛蒡子 6g，桑叶 5g，丝瓜络 5g，生甘草 6g，竹茹 5g。12 剂，每日 1 剂，水煎服。

（国医大师验案良方.学苑出版社，2010）

2. 咳嗽

患者，女，28 岁。2005 年 8 月 9 日初诊。

1 个月前外感后出现咳嗽，自服抗生素、止咳药疗效不佳。现咳痰色黄，发憋，咽干咽痛，纳可，二便调，舌红苔白，脉缓。

辨证：燥伤肺气，肺失宣降。

治法：宣肺润燥，止咳利咽。

处方：杏苏散化裁。

苏梗 6g，桔梗 10g，杏仁 10g，前胡 10g，陈皮 10g，法半夏 10g，茯苓 12g，炙甘草 10g，薄荷 5g（后下），炙桑皮 12g，炙紫菀 10g，白前 10g，炙百部 10g，荆芥 5g，酒黄芩 3g。7 剂。水煎服，每日 1 剂。

二诊：咳嗽减轻，时咳痰，口干，胸闷，舌红苔白，脉滑。前方去炙百部、荆芥、酒黄芩，加芦根 15g，仍服 7 剂，病愈。

（国医大师验案良方·肺系卷．学苑出版社，2010）

3. 咳嗽

患者，男，20岁。2005年7月12日初诊。

患者咳嗽1个月来诊。平素喜食寒凉、甘甜、辛辣之品。近1个月食生冷后出现咽部不适，咽痒作咳，痰少，曾到西医院就诊，诊断为"咽喉炎"，予抗生素口服效不佳。现仍咽痒，咳嗽，痰少，纳食可，大小便调，咽略红，扁桃体不大，听诊双肺呼吸音清，舌淡，脉缓。

患者平素喜食寒凉之品则伤肺气，多食辛辣之品易生火热之邪，上蒸咽喉，熏灼肺脏，炼津液为痰。由于饮食偏好，使脾脏健运失常，饮食不能化为精微，反而酿成痰浊，阻塞气道，使肺失宣肃出现咳嗽。中医诊断为咳嗽。

辨证：火郁伤津，肺窍不利。

治法：养阴清热，利咽止咳。

处方：北沙参10g，麦门冬10g，苦桔梗10g，丝瓜络6g，板蓝根10g，生炙甘草各5g，玉竹10g，马勃5g，元参6g，生地黄10g，薄荷5g（后下），连翘10g，茯苓10g。7剂，每日1剂，水煎服。

二诊：患者药后咽痒、咳嗽好转，无痰，舌苔薄白，脉缓平，食欲稍差，前方再进7剂而病愈。（国医大师验案良方·肺系卷．学苑出版社，2010）

4. 哮喘

叶某，女，30岁，教师。

半月前偶感风寒，引起咳嗽气喘，经西药治疗后，病情未控制，就诊时仍咳嗽，咳声重浊，咽痒，胸闷憋气，喉中痰鸣，有白痰不易咳出，舌苔白腻，脉略数，听诊双肺背部有少量干鸣音。

辨证：风邪犯肺，肺失清肃。

治法：宣肺化痰，止咳平喘。

处方：止嗽散加减。

荆芥 6g，炙紫菀 10g，白前 10g，炙百部 10g，杏仁 10g，苦桔梗 10g，陈皮 10g，苏梗 6g，鱼腥草 15g，前胡 6g，炙桑皮 15g。每日 1 剂，水煎服。

服药 6 剂后咳嗽憋气已明显减轻，咽不痒，余症减轻。在原方基础上加麻黄 4g，6 剂而愈。（国医大师验案良方·肺系卷.学苑出版社，2010）

5. 哮喘

王某，女，28 岁，工人。

于生气后咳喘发作，发作时胸胁胀满，叹息为快，痰多，心中烦躁，易怒呛咳，咽喉堵塞感，纳差。以往治疗，由于未从此因着手，而疗效总是不满意。此次来方老处就诊。

辨证：肝失条达，气机不畅，浊气上逆。

处方：和肝汤加减。

当归 10g，白芍药 10g，炒白术 10g，柴胡 10g，茯苓 15g，薄荷 6g（后下），炙甘草 10g，党参 10g，苏梗 10g，香附 10g，合欢花 15g，绿萼梅 10g，瓜蒌 15g，炙桑皮 15g，陈皮 10g。4 剂，每日 1 剂，水煎服。

服药 4 天，胸闷憋气、心情郁闷减轻，咳嗽好转，余症均有转机，二诊时效不更方，再进 3 剂，病情平稳，改用中成药调治巩固。以后每因气郁而咳喘发作时，用此方化裁均可获效。（国医大师验案良方·肺系卷.学苑出版社，2010）

6. 梅核气（咽部神经官能症）

杨某，女，55 岁。2005 年 8 月 29 日初诊。

患者无明显诱因出现咽喉异物感半年。患者半年来无明显诱因出现咽喉异物感。在北京朝阳医院做上消化道造影显示胃下垂，喉镜检查正常。现自觉胸闷气短，纳呆，饮水后胀闷感，二便调，舌苔白腻，脉平缓。

诊为梅核气（胃下垂），痰饮阻滞证。脾胃为水谷之海，脾主运化，脾气不足，水饮不能运化，停聚为痰饮，气机不利，上逆于咽喉，故有咽喉异物感。痰饮阻滞气机，则感胸闷气短、纳呆。舌苔白腻，为痰饮内停之征。

辨证：痰饮阻滞证。

治法：理气健脾，化痰除饮。

处方：五苓散加减。

茯苓15g，猪苓10g，泽泻6g，桂枝6g，炒白术10g，陈皮10g，法半夏6g，砂仁5g（后下），莱菔子5g。7剂，每日1剂，水煎服。

患者自诉药后咽堵减轻，纳食好转，仍胸闷气短，舌苔白腻，脉平缓。

处方：茯苓15g，猪苓10g，泽泻6g，桂枝6g，炒白术10g，陈皮10g，法半夏6g，砂仁5g（后下），莱菔子5g，佛手6g，厚朴10g，桔梗6g，丝瓜络6g，焦神曲6g。10剂，每日1剂，水煎服。（国医大师验案良方.学苑出版社，2010）

7. 瘿瘤（甲状腺结节）

侯某，女，43岁。1998年3月12日初诊。

患者发现右颈部硬结5个月。1997年10月5日甲状腺扫描提示"右叶甲状腺冷结节"。自觉颈部不适，无明显触痛，时有胸胁胀闷感，食纳佳，睡眠可，二便调，舌苔薄白，脉平缓。

诊断：右叶甲状腺冷结节。

辨证：气郁痰结证。

治法：理气解郁，化痰散结。

处方：和肝汤加减。

当归 12g，白芍药 12g，白术 9g，柴胡 9g，蒲公英 15g，金银花 15g，连翘 10g，石斛 6g，茯苓 9g，生姜 3g，薄荷 3g（后下），炙甘草 6g，党参 9g，紫苏梗 9g，香附 9g，大枣 4 枚。8 剂，每日 1 剂，水煎服。

二诊（1998 年 4 月 6 日）：服药后舒畅，自觉结节缩小，食纳可，睡眠佳，二便调和。舌苔薄白，脉平缓。继用和肝汤加减。

处方：当归 12g，白芍药 12g，白术 9g，柴胡 9g，蒲公英 15g，金银花 15g，连翘 10g，大瓜蒌 15g，茯苓 9g，生姜 3g，薄荷 3g（后下），炙甘草 6g，党参 9g，紫苏梗 9g，香附 9g，大枣 4 枚。8 剂，每日 1 剂，水煎服。

三诊（1998 年 6 月 29 日）：服药后舒畅，自觉胸胁不舒，食纳佳，二便调。投和肝汤加味。

处方：当归 12g，白芍药 12g，白术 9g，柴胡 9g，茯苓 9g，生姜 3g，薄荷 3g（后下），炙甘草 6g，党参 9g，紫苏梗 9g，香附 9g，大枣 4 枚，郁金 6g，炒谷芽 15g，焦神曲 10g，炒麦芽 10g。8 剂，每日 1 剂，水煎服。

四诊（1998 年 7 月 30 日）：患者已无不适，右甲状腺结节未触及。再投和肝汤加味。

处方：当归 12g，白芍药 12g，白术 9g，柴胡 9g，蒲公英 15g，藿香 15g，佩兰 6g，茯苓 9g，生姜 3g，薄荷 3g（后下），炙甘草 6g，党参 9g，紫苏梗 9g，香附 9g，大枣 4 枚。8 剂，每日 1 剂，水煎服。

后经随访，病愈。

按·瘿瘤之病，多因情志内伤、忧愁思怒或受惊吓，使气机郁滞，经气不畅，津血失于正常循行输布，凝集成痰，痰气壅结于颈部而成。《诸病源候论·瘿候》曰："瘿者由忧恚气结所生。"故治法为理气化痰、消瘿散结，且此原则需贯穿治疗之始终。方老谨守病机，运用和肝汤疏理气机，再加蒲公英、金银花、连翘清热解毒消肿，加瓜蒌化痰宽胸，桔梗理气载药上行。患者坚持服药，达到瘿消病愈的效果，免去手术之苦。（国医大师验案良方·外科卷.学苑出版社，2010）

8. 瘿瘤（甲状腺结节）

袁某，女，40岁。1998年1月8日初诊。

同位素检查提示右甲状腺有一"温结节"。患者自觉颈部发胀饱满感，结节局部轻按压痛，平素易急躁，月经先后不定期，量少色暗，舌质红，薄黄苔，脉弦细，求中药治疗。

处方：拟和肝汤加减。

当归12g，白芍药12g，蒲公英15g，牛蒡子10g，白术9g，柴胡9g，牡丹皮10g，茯苓9g，生姜3g，薄荷3g（后下），炙甘草6g，党参9g，紫苏梗9g，香附9g，大枣4枚。每日1剂，水煎服。

服40剂后，局部触摸结节消失，颈部舒畅。

按：甲状腺结节，中医冠以"瘿瘤"，多见于中青年女性患者，与气血痰的运行不周、郁滞互结密切相关。较长时间的情志不遂，抑郁不舒，气机滞涩，血行不畅，脾失健运，湿邪内生，久而成痰，痰气互结，气滞血瘀，形成结节、肿块结于颈部，则见此病证。治疗的关键为疏肝健脾，理气化痰，活瘀散结。和肝汤调和肝脾，肝疏则气血得畅，脾健则水谷运转正常，

而不会形成痰湿，则结节自然渐消。（国医大师验案良方·外科卷．学苑出版社，2010）

9. 瘿瘤（亚急性甲状腺炎）

患者，女，50 岁。

3 个月来右颈部肿痛，可触及一 1cm×2cm 大小结节。夜间低热，体温在 37～37.7℃之间。汗出烦热，纳便尚可。舌淡红，苔薄白，脉弦平。半月前在我院做甲状腺 B 超，报告为弥漫性炎症，确诊为"亚急性甲状腺炎"，服激素治疗。现仍有低热，症状改善不明显，求治于方老。本病方老诊断属"瘿瘤"。

辨证：热郁上焦，痰凝气结。

治法：清热散结通络。

处方：金银花 15g，连翘 15g，桔梗 10g，橘叶 6g，大瓜蒌 15g，泽兰叶 10g，白芷 3g，当归 6g，陈皮 10g，生甘草 6g，天花粉 10g，蒲公英 10g。10 剂，每日 1 剂，水煎服。

嘱禁食海鲜等发物。

二诊：体温已正常，右颈部仍肿大，疼痛缓解。继服前方加川贝母 5g，20 剂。

三诊：患者右甲状腺结节已消，疼痛偶发。继服前方 10 剂而病愈。

按：亚急性甲状腺炎属中医瘿瘤范畴，但方老没有用治疗瘿瘤的软坚散结的常用治法，而是把其当作疮疡来对待，以仙方活命饮加减。立法独到，疗效独特，令人赞叹！方中金银花、连翘、蒲公英、生甘草清热解毒，白芷疏散外邪，花粉、贝母清热散结，当归、泽兰活血散瘀，瓜蒌、橘叶理气化痰，陈皮理气和中。前后服药 2 月余，获祛毒、散结、消肿、止痛之效。（国医大师验案良方·外科卷．学苑出版社，2010）

二十九、贺普仁

贺普仁（1926—2015），字师牛，号空水，河北涞水人。当代医学家，临床涉及诸科，以针灸见长，其辨治耳鼻咽喉疾病颇具特色。

1940年，投在北京针灸名医牛泽华门下学习。1948年，开设贺普仁中医诊所。1956年，调入北京中医医院针灸科，任针灸科主任达26年之久。1976年在上沃尔特工作期间，为大量患者解除了病痛，为此获得了总统颁发的金质"骑士勋章"，为国家争得了荣誉。"贺氏针灸三通法"理论及其治疗中风病的应用研究获得2008年北京市科学技术奖三等奖。1990年国家授予其"全国名老中医"称号。2008年入选第一批"国家级非物质文化遗产针灸项目代表性传承人"。2008年12月，被授予"首都国医名师"荣誉称号。2009年3月，获得"国医大师"荣誉称号。贺普仁教授对针灸医学最重要的贡献是他创立了"病多气滞，法用三通"的中医病机学说和针灸治疗体系"贺氏针灸三通法"。发明了贺氏火针针具，制定了国家标准火针技术操作规程，研制了贺氏针灸铜人。著有《针灸治痛》《针具针法》《针灸歌赋临床应用》《毫针疗法图解》《火针疗法图解》《三棱针疗法图解》等。

1. 喉痹（扁桃体炎）

杨某，男，40岁。

咽喉肿痛3天。2天前因受凉而致咽喉肿痛，发热，头痛，在外院抗炎对症治疗2天，效果欠佳。症见咽喉部疼痛，乏力，纳差，小便黄，大便2日未行。舌质红，苔薄黄，脉浮弦数。查体：体温37.9℃，双侧扁桃体Ⅰ度肿大。

辨证：外邪内袭，郁热上扰。

取穴：商阳、合谷、内庭、曲池。

刺法：商阳以三棱针放血，余穴用泻法。

针刺后约30分钟，咽喉疼痛明显减轻。

次日复诊，体温36.9℃，咽痛好转。治疗3次，扁桃体肿大消失，一直未再发热。（国医大师验案良方·五官卷.学苑出版社，2010）

2. 鼻鼽（过敏性鼻炎）

郭某，女，23岁。

发作性鼻痒、流涕5年余。5年来经常出现鼻塞、鼻痒、鼻流清涕，秋冬症状加重，春夏有时也发病。诊断为过敏性鼻炎。目前再次发作，纳可，眠安，便调。舌淡红，苔薄白，脉细弦。

辨证：表虚外感。

取穴：大椎、风门、肺俞、百会、上星、印堂、迎香、合谷、胃俞、关元。

刺法：大椎、风门、肺俞火针点刺，2～3分深，余穴平补平泻。头面穴刺入0.3～0.5寸，针尖刺向鼻部，以鼻部有酸胀感为宜。合谷直刺0.5～1寸。背俞穴火针点刺，关元用灸法。每日1次。

治疗 5 次后，鼻痒消失，双鼻通气，流涕明显减少。针刺 20 次后，一切症状消失。1 年后随诊未复发。（国医大师验案良方·五官卷·学苑出版社，2010）

3. 鼻鼽（过敏性鼻炎）

张某，男，42 岁。

鼻塞、鼻痒、流涕 2 年。

2 年来，出现鼻流清涕，鼻塞鼻痒，喷嚏，纳差，腰膝酸软。外院诊断为过敏性鼻炎。舌质淡，苔薄白，脉细。

辨证：肺气不足，脾肾阳虚，复感风寒。

治法：温阳益气，祛风散寒。

取穴：百会、上星、印堂、迎香、合谷、大椎、风门、肺俞、脾俞、肾俞、关元。

刺法：关元用灸法，余穴火针点刺。

治疗 3 个疗程后痊愈。之后，每月灸 1 次，治疗 1 年，以巩固疗效。随访 3 年未复发。（国医大师验案良方·五官卷·学苑出版社，2010）

4. 鼻鼽（过敏性鼻炎）

吴某，男，30 岁，工人。2001 年 3 月 11 日初诊。

主诉：反复发作鼻塞、流涕 1 年余，加重 1 周。

现病史：患者 1 年前开始每于吸入冷空气或灰尘后就会突然出现鼻腔内发痒，继而喷嚏连作，流涕，涕色清，质稀，伴鼻塞、鼻腔干燥，嗅觉暂时减退。患者经常感冒，症状反复发作，曾间断服用鼻炎康、藿胆丸等，未见明显效果，1 周前因感冒而再次出现上述症状。纳可，便调，寐安。

检查：鼻黏膜苍白，有较多清稀分泌物。舌边尖红，苔薄白，脉弦数。

诊断：过敏性鼻炎。

辨证：卫外不固，外感风寒。

治法：宣肺固表，疏散风寒。

取穴：大椎、风门、肺俞、百会、上星、印堂、迎香、合谷、胃俞、关元。

刺法：大椎、风门、肺俞火针点刺，2～3分深，余穴平补平泻。头面穴刺入0.3～0.5寸，针尖刺向鼻部，以鼻部有酸胀感为宜。合谷直刺0.5～1寸。背俞穴火针点刺，关元用灸法。

治疗2次后，鼻腔干燥消失，嗅觉恢复，未出现鼻塞、喷嚏、流涕等症。治疗10次后，鼻黏膜红润，临床痊愈。后因其他疾病而就诊，自言已不易感冒，未再发作鼻塞症状。（国医大师验案良方·五官卷.学苑出版社，2010）

5. 耳聋

赵某，男，53岁。

主因左侧耳鸣、听力逐渐减退2年余于2004年2月就诊。

2年前因工作劳累出现左侧耳鸣如蝉叫，在西医院诊为神经性耳聋，经多种治疗效果不显，且听力逐渐下降，伴头晕、乏力、眠差，舌红，苔薄白，脉细。

辨证：手少阳经气失调，耳窍郁闭。

治法：通调少阳经气，濡养耳窍。

取穴：耳门、液门、中渚、外关、太溪、筑宾。

共治疗20次而愈。（国医大师验案良方·五官卷.学苑出版社，2010）

6. 瘰疬（淋巴结结核）

赵某，男，26岁。

左侧淋巴结肿胀、疼痛3天。3天前开始出现左淋巴结肿胀、疼痛，伴咽部不适，头胀痛，食欲减退，眠可，小便调，大便偏干。咽红，舌边尖红，苔黄略腻。

辨证：邪热内蕴，毒热聚结。

治法：清热解毒，软坚散结。

取穴：曲池。

刺法：以4寸毫针，刺入穴位后将针卧倒，针尖向上沿皮刺入4寸，留针30分钟，每日针刺1次。

治疗过程中，疼痛逐渐减轻，肿胀减退，3次而愈。

按：曲池属手阳明大肠经，其经起于食指桡侧，行于上肢外侧，经肩胛、颈项至鼻旁，可治疗其经脉循行处的病变，所谓"经脉所过，主治所及"。阳明为多气多血之经，气血充盛，加之与手太阴肺经相表里，肺主气，可输布精微，如灌溉雨露，故手阳明大肠经之穴功擅宣气行血，散结逐瘀，化腐生肌。曲池为其合穴，尤以活血散结见长。《类经图翼》云："曲池，主治瘰疬、喉痹、不能言。"贺老常取曲池治疗淋巴结炎、淋巴结核等疾患。针刺时，向上透刺。必要时，可配合肩井穴。肩井为胆经穴，可加强曲池疏通气结、调和气血之功。已故名医王乐亭采用6寸金针曲池透臂臑治疗瘰疬，临床观察治疗200例，取得满意效果。坐位，刺前，沿曲池与臂臑之间的连线，顺经络循行的方向，抚摩皮肤，揉按肌肉，使经络舒展。消毒后，将针尖蘸少许甘油，医生用右手中指、食指夹住针柄，拇指顶住针的尾端，将针尖触及患者曲池穴，使金针与上臂延长线呈45°角，刺入皮下0.5～1cm，然后用拇指、食指握针，缓缓旋转退针至皮下，并将针卧倒，沿皮下透刺，速进缓退，以利进针。针刺时，要将针尖对准臂臑的连线，不可偏移，针体紧贴皮下，深浅适宜。患者会出现发胀和沉重感，可配合刮针柄的方法，以引气、催气。运用捻转补泻法。局部红肿热痛用泻法，局部肿硬无红肿者用补法，针体约旋转180°，隔日治疗1次。《类经图翼》曰："臂臑主治臂痛无力，寒热瘰疬，颈项拘急。""五里主治寒热瘰疬。"《百证赋》云："臂臑，兼五里，能愈瘰疬。"采用透穴的方法，一针可担曲池、五里、臂臑三穴之功，而各穴都有主治瘰疬的功能，故可收速效。（国医大师验案良方·外科卷.学苑出版社，2010）

三十、许建中

许建中（1930—），福建莆田人。当代医家，临床涉及诸科，以呼吸科见长，其辨治耳鼻咽喉疾病颇具特色。

出身于中医世家，曾祖父是清末太医，著有《伤寒斑疹辨证》等书。

1954 年山西医学院本科毕业，参加了 3 年西医离职学习中医班。1978 年组建西苑医院呼吸科，任科主任、研究室主任，曾任中国中医研究院研究生部客座教授，中国中医研究院中西医结合博士、硕士学位评审委员会委员。兼任中国中西医结合学会呼吸专业委员会副主任委员、主任委员及名誉主任委员。主要从事中医、中西医结合临床、科研及教学工作，重点研究中西医结合呼吸病的防治。为第一批全国老中医药专家学术经验继承工作指导老师之一，享受国务政府特殊津贴。荣获部级以上科研成果 4 项，中国中医研究院科技成果 9 项。主编《实用中西医结合哮喘病学》《实用中西医结合诊断治疗学》《呼吸病研究专辑》《哮喘病学》等专著，在国内外发表论文 100余篇。

久咳

钱某，男，48 岁。2011 年 2 月 23 日初诊。

患者鼻炎病史 20 余年，平素体虚易感。3 个月前感冒受凉后出现咳嗽，咳嗽间断发作，每遇受凉或闻到刺激性气味后症状加重，咳嗽夜间尤甚，甚至彻夜咳嗽，不能平卧，影响睡眠，曾在外院查血常规、胸片均未见异常，服用止咳糖浆、复方甘草片，静脉滴注头孢菌素及喹诺酮类等多种抗生素治疗，效果不佳，症状时轻时重，遂求诊于中医。就诊时症见：咽干咽痒，咳嗽，咳少量白痰，不易出，夜间平卧咳嗽加重，咳嗽剧烈时伴有呕逆，影响睡眠，易汗出，晨起喷嚏，有清涕，纳食可，二便调。舌淡苔薄白，边有齿痕，脉弦细。在我院行气道激发试验检查（醋甲胆碱）示阳性。

治法：宣肺止咳，益气固表。

处方：止咳方合玉屏风散。

生黄芪 20g，防风 15g，炒白术 12g，生地黄 15g，百合 15g，麻黄 10g，杏仁 10g，前胡 15g，紫菀 15g，款冬花 15g，浙贝母 20g，板蓝根 20g。7 剂，水煎服，每日 1 剂。

二诊：2011 年 3 月 2 日。服上方 3 剂后咳嗽较前明显减轻，咽干咽痒症状缓解，夜间可安静入睡，睡前偶有咳嗽，白天闻到异味后仍有咳嗽，自觉口干渴，遂于上方加天冬 12g，麦冬 12g，再服 7 剂。

后电话随访，患者基本不咳，病已告痊。

按：本案患者素有鼻炎，平素体虚易感，为肺气虚、卫表不固体质，体虚则自汗，虚人易感受外邪，外邪犯肺，肺气上逆，而咳嗽不止。患者体质虚弱，外邪反复侵犯，留恋于肺，久咳不止。许老治疗久咳时尤其重视健脾补肺，正所谓脾不伤不久咳，故用玉屏风散益气固表止汗。配合止咳方，用麻黄、杏仁疏风宣肺，前胡、紫菀、款冬花、浙贝母润肺止咳，患者咽干咽痒，咳痰少不易出，加百合、生地黄养阴润肺，板蓝根解毒利咽。（中国中医科学院名医名家学术传薪集.人民卫生出版社，2015）

三十一、庄国康

庄国康（1932—）。当代医学家，临床涉及诸科，以皮肤科见长，其辨治耳鼻咽喉疾病颇具特色。

1956年毕业于北京大学医学院医疗系，同年到中国中医研究院广安门医院皮肤科工作。1959～1961年在卫生部西医学习中医班学习，1978～1994担任中国中医研究院广安门医院皮肤科主任。曾任全国中西医结合学会皮肤性病委员会副主任委员（四届），卫生部药品审评委员会委员（三届）。享受国务院政府特殊津贴。曾经参编或主编《疮疡外用本草》《中药中毒与临床戒酒》《朱仁康临床经验集》《中医皮肤病临床便览》《中医外科学》《皮肤病研究》《外科学》《中西医结合全书》等专著，发表学术论文及各种文章50余篇。荣获院级科研二等奖2项，院级科研三等奖2项，卫生部科技成果二等奖1项。

唇风（剥脱性唇炎）

某男，7岁。1999年3月10日初诊。

家长代诉其口唇干裂，疼痛不适2月余，平时有舔唇习惯，食欲不佳，挑食，大便干燥，2～3日一行。检查：上、下唇黏膜干燥脱屑，有细小裂口，并延及唇周皮肤，红斑脱屑，边界清楚。舌红少苔，脉细数。

西医诊断：剥脱性唇炎。

中医诊断：唇风，证属脾湿不运，胃阴不足。

治法：健脾燥湿，和胃生津。

处方：陈皮 10g，炒白术 10g，茯苓 10g，生地黄 15g，苍术 6g，厚朴 6g，炙甘草 6g，太子参 6g，麦冬 6g，元参 6g，石斛 6g。水煎服，每日 1 剂。

配合外用止痒润肤霜。

用药 7 天复诊，症状明显减轻，守方调治 21 天而愈。[庄国康，高炳爱.庄国康从调理脾胃功能入手治疗口周皮肤病 4 例报告.实用中医内科杂志 2013，27（17）：1]

三十二、卢　志

卢志（1936—），北京人。主任医师，临床以治疗肾病、儿科疾病见长，其辨治耳鼻咽喉疾病颇具特色。

1964年毕业于北京中医学院（现北京中医药大学），毕业后分配到黑龙江省祖国医药研究所（现黑龙江省中医研究院），从事中医内科、儿科临床及科研工作，1980年晋升主治医师、助理研究员。1985年调到中国中医研究院广安门医院，从事儿科临床、科研及教学工作，1985年晋升为副主任医师，1990年晋升为主任医师。从事中医临床、科研及教学工作40余年。在国内期刊上发表论文20余篇，著作10余部。

1. 乳蛾（化脓性扁桃体炎）

董某，男，5岁。2014年7月22日初诊。

主诉：高热3天（体温39.3℃）。

现病史：患者于3天前无明显诱因出现高热，体温39.3℃，伴咳嗽、咽痛、鼻塞。刻诊：咽痛，喉赤，吞咽困难，伴发热，咳嗽，恶寒。舌红，苔薄黄，脉数。

治法：疏风清热，凉血解毒。

处方：普济消毒饮加减。

黄芩9g，黄连3g，牛蒡子9g，玄参12g，甘草3g，桔梗

6g，板蓝根 9g，连翘 9g，陈皮 6g，薄荷 6g（后下），僵蚕 9g，夏枯草 9g，青蒿 9g，公英 9g。7 剂，水煎服，每日 1 剂，分早晚分服。

二诊（2014 年 7 月 27 日）：身热已退，稍有咳嗽，扁桃体红肿消退，精神好转，纳食增加，小便不黄，大便调。舌淡红，苔薄白，脉数。

服上方后风热毒邪已清，但仍有余邪，故肺气不清而见咳嗽，故仍效前法疏风解毒，同时热病容易伤阴，当益脾胃之阴，祛邪而不忘扶正。

前方加石斛 15g，麦冬 9g。连服 7 剂后疾病告愈，随访未见复发。

按：《疡科心得集·辨喉蛾喉痛论》云："夫风温客热，首先犯肺，化火循经，上逆入络，结聚咽喉，肿如蚕蛾。"言明本病的主要病因病机，为风热毒邪外侵所致。同时咽喉为胃之系，《诸病源候论·喉咽肿痛候》云："喉咽者，脾胃之候也，气所上下。脾胃积热，热气上冲，则咽喉肿痛。"小儿脾常不足，饮食不节，易致积滞为患，故脾胃积热亦为本病的病机之一，且贯穿本病始终。前期应以疏风解毒为主，后期兼顾脾胃，祛邪同时安正。（中国中医科学院名医名家学术传薪集.人民卫生出版社，2015）

2. 口疮（口腔溃疡）

王某，男，11 岁。2014 年 4 月 13 日初诊。

主诉：反复口腔溃疡 1 个月余。

现病史：患者于 1 个月前无明显诱因出现反复口腔溃疡，曾口服口炎清颗粒、点舌丸，外用双料喉风散等药物治疗，均未见明显好转，口腔溃疡反复发作。现为求进一步诊治，就诊于我科。检查：舌红，苔黄微腻，脉滑数。

治法：疏风清热。

处方：银翘散加减。

金银花 9g，连翘 9g，荆芥 9g，防风 9g，黄芩 9g，炒栀子 6g，玄参 12g，麦冬 9g，生地黄 15g，天花粉 9g，牡丹皮 9g，白芍 9g，浙贝母 9g，薄荷 6g（后下），桔梗 6g，甘草 3g。7 剂，水煎服，每日 1 剂，分早晚分服。

二诊（2014 年 4 月 20 日）：服药后，咳嗽、流涕消失，口腔溃疡又作，舌咽疼痛。舌红，苔黄，脉数。

小儿脾常不足，饮食不能自节，过食肥甘辛辣煎炸之品，致心脾蕴热，心火上炎，熏蒸口舌而致口疮。口腔溃疡，饮食困难，口干欲饮，小便短黄，舌尖红，脉数等均为心火上炎之象。据症舌脉，四诊合参，辨病为"口疮"。

治法：清心泄热，凉血解毒。

处方：普济消毒饮加减。

黄芩 9g，黄连 3g，牛蒡子 9g，玄参 12g，甘草 3g，桔梗 6g，板蓝根 9g，连翘 9g，陈皮 6g，薄荷 6g（后下），僵蚕 9g，夏枯草 9g，紫花地丁 9g。7 剂，水煎服，每日 1 剂，分早晚分服。

三诊（2014 年 4 月 27 日）：口腔溃疡明显好转，但仍有小片溃疡。舌淡红，苔花剥，脉细数。

热病易伤阴，且小儿为"纯阳之体"，阴津不足。口疮之病理因素为火热，而火热易耗阴液，故其病情演变，必须重视气阴的消长。患儿口腔溃疡反复不愈，伤及气阴，而致气阴两虚。

治法：养阴清热。

处方：沙参麦冬汤加减。

天花粉 9g，石斛 15g，麦冬 15g，玄参 9g，生地黄 15g，当归 9g，白芍 9g，牡丹皮 9g，浙贝母 9g，薄荷 6g（后下），甘草 3g，黄芩 9g，神曲 9g，桔梗 6g，板蓝根 9g，橘红 6g。

连服 7 剂后疾病告愈，随访未见复发。

按：患儿反复口腔溃疡为心脾素有积热所致，由于外感风热之邪，引动二经积热，而为口疮，故前法以疏散风热，以银翘散加减为主。再诊时，外热已清，而火热之邪内盛，法当清心泄热，泻火解毒，方以普济消毒饮加减。热病易伤阴，且小儿为"纯阳之体"，阴津不足，口疮之病理因素为火热，而火热易耗阴液，故其病情演变，必须重视气阴的消长。患儿口腔溃疡反复不愈，伤及气阴，而致气阴两虚，法当养阴清热，方予沙参麦冬汤加减。在疾病治疗过程中，明确病情的发展、转归，有助于准确把握病机，辨证施治。（中国中医科学院名医名家学术传薪集.人民卫生出版社，2015）

三十三、张贻芳

张贻芳（1936—），长春市人。当代医家，临床以内科见长，其辨治耳鼻咽喉疾病颇具特色。

1959年毕业于大连医科大学医疗系，同年到中国中医研究院工作。参加了卫生部西医离职学习中医班，之后到中国中医研究院西苑医院内科工作。现任中央保健委员会会诊专家、主任医师。曾任中国中医研究院西苑医院副院长、中华中医药学会内科分会呼吸病专业委员会副主任委员。享受国务院政府特殊津贴。主持和参加多项国家及省部级课题。发表论文多篇。参与编写《临床中医内科学》《今日中医内科学》《中国当代中医专家荟萃》《中医内科疾病名称规范研究》等专著。

痰核（非霍奇金淋巴瘤）

胡某，男，63岁。2013年11月28日初诊。

主诉：发现双颌下长多个包块7天。

现病史：患者于7天前因不明原因出现双侧颌下长多个包块，右侧大者直径3cm，小的如黄豆大，左侧稍小如花生大。到朝阳区双龙医院就诊，做B超示双侧颌下低回声结节待查，11月22日淋巴结穿刺病理诊断考虑为非霍奇金淋巴瘤。刻下：双颌下淋巴结肿大，有轻压痛，盗汗，神疲乏力。体检：一般情况可，双侧颌下可触及肿大淋巴结，大小不均，大者直径3cm，小者如花生米大，质韧，有轻压痛，心肺（﹣），舌微暗，苔薄白，脉弦小滑。

治法：理气活血，化痰散结。

处方：柴芍参浮汤。

柴胡 12g，赤芍 12g，当归 12g，丹皮 12g，栀子 12g，海蛤壳 20g，海浮石 20g，皂角刺 15g，王不留行 15g，生牡蛎 30g（先煎），生龙骨 30g（先煎），桃仁 10g，丹参 20g，黄芩 12g，黄连 10g。7 剂，水煎服，每日 1 剂。

二诊（2013 年 12 月 5 日）：病情明显好转，药后右侧淋巴瘤缩小到栗子大小，左颌下淋巴结缩小到豌豆大，盗汗、疲倦感减轻。舌淡红，苔薄白，脉弦小。

处方：柴芍参浮汤加减。上方加生黄芪 20g，女贞子 20g，防风 10g，白术 12g。7 剂，水煎服，每日 1 剂。

中成药：小金丸 11 盒，每次 3 瓶，每日 3 次，口服。

三诊（2013 年 12 月 12 日）：右侧淋巴瘤缩小到花生米大小，左侧大者如豌豆，口臭，鼻塞，口疮，咽干，盗汗。11 月 28 日中国医学科学院肿瘤医院病理诊断为非特异性外周 T 细胞淋巴瘤。舌暗红，苔白腻，脉弦小。

处方：贞芪四君子汤加味。

赤芍 12g，川芎 10g，当归 12g，海蛤壳 20g（先煎），海浮石 20g，皂角刺 15g，王不留行 12g，百合 12g，知母 12g，生龙骨 30g（先煎），生牡蛎 30g（先煎），栀子 10g，黄芩 12g，桔梗 12g，生黄芪 15g，女贞子 15g，生地黄 15g。7 剂，水煎服，每日 1 剂。

中成药小金丸继服。

四诊（2014年1月9日）：病情好转。近十天到西医医院化疗（环磷酰胺＋长春新碱＋阿霉素＋依托泊苷＋泼尼松），未服中药，现化疗一疗程结束，乏力盗汗，眠差，便可。舌淡苔白，脉弦细。

处方：贞芪四君子汤加味。

赤芍12g，川芎10g，当归15g，党参10g，海浮石20g，皂角刺15g，王不留行12g，茯苓15g，白术12g，海蛤壳20g（先煎），生牡蛎30g（先煎），半枝莲15g，白花蛇舌草15g，生黄芪15g，女贞子15g，生地黄15g。7剂，水煎服，每日1剂。

五诊（2014年1月23日）：病情好转。淋巴瘤继续缩小，1周前又进行第二疗程化疗，现在白细胞下降，最低 $2.2 \times 10^9/L$，全身乏力，睡眠差，纳食尚可，舌微暗，苔薄白，脉弦小。

处方：贞芪八珍汤加减。

生黄芪20g，砂仁10g，女贞子20g，党参12g，白术12g，茯苓15g，甘草6g，木香10g，当归12g，赤芍10g，生地黄15g，川芎10g，皂角刺12g，王不留行15g，白花蛇舌草30g，半枝莲30g，大枣15g。14剂，水煎服，每日1剂。

中成药小金丸继服；百令胶囊6盒，每次5粒，每日3次，口服；贞芪扶正颗粒5盒，每次1袋，每日3次，口服。

按：本病经病理诊断为淋巴瘤，西医化疗后副作用较大，外周血白细胞计数减少。张老师辨证属于气虚气滞、痰瘀阻滞，治法扶正祛邪并举，以扶正为主，初期正虚不甚，偏于理气化痰，后期因为化疗损伤气血，故重在扶正，补气养血，调补肝肾脾胃。喜用贞芪扶正颗粒、小金丸、八珍汤、香砂六君子汤、贞芪六君子汤等，疏肝理气用柴胡、赤芍、川芎、百合等，散结消瘤加山慈菇、王不留行、皂角刺、海蛤壳、海浮石、赤芍、半枝莲等约，经2个月治疗，肿大淋巴结明显缩小，病情好转。（中国中医科学院名医名家学术传薪集．人民卫生出版社，2015）

三十四、薛伯寿

薛伯寿（1936—），江苏泰兴人。

师从蒲辅周，善治内伤杂病。继承先师蒲辅周治疗外感病必先岁气，重视节候，融会贯通伤寒和温病学说的学术思想。

整理编写《蒲辅周医案》《蒲辅周医疗经验》，参与编写《中医证候鉴别诊断学》《医论医话荟要》。

眩晕

黄某，女，39岁。2003年10月14日初诊。

主诉：反复头晕、头痛1年余，加重1周。

现病史：1年前出现头痛，头晕，恶心欲吐，烦躁，经常反复发作，甚时不能正常工作，1周犯3～4次，多次测血压均在正常范围，多方检查无异常发现，西医诊断为神经官能症。曾服中药30余剂未效，仍反复发作，近1周发作频繁。现症：头晕，左侧偏头痛，恶心，泛吐清水，阵发性耳鸣，天旋地转，如坐舟车，犯病时手足冰凉，入睡难，噩梦纷纭，无寒热，汗不多，大便调，小便常。舌淡红，苔薄白，脉沉弦。

中医诊断：眩晕。

辨证：肝胃虚寒，浊气上逆。

治法：温中补虚，降逆止呕。

处方：吴茱萸 10g，党参 12g，生姜 5 片，大枣 16 枚。4 剂。

2004 年 5 月 11 日：诉药后七个月未犯病。最近因心情不畅头晕，目眩又作，伴恶心，胃泛清水甚多，口中有酸苦味，耳鸣，手足冷，舌淡苔薄，舌尖略红，脉沉弦。

上方加黄连 2g，药进 6 剂，诸症皆消。

按："食谷欲呕，属阳明也，吴茱萸汤主之。""干呕，吐涎沫，头痛，烦躁欲死者，吴茱萸汤主之。"头痛，恶心，泛吐清水，犯病时手足冰凉，证属肝胃虚寒，浊气上逆。方用吴茱萸辛苦温为主药，以调肝温胃，降逆止呕，配以生姜辛温散寒止呕，党参大枣补虚和中。薛师善用经方，药虽四味，辨证准确，故而显效。二诊加少量黄连清心平肝，取效亦速。（中国中医科学院名医名家学术传薪集.人民卫生出版社，2015）

三十五、朴炳奎

朴炳奎（1937—），朝鲜族，吉林省梅河口市人。当代医学家，临床以治肿瘤病见长，其辨治耳鼻咽喉疾病颇具特色。

1959年8月毕业于大连医学院医疗系，1959～1962年在卫生部第三届西医离职学习中医班学习。曾在西苑医院从事神经、消化系统疾病针灸治疗及糖尿病中医临床科研工作数年，于1975年7月转入广安门医院余桂清教授等创建的中西医结合肿瘤科，1984年5月～1999年5月担任肿瘤科主任。致力于肿瘤病研究，以扶正培本为基础，以活血化瘀、清热解毒相配合。曾任中国中医研究院首席研究员、全国肿瘤医疗中心主任、主任医师、博士生导师、博士后流动站导师。享受国务院政府特殊津贴。他一贯主张以传统中医药理论为指导，在肿瘤综合治疗中搞好中西医结合，找准中医药应有的位置，发挥中医药的特色和优势。主持国家级课题多项。先后出版《东洋医学入门》（日文版）、《中医诊疗常规》等学术论著10部，发表"中医药增强机体抗癌能力与抗转移的分子生物学研究""中西医结合治疗肿瘤的成绩与展望"等学术论文50余篇。

喉癌

患者，男，79岁，2012年11月21日初诊。

主诉：乏力3周。

现病史：患者于2010年6月无明显诱因出现咳嗽，咯血，就诊于某院，诊断为喉癌，遂于该院行咽喉肿物切除术，术后病理提示鳞癌。因患者年事已高，身体状况较差，术后未行放化疗。此次于3周前出现明显乏力。血常规检查：白细胞计数8.17×10^9/L，红细胞计数2.24×10^{12}/L，血红蛋白79g/L，血小板计数114×10^9/L。血液检查：可见可疑原始细胞。胸部CT检查：右肺下叶背段可见小结节，大小约为1.4cm×1.3cm。既往有糖尿病史18年，心动过速，房颤10年。此次为求进一步中医药治疗前来就诊。现症见：乏力，眩晕，咽干，无咳嗽，无咯痰，偶有鼻衄，腰膝酸痛，纳差，眠可，二便尚可，舌质淡红，苔黄，脉细弱结代。

西医诊断：喉癌术后，贫血，右肺占位。

中医诊断：喉菌，虚劳。

辨证：脾肾双亏，气血不足。

治法：健脾益肾，补气养血，解毒抗癌。

处方：八珍汤加减。

黄芪30g，太子参15g，炒白术15g，茯苓15g，当归12g，生地黄15g，炒白芍12g，川芎15g，肉桂5g，草河车15g，仙鹤草15g，陈皮9g，龙葵15g，炒三仙30g，甘草6g。14剂，每日1剂，水煎服。

配合口服贞芪扶正胶囊。

患者每月复诊2次，初期治疗以健脾益肾、扶正培元为主，而使患者正气渐复，之后酌加抗癌解毒之品，同时口服西黄解毒胶囊，每次 0.5g，每日 3 次。患者 3 个月复查 1 次，右肺结节未见增大，一般状况良好，目前继续维持治疗中。[王兵，侯炜，赵彪，等 . 朴炳奎教授治疗喉癌经验探析 . 世界中西医结合杂志，2013，8（8）:768-771]

三十六、孙桂芝

孙桂芝（1937—），山东省淄博市人。当代医学家，临床以肿瘤科见长，其辨治耳鼻咽喉疾病颇具特色。

1964年8月毕业于山东医学院（山东医科大学）医疗系，被分配到山东青岛医学院病理生理教研室任教。1971年调到中国中医研究院广安门医院肿瘤科工作至今。1972～1973年在中国医学科学院肿瘤医院内科进修。1973～1975年参加全国第二届西医离职学习中医班学习。1975年在河北磁县进行食管癌普查，进行了大量的食管癌的防治研究。1978年晋升为主治医师，1985年晋升为副主任医师，并担任硕士生导师，肿瘤科行政副主任。在余桂清、张代钊等肿瘤专家的指导下，作为主要完成人进行了国家"六五"中医肿瘤攻关课题的实验研究，其有效方之一定名为扶正冲剂（健脾益肾）。1990年晋升为主任医师，1993年被聘为中国中医研究院研究生部客座教授，享受国务院政府特殊津贴，同时被聘为国家保健局会诊专家，承担保健工作。主持国家级课题多项。主编与合编了《常见肿瘤诊治指南》《中西医结合治疗癌症有效病例选》《中西医结合防治肿瘤》《实用中西医结合诊断治疗学》《中医肿瘤学》《百科全书·中医内科学》等专著。撰写了"健脾益肾冲剂治疗晚期胃癌 669 例扶正作用的临床与实验研究""扶正防癌口服液合并化疗治疗中晚期胃肠癌 277 例临床及实验研究""养胃抗瘤冲剂治疗中晚期带瘤胃癌 315 例疗效观察""中西医结合治疗Ⅱ期大肠癌提高疗效分析"等 40 余篇论文。

1. 霍奇金淋巴瘤

关某，男，20 岁，黑龙江人。2010 年 12 月 12 日初诊。

纵隔、颈部霍奇金淋巴瘤发现 9 个月，化疗 8 周期，放疗 1 次。症见：口干，一般情况可，咳嗽，舌暗，苔黑黄腻，脉沉细。

辨证：湿热内蕴。

处方：三仁汤合知柏地黄丸化裁。

白豆蔻 10g，杏仁 10g，姜厚朴 15g，生薏苡仁 15g，清半夏 10g，淡竹叶 10g，知母 10g，黄柏 10g，生地黄 12g，山萸肉 10g，山药 20g，土茯苓 30g，生蒲黄 10g，露蜂房 5g，石斛 15g，天花粉 10g，穿山甲 10g，醋鳖甲 15g，代赭石 15g，鸡内金 30g，生麦芽 30g，佛手 10g，重楼 15g，生甘草 10g。45 剂，水煎服，2 日服用一剂。每剂药连煎两次，对成 400mL 浓汁，分成四份，每日早、晚各服一次，每次 100mL。

中成药：小金胶囊，每次 1.8g（6 粒），口服，每日 2 次。

按：孙师辨治恶性淋巴瘤，从益肾扶正入手，而患者舌苔黑黄而腻，属湿热内蕴之象，故以三仁汤清化湿热，加知柏地黄丸滋肾扶正，同时予金麦代赭汤、佛手等调理胃气。

2011 年 2 月 25 日复诊：纵隔、颈部霍奇金淋巴瘤发现 11 个月，化疗 8 周期，放疗 20 次。症见：口干，一般情况可，舌淡胖，苔腻，脉沉细。续以三仁汤合麦味地黄丸化裁。

处方：白豆蔻 10g，杏仁 10g，姜厚朴 15g，生薏苡仁 15g，

清半夏 10g，淡竹叶 10g，橘皮 10g，太子参 15g，炒白术 15g，
土茯苓 30g，麦冬 12g，五味子 10g，生地黄 12g，山萸肉 10g，
山药 20g，生蒲黄 10g，露蜂房 5g，穿山甲 10g，醋鳖甲 10g，
生龙牡各 15g，山慈菇 10g，浙贝母 10g，九香虫 5g，重楼
15g。60 剂，水煎服，煎服法同前。

中成药继服。

按：湿浊生于中焦，故用四君子健脾；淋巴瘤则续予益肾
扶正、解毒抗癌治疗。

2011 年 6 月 10 日复诊：纵隔、颈部霍奇金淋巴瘤发现 1
年零 3 个月，放化后。复查肿瘤标记物未见异常。一般情况可，
舌红，苔白，脉沉细。续予知柏地黄丸化裁。

处方：藿香 10g，佩兰 10g，滑石 10g，知母 10g，黄柏
10g，生熟地黄各 12g，山萸肉 10g，山药 20g，土茯苓 30g，丹
皮 10g，泽泻 30g，生蒲黄 10g，露蜂房 5g，穿山甲 10g，醋鳖
甲 15g，九香虫 5g，干蟾皮 5g，女贞子 10g，杜仲 10g，山慈
菇 10g，姜厚朴 15g，重楼 15g，生甘草 10g。60 剂，水煎服，
煎服法同前。

中成药继服。

按：中焦予芳化醒脾，淋巴瘤续行益肾解毒。

2011 年 11 月 13 日复诊：纵隔、颈部霍奇金淋巴瘤发现 1
年零 8 月余，放化疗后。症见：病情稳定，舌红，苔薄黄腻，
脉沉细。续予三仁汤合六味地黄丸化裁。

处方：白豆蔻 10g，杏仁 10g，淡竹叶 10g，生薏苡仁 15g，
清半夏 10g，生熟地黄各 12g，山萸肉 15g，茯苓 15g，山药
20g，生龙牡各 15g，山慈菇 10g，五味子 6g，穿山甲 10g，生
黄芪 30g，醋鳖甲 10g，醋龟甲 10g，生蒲黄 10g，露蜂房 5g，

白芷 10g，砂仁 6g，炒杜仲 10g，桑螵蛸 10g，重楼 15g，生甘草 10g。60 剂，水煎服，煎服法同前。

中成药继服。

2012 年 2 月 21 日复诊：纵隔、颈部霍奇金淋巴瘤发现 1 年零 11 月余，放化疗后。复查肿瘤标记物未见异常。一般情况可，舌淡，苔薄黄腻，脉沉细。续予知柏地黄丸化裁。

处方：藿香 10g，佩兰 10g，知母 10g，黄柏 10g，生地黄 12g，山萸肉 10g，山药 20g，土茯苓 30g，丹皮 10g，泽泻 30g，生蒲黄 10g，露蜂房 5g，穿山甲 8g，醋鳖甲 15g，桑椹 15g，桑螵蛸 10g，三七 5g，九香虫 5g，山慈菇 10g，五味子 6g，夏枯草 10g，绿萼梅 10g，重楼 15g，生甘草 10g。90 剂，水煎服，煎服法同前。

中成药继服。

按：中焦湿浊未化，续予藿香、佩兰芳化。

2012 年 8 月 3 日复诊：纵隔、颈部霍奇金淋巴瘤发现 2 年零 5 月余，放化疗后。复查肿瘤标记物未见异常。一般情况可，舌淡，苔薄少，脉沉细。予知柏地黄丸合黄芪首乌汤化裁。

处方：知母 10g，黄柏 10g，山萸肉 10g，山药 20g，生熟地黄各 12g，茯苓 15g，泽泻 30g，丹皮 10g，生龙牡各 15g，山慈菇 10g，五味子 6g，穿山甲 8g，醋鳖甲 10g，生蒲黄 10g，露蜂房 5g，九香虫 5g，夏枯草 10g，浙贝母 10g，生黄芪 30g，制首乌 15g，桑螵蛸 10g，桑椹 15g，重楼 15g，蛇舌草 30g。100 剂，水煎服，煎服法同前。

中成药继服。

按：苔腻渐化，予健脾以杜绝生湿之源。

2013 年 3 月 9 日复诊：纵隔、颈部霍奇金淋巴瘤发现 3

年，放化疗后。一般情况可，舌淡，苔白腻，脉沉细。予三仁汤合香砂六君子汤、济生肾气丸化裁。

处方：白豆蔻 10g，杏仁 10g，清半夏 10g，生薏苡仁 15g，陈皮 10g，广木香 10g，砂仁 10g，太子参 15g，炒白术 15g，土茯苓 30g，生黄芪 30g，苏木 6g，熟地黄 10g，山萸肉 10g，山药 30g，露蜂房 5g，生蒲黄 10g，穿山甲 8g，醋鳖甲 15g，夏枯草 15g，浙贝母 15g，山慈菇 10g，五味子 6g，重楼 15g。100 剂，水煎服，煎服法同前。

中成药继服。

按：舌苔再腻，续予三仁汤化湿醒脾；并予香砂六君子汤健脾理气、化湿和胃；淋巴瘤以济生肾气丸益肾解毒。

2013 年 12 月 14 日复诊：纵隔、颈部霍奇金淋巴瘤发现 3 年零 9 个月，放化疗后。复查超声：脂肪肝。生化：肝功能指标稍高。有时发荨麻疹，舌淡红，苔薄白，脉沉细。予健脾益肾法，四君子汤合六味地黄丸化裁。

处方：太子参 15g，炒白术 15g，熟地黄 10g，山萸肉 10g，土茯苓 30g，山药 30g，泽泻 30g，丹皮 10g，醋鳖甲 15g，穿山甲 8g，全蝎 5g，蜈蚣 2 条，浮萍 15g，地肤子 15g，防风 10g，山慈菇 10g，五味子 10g，玫瑰花 15g，生蒲黄 10g，露蜂房 5g，续断 15g，炒杜仲 15g，半枝莲 15g，重楼 15g。25 剂，水煎服，煎服法同前。

中成药继服。

按：霍奇金淋巴瘤（HL）是恶性淋巴瘤的一种独特类型，是青年人中最常见的恶性肿瘤之一。病变主要发生在淋巴结，以颈部淋巴结和锁骨上淋巴结最为常见，其次是纵隔、腹膜后、主动脉旁淋巴结。病变多从一个或一组淋巴结开始，很少开始就是多发性，逐渐由邻近的淋巴结向远处扩散。到了晚期，可以侵犯血管，累及肝、脾、骨髓和消化道等处。随着化疗药物的进展，HL 的预后与以往相比有了显著改善，其中以淋巴细胞为主型的预后最好，5 年生存率为 94.3%；而淋巴细胞耗竭型最差，5 年生存率仅为 27.4%；结节硬化及混合细胞型在两者之间。总体而言，HL 患者 Ⅰ 期 5 年生存率为 92.5%，Ⅱ 期 86.3%，Ⅲ 期 69.5%，Ⅳ 期为 31.9%。有全身症状者较无全身症状者预后为差；儿童及老年人预后一般比中青年为差；女性治疗后较男性预后为好。本患者即为青年病人，放化疗后一直病情较为稳定，中药主要起到改善症状、提高生活质量的作用，当然也有一定的扶正祛邪、防止复发转移的作用。（中国中医科学院名医名家学术传薪集．人民卫生出版社，2015）

2. 鼻咽癌

黄某，男，31 岁。2003 年 3 月 5 日初诊。

鼻咽癌放疗后，双髋骨及颈椎转移，帕米磷酸二钠治疗中。症见：睡眠一般，精神尚可，有时右肩背疼痛，口干，咽干，大便每日 1 ～ 2 次，舌红胖，苔少，脉沉细。

证属鼻咽癌放疗后伤阴耗津，气阴不足，故以健脾益肾为治本之法，兼顾润燥生津，益肾壮骨。

处方：生黄芪 30g，山萸肉 12g，枸杞子 15g，五味子 10g，女贞子 15g，沙参 15g，元参 15g，天麦冬各 12g，桑寄生 15g，牛膝 10g，骨碎补 10g，阿胶珠 20g，鹿含草 10g，透骨草 10g，川贝母 10g，杭白芍 15g，葛根 15g，白薇 15g，鸡内金 30g，蛇舌草 30g，半枝莲 30g，生甘草 10g。7 剂，水煎服，2 日服用一剂。每剂药连煎两次，对成 400mL 浓汁，分成四份，每日早、晚各服一次，每次 100mL。

中成药：金水宝胶囊，每次 0.99g（3 粒），口服，每日 3 次。

按：鼻咽癌向远处转移多发生于骨、肺和肝，本例病人的骨转移部位在髋骨和颈椎。临床可根据髋骨和颈椎所在部位用药：肩背痛加葛根；益肾壮骨加桑寄生、牛膝、骨碎补、鹿含草、透骨草等。

2003 年 6 月 25 日复诊：鼻咽癌放疗后，多发骨转移，帕米磷酸二钠治疗中。症见：眠不实，头晕疼痛，有黄鼻涕，下肢比前好转，有时不适，纳可，口干，舌红，苔少，脉沉细。仍属放疗后热毒伤阴，气血不足而致失眠，故以生脉饮合归脾汤为治。

处方：沙参 15g，麦冬 12g，五味子 10g，炒白术 15g，茯苓 15g，生黄芪 30g，制远志 10g，炒枣仁 30g，合欢皮 15g，桑螵蛸 10g，金樱子 10g，骨碎补 10g，桑寄生 15g，牛膝 10g，川贝母 10g，天麻 10g，珍珠母 30g，葛根 15g，醋鳖甲 15g，生麦芽 30g，鸡内金 30g，蛇舌草 30g，半枝莲 30g，生甘草 10g。15 剂，水煎服，煎服法同前。

中成药：金水宝胶囊，每次 0.99g（3 粒），口服，每日 3 次；参莲胶囊，每次 1.5g（3 粒），口服，每日 3 次。

2003 年 7 月 23 日复诊：鼻咽癌放疗后，骨转移，帕米磷酸二钠治疗中。症见：乏力，精神差，头晕，右侧太阳穴不适，口干，舌红，苔少，脉沉细。证属气阴两虚，肝风内旋，故以天麻半夏白术汤为主，兼顾益气养阴。

处方：天麻 10g，清半夏 10g，炒白术 15g，蔓荆子 10g，苍耳子 5g，辛夷花 10g，川芎 10g，藁本 10g，生黄芪 30g，沙参 15g，生地黄 15g，天花粉 10g，僵蚕 10g，地龙 10g，桑椹

30g，骨碎补 10g，透骨草 10g，阿胶珠 20g，女贞子 15g，鸡内金 30g，金荞麦 30g，生麦芽 30g，蛇舌草 30g，生甘草 10g。15 剂，水煎服，煎服法同前。

中成药：梅花点舌丹，每次 0.25g（2 粒），口服，每日 3 次。

2003 年 9 月 3 日复诊：鼻咽癌放疗后，骨转移，帕米磷酸二钠治疗中。CT 示：鼻咽部有炎症反应。症见：眠不实，头不适，下肢软，舌红，苔少，脉沉细。以清热解毒、生津润燥为法，兼顾益肾壮骨，增液汤化裁。

处方：元参 15g，石斛 15g，鱼腥草 30g，蒲公英 15g，藁本 8g，白芷 10g，蔓荆子 10g，川芎 10g，全蝎 5g，蜈蚣 2 条，杭白芍 15g，鸡血藤 30g，桑寄生 15g，牛膝 10g，续断 15g，炒杜仲 10g，浙贝母 10g，金樱子 10g，桑螵蛸 10g，醋龟甲 10g，蛇舌草 30g，生甘草 10g。14 剂，水煎服，煎服法同前。

中成药：梅花点舌丹，每次 0.25g（2 粒），口服，每日 3 次。参莲胶囊，每次 3.0g（6 粒），口服，每日 3 次。

2003 年 10 月 8 日复诊：鼻咽癌放疗后，骨转移，帕米磷酸二钠治疗中。症见：轻度鼻堵，头晕，眠不实，舌红胖，苔少，脉沉细。予补气养血，息风止眩，半夏天麻白术汤合归脾汤化裁。

处方：天麻 10g，清半夏 10g，炒白术 15g，沙参 15g，茯苓 15g，制远志 10g，生黄芪 30g，炒枣仁 30g，夜交藤 30g，桑寄生 15g，牛膝 10g，炒杜仲 10g，鹅不食草 30g，金荞麦 30g，醋鳖甲 15g，辛夷花 8g，天花粉 10g，石斛 15g，蛇舌草 30g，半枝莲 30g，鸡内金 30g，生麦芽 30g，生甘草 10g。14 剂，水煎服，煎服法同前。

中成药：梅花点舌丹，每次 0.25g（2 粒），口服，每日 3 次；参莲胶囊，每次 3.0g（6 粒），口服，每日 3 次。

按：头晕、头痛用半夏白术天麻汤，是考虑到"高颠之上，唯风可到"，其具有息风化痰、引药上行的作用，同时对放疗引起的脑细胞水肿具有保护作用。

2003 年 12 月 1 日复诊：鼻咽癌放疗后，骨转移，帕米磷酸二钠治疗中。症见：近日感冒咳嗽、咽痛，胃脘不适，头晕好转，眠一般，纳可，大便不溏，舌红，苔少，脉沉细。仍以益气养阴为法，兼顾清热利咽，四君子汤合生脉饮化裁。

处方：沙参 15g，炒白术 15g，土茯苓 15g，生蒲黄 10g，白芷 10g，麦冬 10g，五味子 10g，生黄芪 30g，枸杞子 15g，女贞子 15g，续断 15g，骨碎补 10g，桑寄生 15g，牛膝 10g，射干 10g，石斛 15g，天花粉 10g，山豆根 5g，蛇舌草 30g，半枝莲 30g，生麦芽 30g，生甘草 10g。14 剂，水煎服，煎服法同前。

中成药：梅花点舌丹，每次 0.25g（2 粒），口服，每日 3 次；参莲胶囊，每次 3.0g（6 粒），口服，每日 3 次。

2004 年 2 月 9 日复诊：鼻咽癌放疗后，骨转移，帕米磷酸二钠治疗中。复查骨扫描：双髋骨及颈椎放射性浓聚基本同前相仿。症见：近日左下肢不适麻木，口干，大便稍秘，眠不实，舌红，苔少，脉沉细。以天王补心丹化裁。

处方：沙参 15g，元参 15g，麦冬 12g，天花粉 12g，石斛 15g，生龙牡各 15g，鹅不食草 15g，浙贝母 10g，桑椹 30g，桑寄生 15g，牛膝 10g，续断 12g，透骨草 10g，骨碎补 10g，黄芩 10g，生石膏 30g，蛇舌草 30g，炒白术 15g，半枝莲 30g，合欢皮 15g，炒枣仁 30g，生麦芽 30g，生甘草 10g。14 剂，水煎服，煎服法同前。

中成药：加味西黄解毒胶囊　每次0.5g（2粒），口服，每日3次。

2004年3月8日复诊：鼻咽癌放疗后，骨转移，帕米磷酸二钠治疗中。症见：乏力，左下肢活动不适，有时酸软，眠不实，舌红，苔少，脉沉细。以归脾汤化裁。

处方：沙参15g，炒白术15g，土茯苓15g，制远志8g，生黄芪30g，炒枣仁30g，合欢皮15g，珍珠母30g，金银花15g，菊花15g，鹅不食草15g，柏子仁15g，桑椹30g，桑螵蛸10g，补骨脂10g，续断15g，蛇舌草30g，草河车15g，石斛15g，天花粉12g，生麦芽30g，焦楂榔各10g，山豆根5g，生甘草10g。7剂，水煎服，煎服法同前。

中成药：加味西黄解毒胶囊，每次0.5g（2粒），口服，每日3次。

2004年11月15日复诊：鼻咽癌放疗后，骨转移，帕米磷酸二钠治疗中。近期右侧腰痛，查腹部CT未见异常。症见：晨起走路时耳堵，乏力，口干，头不晕，眠不实，舌红，苔少，脉沉细。以天王补心丹合归脾汤化裁。

处方：沙参15g，元参15g，麦冬12g，天花粉10g，炒白术15g，茯苓15g，生黄芪30g，葛根15g，炒枣仁30g，合欢皮15g，炒杜仲10g，桑螵蛸10g，骨碎补10g，续断15g，山药20g，鹅不食草15g，鸡内金30g，女贞子15g，珍珠母10g，生甘草10g。14剂，水煎服，煎服法同前。

中成药：参莲胶囊，每次1.5g（3粒），口服，每日3次。

2005年1月9日复诊：鼻咽癌放疗后，骨转移，帕米磷酸二钠治疗中。复查胸腹盆腔CT：膀胱前方可见约1.5cm结节，光滑；既往CT即可见该结节存在，此次变化不大。症见：口干咽燥，眠差，舌红，苔少，脉沉细。继续养阴生津，兼顾益肾壮骨。

处方：沙参15g，麦冬10g，玉竹10g，女贞子15g，山萸肉15g，生龙牡各15g，鹅不食草15g，石斛15g，炒杜仲10g，鹿含草10g，醋龟甲15g，小茴香10g，橘核10g，荔枝核10g，白英15g，红藤15g，蛇舌草15g，山豆根5g，合欢皮15g，珍珠母30g，生山楂10g，生麦芽30g，生甘草10g。14剂，水煎服，煎服法同前。

中成药：参莲胶囊，每次1.5g（3粒），口服，每日3次。

按：盆腔结节，加茴香橘核丸。

2005年3月21日复诊：鼻咽癌放疗后，骨转移，帕米磷酸二钠治疗近2年。复查胸腹盆腔CT：右下腹2.08cm×1.99cm圆形无回声区，后方透声增强；颈部有小淋巴结0.67cm。症见：鼻子有时出血，痰中带血丝，纳可，眠可，余症状不明显，舌红，苔少，脉沉细。予养阴生津，凉血止血。

处方：生地黄15g，丹皮10g，沙参15g，百合20g，杭白芍15g，元参12g，天冬10g，麦冬10g，山豆根5g，天花粉10g，白茅根15g，芦根15g，金银花15g，醋鳖甲15g，女贞子15g，生黄芪30g，炒杜仲10g，山萸肉12g，鹅不食草15g，鸡内金15g，三七5g，蛇舌草15g，草河车15g，生甘草10g。14剂，水煎服，煎服法同前。

中成药：加味西黄解毒胶囊，每次0.5g（2粒），口服，每日3次。

2005年5月9日复诊：鼻咽癌放疗后，骨转移，帕米磷酸二钠治疗已满2年，停用。复查胸腹盆腔CT：膀胱与腹壁间

1.56cm×2.25cm 实性肿物；左颈部小淋巴结 0.66cm。症见：左鼻腔出血，已鼻腔镜检查除外肿瘤病变，舌红，苔少，脉沉细，继续予养阴生津，凉血止血。

处方：元参 15g，沙参 15g，麦冬 10g，天花粉 10g，生地黄 15g，白茅根 15g，生蒲黄 10g，菊花 15g，鱼腥草 15g，百合 15g，金银花 10g，山豆根 5g，补骨脂 10g，透骨草 10g，醋鳖甲 15g，合欢皮 15g，草河车 15g，卷柏 10g，生黄芪 30g，三七 5g，焦三仙各 15g，生甘草 10g。14 剂，水煎服，煎服法同前。

中成药：加味西黄解毒胶囊，每次 0.5g（2 粒），口服，每日 3 次。

按：清凉之中，不忘护胃，焦三仙、生黄芪其类也。

2005 年 6 月 20 日复诊：鼻咽癌放疗后，骨转移，帕米磷酸二钠治疗后。症见：耳鸣增重，右髋部酸楚，口干，纳可，眠可，大便不成形，舌红，苔少，脉沉细。耳鸣考虑肝肾不足、肝阳化风所致，以杞菊地黄丸化裁。

处方：菊花 15g，天麻 10g，枸杞子 15g，天冬 12g，生地黄 12g，山萸肉 12g，卷柏 10g，川贝母 10g，蒲公英 15g，僵蚕 10g，地龙 10g，锦灯笼 10g，桑寄生 15g，牛膝 10g，穿山甲 10g，补骨脂 10g，蛇舌草 15g，草河车 15g，生山楂 10g，生麦芽 30g，芡实米 10g，生甘草 10g。14 剂，水煎服，煎服法同前。

中成药：加味西黄解毒胶囊，每次 0.5g（2 粒），口服，每日 3 次。

按：鼻咽部通过咽鼓管与耳道相连通，故鼻咽部病变可能影响耳的听力。

2005 年 7 月 27 日复诊：鼻咽癌放疗后，骨转移，帕米磷酸二钠治疗后。症见：近期腰不适，右侧大腿及骶髂关节疼痛，口干，舌红，苔少，脉沉细。腰腿病以补肾为宜，益肾则壮骨。继续以解毒生津为治，兼顾益肾。

处方：元参 15g，麦冬 15g，菊花 15g，石斛 15g，天花粉 10g，女贞子 15g，炒白术 15g，土茯苓 15g，桑寄生 15g，骨碎补 10g，鹿含草 10g，牛膝 10g，葛根 15g，金荞麦 15g，续断 15g，枸杞子 15g，炒杜仲 10g，醋鳖甲 15g，莲子肉 12g，生山楂 10g，蛇舌草 30g，草河车 15g，炙甘草 10g。14 剂，水煎服，煎服法同前。

中成药：参莲胶囊，每次 1.5g（3 粒），口服，每日 3 次。

2005 年 9 月 26 日复诊：鼻咽癌放疗后，骨转移，帕米磷酸二钠治疗后。B 超未见异常。症见：休息不佳，口干，头不晕，活动多时右下肢不适，舌红，苔少，脉沉细。仍用养阴生津法，兼顾益肾壮骨。

处方：玉竹 15g，女贞子 15g，知母 10g，天花粉 12g，山豆根 5g，生熟地黄各 10g，山萸肉 15g，石斛 15g，炒杜仲 10g，生黄芪 30g，桑椹 30g，补骨脂 10g，骨碎补 10g，制首乌 15g，卷柏 10g，麦冬 12g，生山楂 10g，蛇舌草 30g，半枝莲 30g，生甘草 10g。14 剂，水煎服，煎服法同前。

中成药：加味西黄解毒胶囊，每次 0.5g（2 粒），口服，每日 3 次。

2005 年 11 月 21 日复诊：鼻咽癌放疗后，骨转移，帕米磷酸二钠治疗后。症见：近期腹胀，纳食后明显，易疲劳，口干，大便调，舌红，苔少，脉沉细。进食腹胀，易疲劳，属脾虚气亏之征，故在杞菊地黄丸基础上健脾。

处方：菊花 10g，枸杞子 12g，麦冬 10g，五味子 10g，沙参 15g，生地黄 12g，山萸肉 12g，土茯苓 15g，丹皮 10g，补骨脂 10g，透骨草 10g，生黄芪 30g，枳壳 10g，生山楂 8g，鹅不食草 15g，卷柏 10g，炒莱菔子 10g，桑寄生 15g，鸡内金 30g，生麦芽 30g，代赭石 15g，砂仁 6g，蛇舌草 30g，生甘草 10g。14 剂，水煎服，煎服法同前。

中成药：加味西黄解毒胶囊，每次 0.5g（2 粒），口服，每日 3 次。

按：和胃则用金麦代赭汤、山楂、枳壳、莱菔子。

2005 年 12 月 14 日复诊：鼻咽癌放疗后，骨转移，帕米磷酸二钠治疗后。近期左腹股沟淋巴结肿大，穿刺找到低分化鳞癌细胞。症见：右髋关节不适，舌红苔少，脉沉细。仍以养阴生津、益肾壮骨为治，麦味地黄丸化裁。

处方：麦冬 10g，五味子 10g，桑寄生 15g，牛膝 10g，生熟地黄各 10g，山萸肉 12g，丹皮 10g，山药 20g，土茯苓 15g，菊花 15g，浙贝母 10g，金荞麦 30g，草河车 15g，生黄芪 30g，阿胶珠 20g，醋龟甲 15g，女贞子 15g，珍珠母 30g，橘皮 10g，竹茹 10g，蛇舌草 30g，生甘草 10g。14 剂，水煎服，煎服法同前。

中成药：健脾益肾颗粒，每次 20g（2 包），口服，每日 2 次。

按：腹股沟淋巴结转移，加浙贝母软坚，桑寄生、牛膝引药下行。

2006 年 1 月 16 日复诊：鼻咽癌放疗后，骨转移，帕米磷酸二钠治疗后。2006 年 1 月 13 日复查：右侧颈部多发淋巴结，右腋下、左侧腹股沟多发淋巴结，较前缩小；右肾囊肿。症见：

鼻窦部炎症表现，眠不实，头沉闷，舌红苔少，脉沉细。淋巴结较前缩小，提示治疗有效，故继用益肾养阴、生津解毒、壮骨等法。

处方：菊花 10g，枸杞子 12g，葛根 15g，天麻 10g，玉竹 15g，麦冬 10g，金银花 15g，金荞麦 30g，浙贝母 10g，补骨脂 10g，透骨草 10g，醋龟甲 15g，生黄芪 30g，山萸肉 12g，荔枝核 10g，橘核 10g，蛇舌草 30g，草河车 15g，珍珠母 30g，川芎 10g，露蜂房 5g，生麦芽 30g，生甘草 10g。14 剂，水煎服，煎服法同前。

中成药：健脾益肾颗粒，每次 20g（2 包），口服，每日 2 次；加味西黄解毒胶囊，每次 0.5g（2 粒），口服，每日 3 次。

按：头沉闷，加葛根、天麻、川芎引药入脑；眠不实，予珍珠母重镇安神；多发淋巴结转移，予橘核、荔枝核取象比类治疗。

2006 年 3 月 15 日复诊：鼻咽癌放疗后，骨转移，帕米磷酸二钠治疗后。症见：左下肢不适，活动后明显，睡眠时好时差，舌红胖，苔少，脉沉细。"动则耗气"，复有眠差，故予归脾汤化裁。

处方：生黄芪 30g，沙参 15g，太子参 15g，制远志 10g，炒白术 15g，茯苓 15g，石斛 15g，珍珠母 30g，炒枣仁 30g，合欢皮 30g，桑寄生 15g，牛膝 10g，骨碎补 10g，补骨脂 10g，续断 15g，草河车 15g，半枝莲 30g，鸡内金 30g，金银花 15g，生麦芽 30g，生甘草 10g。14 剂，水煎服，煎服法同前。

中成药：健脾益肾颗粒，每次 20g（2 包），口服，每日 2 次；加味西黄解毒胶囊，每次 0.5g（2 粒），口服，每日 3 次。

2006 年 5 月 17 日复诊：鼻咽癌放疗后，骨转移，帕米磷酸二钠治疗后。症见：左下肢怕凉，无力，耳鸣，口干减轻，眠一般，腰不痛，腹股沟淋巴结稳定，大便不成形，舌红肿，苔少黄，脉沉细。耳鸣为阴虚；下肢怕凉、无力为阳虚。故予杞菊地黄丸化裁，要在"阴阳双补"。

处方：菊花15g，枸杞子15g，生熟地黄各10g，山萸肉12g，山药20g，桑寄生15g，牛膝10g，鸡血藤30g，沙参15g，石斛15g，醋鳖甲15g，珍珠母30g，骨碎补10g，透骨草10g，焦楂榔各10g，荷叶10g，鸡内金30g，生麦芽30g，蛇舌草30g，草河车15g，绿萼梅10g，生甘草10g。14剂，水煎服，煎服法同前。

中成药：软坚消瘤片，每次0.75g（3片），口服，每日3次。

2006年7月31日复诊：鼻咽癌放疗后，骨转移，帕米磷酸二钠治疗后。症见：乏力，大便不成形，腰痛减轻，下肢有时软，活动后明显，眠欠佳，舌红胖，苔少黄，脉沉细。乏力为气亏，复有眠差，故以归脾汤化裁。

处方：生黄芪30g，制远志10g，沙参15g，炒白术15g，土茯苓15g，炒枣仁30g，合欢皮30g，石斛15g，桑寄生15g，牛膝10g，山萸肉12g，山药20g，浙贝母10g，醋鳖甲15g，骨碎补10g，续断15g，金荞麦15g，鸡内金30g，生麦芽30g，莲子肉10g，蛇舌草30g，焦楂榔各10g，生甘草10g。14剂，水煎服，煎服法同前。

中成药继服。

2006年10月18日复诊：鼻咽癌放疗后，骨转移，帕米磷酸二钠治疗后。症见：近日下肢不适，有时活动时疼痛，较前已有好转，眠不实，口干，纳可，乏力，困倦，舌红胖，苔少黄，脉沉细。继用健脾益肾、益气养阴法。

处方：生黄芪30g，黄精15g，玉竹15g，石斛15g，天花粉6g，山豆根5g，透骨草10g，鹿含草8g，骨碎补10g，浙贝母10g，牛膝10g，续断15g，蛇舌草30g，草河车15g，女贞子15g，麦冬12g，珍珠母30g，炙甘草10g。14剂，水煎服，煎服法同前。

中成药继服。

2006年11月18日复诊：鼻咽癌放疗后，骨转移，帕米磷酸二钠治疗后。症见：鼻腔分泌物多，有时呈黄色，腰腿不适，晚间症状明显，耳鸣，纳可，眠不适，腹部不适，舌红，苔少，脉沉细。分泌物色黄示热；耳鸣属阴虚。故以麦味合杞菊地黄丸化裁，既养阴生津，又可清热解毒。

处方：麦冬10g，五味子10g，菊花15g，枸杞子15g，生熟地黄各10g，山萸肉12g，山药20g，丹皮10g，桑寄生15g，牛膝10g，卷柏10g，白鲜皮10g，炒杜仲10g，续断10g，生黄芪30g，焦楂榔各10g，鸡内金30g，蛇舌草30g，草河车15g，生甘草10g。14剂，水煎服，煎服法同前。

中成药继服。

2007年4月4日复诊：鼻咽癌放疗后，骨转移，帕米磷酸二钠治疗后。症见：下肢不适隐痛，全身乏力，口干不重，大便溏，眠可，舌红，苔少，脉沉细。乏力、便溏为脾虚之象，口干不重，故以四君子合生脉饮化裁。

处方：沙参15g，麦冬10g，五味子10g，生黄芪30g，玉竹15g，山药20g，菊花15g，石斛15g，枸杞子15g，桑寄生15g，炒杜仲15g，桑椹15g，莲子肉10g，莲须15g，焦楂榔各10g，炒白术15g，茯苓15g，蛇舌草15g，草河车15g，生甘草

10g。14剂，水煎服，煎服法同前。

中成药：软坚消瘤片，每次0.75g（3片），口服，每日3次。

2007年7月4日复诊：鼻咽癌放疗后，骨转移，帕米磷酸二钠治疗后。症见：右侧腰腿疼痛，腹部扪及疼痛，纳食不多，腹胀，进食后明显，舌红，苔少，脉沉细。纳差、腹胀，为脾虚气滞，故以香砂六君子汤化裁。

处方：沙参15g，黄芩10g，山豆根6g，麦冬10g，石斛10g，炒白术15g，土茯苓15g，砂仁6g，广木香10g，炒杜仲10g，续断10g，牛膝10g，代赭石15g，鸡内金30g，生麦芽30g，卷柏10g，锦灯笼3g，浙贝母10g，草河车15g，蛇舌草15g，生甘草10g。14剂，水煎服，煎服法同前。

中成药：加味西黄解毒胶囊，每次0.5g（2粒），口服，每日3次。

按：理气消食，和胃降逆，用金麦代赭汤。

2007年8月26日复诊：鼻咽癌放疗后，骨转移，帕米磷酸二钠治疗后。症见：右侧腰腿不适，发酸，近日耳鸣明显，易疲劳，视物有飞蚊症，右侧髋部不适，舌红，苔少，脉沉细。耳鸣、飞蚊症为阴血虚，故予麦味合杞菊地黄丸化裁。

处方：麦冬10g，五味子10g，菊花15g，枸杞子15g，当归10g，石斛15g，生地黄12g，山萸肉12g，三七5g，炒杜仲10g，莲须15g，卷柏15g，金荞麦15g，浙贝母10g，鹅不食草10g，山豆根5g，元参6g，莲子心3g，射干5g，生甘草10g。14剂，水煎服，煎服法同前。

中成药继服。

2007年12月24日复诊：鼻咽癌放疗后，骨转移，帕米磷酸二钠治疗后。症见：乏力，头晕，眠不佳，有时腿痛，大便不成形，舌红，苔少，脉沉细。乏力眠差，为归脾汤证；头晕，加天麻半夏白术汤。

处方：沙参15g，生地黄12g，百合30g，浙贝母10g，玉竹15g，女贞子15g，生黄芪30g，山药20g，炒枣仁30g，炒柏子仁30g，天麻10g，清半夏10g，炒白术15g，桑椹30g，代赭石15g，鸡内金30g，生麦芽30g，鱼腥草15g，金荞麦15g，蛇舌草30g，生甘草10g。14剂，水煎服，煎服法同前。

中成药继服。

2008年3月17日复诊：鼻咽癌放疗后，骨转移，帕米磷酸二钠治疗后。症见：右髋关节疼痛，乏力，易头晕头痛，眠不佳，大便不成形，下肢软，活动无力，舌红，苔少，脉沉细。予济生肾气丸化裁。

处方：桑寄生10g，牛膝10g，生熟地黄各10g，山萸肉15g，山药20g，蒲公英15g，苦地丁15g，天麻10g，蔓荆子10g，藁本10g，川芎10g，防风10g，生黄芪30g，玉竹15g，穿山甲6g，醋鳖甲10g，续断15g，生麦芽30g，石斛15g，鹅不食草15g，莲子肉10g，芡实10g，草河车15g，生甘草10g。14剂，水煎服，煎服法同前。

中成药继服。

按：大便不成形，予莲子肉、芡实健脾益肾，固摄收敛。

2008年5月21日复诊：鼻咽癌放疗后，骨转移，帕米磷酸二钠治疗后。骨扫描：与2007年4月片比较，原左骶髂关节放射性增高影同前相仿，余骨质未见明显异常。腹部盆腔CT：肝内微小低密度结节，同前相仿，考虑小囊肿；双肾囊肿。症见：鼻腔干燥不适，眠不安，醒后不易入睡，右侧髋关节疼痛，乏力，大便稀，舌红，苔少，脉沉细。鼻腔干燥，予以增液汤化裁。

处方：沙参15g，元参15g，麦冬10g，天花粉8g，石斛15g，女贞子15g，生地黄15g，苏木3g，地龙8g，川芎6g，黄芩10g，柴胡10g，玉竹15g，补骨脂10g，桑螵蛸10g，牛膝10g，炒杜仲10g，鸡内金30g，生麦芽30g，醋鳖甲10g，羌活10g，草河车15g，生甘草10g。14剂，水煎服，煎服法同前。

中成药：软坚消瘤片，每次0.75g（3片），口服，每日3次。

2008年9月1日复诊：鼻咽癌放疗后，骨转移，帕米磷酸二钠治疗后。症见：仍有髋关节疼痛，近期感冒后咳嗽、咽痛，白色泡沫痰，纳可，眠一般，舌淡红，苔薄白，脉沉细。咳嗽有痰，兼顾肺病，麦味地黄丸化裁。

处方：麦冬10g，五味子10g，生地黄10g，山萸肉12g，茯苓15g，丹皮10g，射干10g，桔梗10g，枇杷叶15g，款冬花10g，鹅不食草10g，郁金10g，绿萼梅10g，桑螵蛸10g，女贞子15g，生黄芪30g，玉竹10g，生山楂10g，徐长卿10g，生甘草10g。14剂，水煎服，煎服法同前。

中成药：软坚消瘤片，每次0.75g（3片），口服，每日3次。

按：化痰止咳用桔梗、款冬花、枇杷叶；咽痛加射干。

2008年11月17日复诊：鼻咽癌放疗后，骨转移，帕米磷酸二钠治疗后。症见：时有焦虑感，纳可，眠不佳，二便正常，鼻腔干燥，有时出血，偶有头晕，舌淡红，苔薄白，脉沉细。鼻腔干燥出血，仍以麦味地黄丸化裁。

处方：生熟地黄各10g，山药30g，麦冬10g，五味子10g，山萸肉12g，丹皮10g，茯苓15g，桑寄生15g，柏子仁30g，炒枣仁30g，生黄芪30g，合欢皮30g，凌霄花10g，绿萼梅10g，桑螵蛸10g，炒杜仲10g，鱼腥草15g，川贝母10g，醋鳖甲15g，焦楂榔各10g，夜交藤30g，珍珠母30g，石斛15g，生甘草10g。14剂，水煎服，煎服法同前。

中成药：软坚消瘤片，每次0.75g（3片），口服，每日3次。

按：焦虑，加凌霄花、绿萼梅疏肝；流鼻血，加鱼腥草、石斛。

2009年2月25日复诊：鼻咽癌放疗后，骨转移，帕米磷酸二钠治疗后。症见：右腿酸痛，纳可，咽干，眠可，舌淡红，苔薄白，脉沉细。咽干，继以麦味地黄丸化裁；舌质转淡，注意健脾。

处方：麦冬10g，五味子10g，生熟地黄各10g，山萸肉12g，丹皮10g，茯苓15g，生黄芪30g，黄精10g，石斛15g，百合30g，浙贝母10g，桑螵蛸10g，牛膝10g，桑寄生15g，透骨草10g，天花粉6g，醋鳖甲15g，醋龟甲15g，珍珠母30g，蛇舌草30g，炒杜仲10g，补骨脂10g，元参10g，生甘草10g。14剂，水煎服，煎服法同前。

中成药：软坚消瘤片，每次0.75g（3片），口服，每日3次。

2009年5月25日复诊：鼻咽癌放疗后，骨转移，帕米磷酸二钠治疗后。症见：自觉易疲劳，胃纳可，二便调，眠可，舌淡红，苔薄白，脉沉细。易疲劳，为气虚，故以养阴益气为法，杞菊地黄丸化裁。

处方：菊花 10g，枸杞子 10g，天麻 10g，葛根 15g，生熟地黄各 10g，天麦冬各 10g，知母 10g，黄柏 10g，辛夷花 10g，牛蒡子 10g，石斛 15g，浮萍 12g，桑螵蛸 10g，淫羊藿 10g，天花粉 5g，覆盆子 10g，菟丝子 10g，生黄芪 30g，三七 5g，生甘草 10g。14 剂，水煎服，煎服法同前。

中成药继服。

2009 年 9 月 21 日复诊：鼻咽癌放疗后，骨转移，帕米磷酸二钠治疗后。复查见轻度脂肪肝，余未见明显异常变化。症见：口干，眠可，舌淡红，苔薄白，脉沉细。仍以益肾健脾为法，口干须注意养阴与益气的平衡。

处方：知母 10g，黄柏 10g，生熟地黄各 10g，山萸肉 12g，山药 20g，茯苓 15g，女贞子 15g，菟丝子 10g，覆盆子 10g，枸杞子 15g，桑螵蛸 10g，天麦冬各 10g，生黄芪 30g，太子参 15g，炒白术 15g，五味子 10g，菊花 10g，淫羊藿 10g，生甘草 10g。14 剂，水煎服，煎服法同前。

中成药：软坚消瘤片，每次 0.75g（3 片），口服，每日 3 次。

2009 年 12 月 27 日复诊：鼻咽癌放疗后，骨转移，帕米磷酸二钠治疗后。症见：腰部不适，纳可，二便调，头晕，舌淡红，苔薄白，脉沉细。鼻咽癌放疗后伤津，但舌淡、乏力等出现后，须注意平衡益气与养阴之间的关系。

处方：麦冬 10g，五味子 10g，枸杞子 15g，菊花 10g，生熟地黄各 10g，山萸肉 12g，山药 20g，茯苓 15g，女贞子 15g，菟丝子 10g，制首乌 15g，桑椹 30g，石斛 15g，玉竹 15g，骨碎补 10g，补骨脂 10g，醋鳖甲 10g，醋龟甲 10g，灵芝 15g，太子参 15g，生甘草 10g。14 剂，水煎服，煎服法同前。

中成药：软坚消瘤片，每次 0.75g（3 片），口服，每日 3 次。

2010 年 3 月 15 日复诊：鼻咽癌放疗后，骨转移，帕米磷酸二钠治疗后。症见：近期感冒后鼻炎，现有鼻涕，偶咳嗽，咯白黏痰，肛瘘，纳可，眠一般，二便调，舌淡红，苔薄白，脉沉细。咳嗽、痰黏属肺燥，予清燥救肺汤化裁。

处方：太子参 15g，桑叶 10g，麦冬 10g，生石膏 30g，枇杷叶 15g，黄芩 10g，金银花 10g，板蓝根 6g，女贞子 15g，生地黄 10g，山萸肉 12g，桑螵蛸 10g，桑寄生 15g，橘红 9g，红藤 10g，蒲公英 15g，炒杜仲 10g，补骨脂 9g，透骨草 10g，生黄芪 30g，制首乌 15g，五味子 9g，僵蚕 9g，生甘草 9g。14 剂，水煎服，煎服法同前。

中成药：软坚消瘤片，每次 0.75g（3 片），口服，每日 3 次。

2010 年 6 月 10 日复诊：鼻咽癌放疗后，骨转移，帕米磷酸二钠治疗后。症见：乏力，纳可，易腹胀，腿部不适，眠一般，大便不成形，鼻子干，舌淡红，苔薄白，脉沉细。鼻子干，以麦味地黄丸化裁，阴阳双补。

处方：麦冬 10g，五味子 9g，生地黄 10g，石斛 15g，山萸肉 12g，丹皮 10g，山药 20g，天花粉 10g，续断 10g，炒杜仲 10g，旱莲草 15g，九香虫 6g，卷柏 10g，女贞子 15g，枸杞子 15g，覆盆子 10g，穿山甲 6g，醋鳖甲 10g，天门冬 10g，生蒲黄 10g，白芷 10g，露蜂房 5g，蛇舌草 30g，木蝴蝶 5g。14 剂，水煎服，煎服法同前。

中成药：软坚消瘤片，每次 0.75g（3 片），口服，每日 3 次。

2010 年 10 月 21 日复诊：鼻咽癌放疗后，骨转移，帕米磷酸二钠治疗后。2010 年 10 月 8 日 CT 检查：肠系膜、腹膜后可见多个淋巴结。症见：痔疮脱肛疼痛，舌红，苔薄白，脉沉细。痔疮脱肛疼痛，属肠风，以知柏地黄丸化裁。

处方：知母 10g，黄柏 10g，生地黄 10g，山萸肉 12g，山药 20g，土茯苓 30g，鹅不食草 10g，辛夷花 5g，僵蚕 9g，九香虫 6g，山慈菇 9g，五味子 6g，穿山甲 6g，醋鳖甲 10g，红藤 10g，败酱草 10g，炒槐花 10g，桑寄生 15g，透骨草 10g，补骨脂 10g，蛇舌草 30g，半枝莲 30g，生甘草 9g。14 剂，水煎服，煎服法同前。

按：痔疮用槐花散，是为正治。

2011 年 1 月 13 日复诊：鼻咽癌放疗后，骨转移，帕米磷酸二钠治疗后。近期复查 CT：肠系膜、腹膜后可见多个淋巴结，较前略增多、增大。症见：乏力，头晕，鼻分泌物多，纳可，眠可，大便不成形，舌红，苔少，脉沉细。鼻腔分泌物增多，为热毒，以知柏地黄丸化裁。

处方：知母 10g，黄柏 10g，生地黄 10g，山萸肉 12g，山药 20g，茯苓 15g，蒲公英 15g，鱼腥草 15g，丹皮 10g，浮萍 12g，鸡血藤 30g，防风 10g，桑螵蛸 10g，桑椹 30g，醋鳖甲 10g，醋龟甲 10g，木蝴蝶 5g，代赭石 15g，鸡内金 30g，生麦芽 30g，蛇舌草 30g，半枝莲 30g，生甘草 9g。14 剂，水煎服，煎服法同前。

按：鼻腔热毒加鱼腥草、蒲公英；注意护胃，加金麦代赭汤。

2011 年 7 月 20 日复诊：鼻咽癌放疗后，骨转移，帕米磷酸二钠治疗后。2011 年 5 月复查 CT：肠系膜、腹膜后可见多个淋巴结，较前无明显变化。症见：7月初拔牙后恢复较慢，时有耳鸣，口干口苦，舌红，苔黄，脉沉细。口干口苦，为小柴胡汤证。

处方：柴胡10g，黄芩10g，清半夏10g，沙参15g，麦冬12g，炒白术15g，土茯苓30g，石斛10g，天花粉10g，鹅不食草10g，生蒲黄10g，露蜂房5g，穿山甲6g，醋鳖甲10g，炒杜仲10g，牛膝10g，鹿含草10g，桑螵蛸10g，蛇舌草30g，山慈菇9g，生甘草10g。14剂，水煎服，煎服法同前。

按：淋巴结肿大，加山慈菇。

2012年8月15日复诊：鼻咽癌放疗后，多发骨转移，帕米磷酸二钠治疗后。2012年7月23日复查MRI：双侧上颌窦黏膜下积液，左侧乳突炎。症见：鼻部略有不适，腰及右腿稍有不适，眠稍差，舌淡红，苔薄白，脉沉细。鼻部炎症，予清热生津，以清燥救肺汤化裁。

处方：桑叶10g，枇杷叶10g，麦冬10g，沙参15g，生石膏30g，木蝴蝶6g，芦根30g，卷柏10g，金银花10g，菊花10g，辛夷花6g，鹅不食草10g，穿山甲6g，醋鳖甲10g，鹿含草15g，桑螵蛸15g，桑椹10g，续断10g，生黄芪30g，苏木5g，蛇舌草30g，半枝莲15g，生甘草10g。14剂，水煎服，煎服法同前。

按：患者鼻咽癌放疗后多发骨转移，经中西医结合治疗已9年半，病情较为稳定，嘱患者定期复查肿瘤标记物和头颅MRI、骨扫描及淋巴结超声，门诊定期随诊。（中国中医科学院名医名家学术传薪集.人民卫生出版社，2015）

3. 鼻咽癌

张某，男，26岁。2009年12月21日初诊。

发现鼻咽癌半年余，病理不详，放化疗结束，化疗方案为爱必妥＋顺铂＋5-FU。复查血常规，白细胞 2000/mm³。现症见：口干，鼻堵，咽痛，纳眠可，舌淡红胖大，苔薄黄，脉沉细。

证属气阴两虚，予二黄鸡枸汤化裁。

处方：菊花 10g，金银花 10g，生地黄 10g，元参 10g，天花粉 10g，麦冬 10g，锦灯笼 5g，射干 5g，石斛 15g，石韦 10g，僵蚕 10g，女贞子 15g，生黄芪 30g，黄精 15g，旱莲草 10g，桑螵蛸 10g，地龙 6g，醋鳖甲 10g，穿山甲 6g，浙贝母 10g，草河车 15g，蛇舌草 30g，生甘草 10g。14 剂，水煎服，2 日服用一剂。每剂药连煎两次，对成 400mL 浓汁，分成四份，每日早晚各服一次，每次 100mL。

中成药：加味西黄解毒胶囊，每次 0.5g（2 粒），口服，每日 3 次。

按：鼻咽癌放化疗后，鼻腔黏膜受损，腺体分泌减少，则容易出现口干症状；鼻咽部黏膜受放射线烧灼后充血水肿，则鼻堵、咽痛。解决的办法就是清热解毒，利咽生津，故方中用菊花、金银花、生地黄、元参、天花粉、麦冬、锦灯笼、射干、石斛等清热解毒，利咽生津。化疗后骨髓抑制，导致白细胞降低，故尚需补脾益肾生髓以促进骨髓造血，故用二黄鸡枸汤化裁。

2010 年 2 月 24 日复诊：发现鼻咽癌 8 月余，放化疗后。复查血常规，白细胞 3380/mm³。现症见：晨起口干，鼻堵，分泌物增多，纳眠可，二便调，背部酸痛，舌淡红胖大，苔黄腻，脉沉细。证属湿热内蕴，且伴口干，故用三仁汤合小柴胡汤化裁。

处方：白豆蔻 10g，杏仁 10g，淡竹叶 10g，生薏苡仁 15g，柴胡 10g，黄芩 10g，清半夏 10g，沙参 15g，天花粉 10g，姜黄 6g，女贞子 15g，天龙 6g，生黄芪 30g，当归 10g，苦参 10g，生蒲黄 10g，穿山甲 6g，卷柏 10g，醋鳖甲 10g，鹅不食草 10g，辛夷花 5g，麦冬 10g，草河车 15g，生甘草 10g。14 剂，水煎服，煎服法同前。

中成药：加味西黄解毒胶囊，每次 0.5g（2 粒），口服，每日 3 次。

按：白细胞较前略有升高，但仍未正常，故仍需健脾益肾、补气养血，加生黄芪、当归、女贞子等；分泌物多提示鼻腔感染，予辛夷花、鹅不食草、卷柏、苦参、天花粉、沙参、麦冬等通窍解毒，利咽生津。

2010 年 4 月 22 日复诊：发现鼻咽癌 10 月余，行放化疗后。现症见：感冒未愈，口干，鼻堵，分泌物增多，色黄，抗感染治疗中，舌红，苔黄，脉沉细。继续予通窍解毒、利咽生津法。

处方：金银花 15g，菊花 15g，桔梗 10g，连翘 15g，大青叶 10g，太子参 15g，麦冬 10g，沙参 15g，石斛 15g，生黄芪 30g，青蒿 30g，醋鳖甲 15g，生地黄 10g，天花粉 10g，卷柏 10g，鹅不食草 10g，辛夷花 6g，鱼腥草 10g，石韦 10g，天冬 10g，蛇舌草 30g，生甘草 10g。14 剂，水煎服，煎服法同前。

中成药：加味西黄解毒胶囊，每次 0.5g（2 粒），口服，每日 3 次。

2010 年 6 月 23 日复诊：发现鼻咽癌 1 年余，放化疗后。复查 MRI 提示：双侧上颌窦、筛窦、左乳突慢性炎症，部分较前好转；新见蝶窦炎症。现症见：口干，鼻堵，分泌物多，色淡黄，舌红，苔黄腻，脉沉细。继续予通窍解毒、利咽生津法。

处方：藿香 10g，佩兰 10g，白芷 10g，蒲公英 15g，苦地丁 15g，鱼腥草 15g，金银花 15g，天花粉 10g，菊花 15g，醋鳖甲 10g，卷柏 10g，鹅不食草 10g，穿山甲 6g，木蝴蝶 5g，石斛 15g，僵蚕 10g，知母 10g，黄柏 10g，辛夷花 6g，蛇舌草 30g，草河车 15g，浮萍 12g，生甘草 10g。14 剂，水煎服，煎服法同前。

中成药：加味西黄解毒胶囊，每次 0.5g（2 粒），口服，每日 3 次。

按：因舌苔黄腻，故加藿香、佩兰等芳香醒脾。

2010 年 9 月 1 日复诊：发现鼻咽癌 1 年零 3 个月，放化疗后。现症见：口干，鼻堵，分泌物为淡黄色，有时有脓腥味，有时鼻涕带血，左耳痛，舌红，苔薄黄，脉沉细。继续予通窍解毒、利咽生津法。

处方：菊花 15g，金银花 15g，麦冬 10g，生地黄 10g，木蝴蝶 5g，大青叶 10g，白芷 10g，生蒲黄 10g，露蜂房 5g，紫草根 10g，卷柏 10g，鹅不食草 10g，天花粉 10g，穿山甲 6g，醋鳖甲 10g，醋龟甲 10g，辛夷花 6g，牛蒡子 10g，石斛 15g，蛇舌草 30g，半枝莲 15g，生甘草 10g。14 剂，水煎服，煎服法同前。

中成药：加味西黄解毒胶囊，每次 0.5g（2 粒），口服，每日 3 次。

按：左耳痛，是因为鼻咽部与耳道通过鼻咽管相通，鼻咽部炎症可能向耳道蔓延，故需加强清热解毒、宣闭开窍。

2010 年 12 月 1 日复诊：发现鼻咽癌 1 年半，放化疗后。现症见：口干，鼻堵，分泌物为淡黄色，偶有鼻涕带血，左耳、左鼻痛，舌红，苔薄少，脉沉细。继续予通窍解毒、利咽生津法。

处方：菊花 15g，金银花 15g，大青叶 10g，连翘 10g，沙参 15g，麦冬 10g，生黄芪 30g，苏木 6g，辛夷花 5g，僵蚕 10g，穿山甲 6g，醋鳖甲 10g，紫草根 10g，天花粉 10g，元参 10g，鹅不食草 10g，鼠妇 10g，九香虫 6g，生蒲黄 10g，露蜂房 5g，蛇舌草 30g，半枝莲 30g，卷柏 10g，生甘草 10g。14 剂，水煎服，煎服法同前。

中成药：加味西黄解毒胶囊，每次 0.5g（2 粒），口服，每日 3 次。

2011 年 3 月 9 日复诊：发现鼻咽癌 1 年零 9 个月，放化疗后。复查血常规，白细胞 2890/mm^3。现症见：感冒后发烧，体温最高 39.0℃，对症治疗后好转，怕热，咽不痛，鼻腔有分泌物，偶带血丝或血块，晨起明显，舌红，苔薄少，脉沉细。继续予清热生津、解毒利咽法，以清燥救肺汤化裁。

处方：桑叶 10g，枇杷叶 10g，天麦冬各 10g，生石膏 30g，沙参 10g，生黄芪 30g，玉竹 10g，石斛 15g，金银花 15g，菊花 10g，卷柏 10g，鹅不食草 10g，木蝴蝶 6g，僵蚕 10g，九香虫 6g，元参 15g，醋鳖甲 10g，醋龟甲 10g，三七 5g，辛夷花 5g，百合 30g，浙贝母 10g，阿胶珠 10g，生甘草 10g。14 剂，水煎服，煎服法同前。

中成药：加味西黄解毒胶囊，每次 0.5g（2 粒），口服，每日 3 次。

按："肺开窍于鼻"，因此鼻咽部证候也可通过调肺来治疗；同时局部也用鹅不食草、卷柏、辛夷花、金银花、菊花等宣窍开闭、解毒抗癌。

2011年6月1日复诊：发现鼻咽癌2年，放化疗后。复查血常规，白细胞3200/mm³。现症见：近几日咽部不适，咳嗽，有痰不多，鼻腔有时打喷嚏时出血，鼻干，二便调，矢气多，左耳分泌物多，有臭味，舌红，苔白，根部偏厚，脉沉细。仍予清燥救肺汤合五味消毒饮化裁。

处方：桑叶10g，沙参10g，枇杷叶10g，麦冬10g，生石膏30g，元参10g，桔梗10g，款冬花10g，金银花10g，菊花10g，浙贝母10g，杏仁10g，石斛10g，卷柏10g，石上柏10g，醋鳖甲10g，醋龟甲10g，僵蚕10g，九香虫6g，鹅不食草10g，生地黄10g，丹皮10g，蛇舌草30g，生甘草10g。14剂，水煎服，煎服法同前。

中成药：加味西黄解毒胶囊，每次0.5g（2粒），口服，每日3次。

2011年8月22日复诊：发现鼻咽癌2年余，放化疗后。2011年7月复查未见明显异常。症见：一般情况可，舌红，苔薄白，脉沉细滑。继续予清热解毒、利咽生津法调治。

处方：沙参15g，金银花15g，桑叶10g，菊花10g，麦冬12g，生地黄12g，连翘15g，丹皮10g，石斛10g，天花粉10g，牛蒡子10g，生蒲黄10g，露蜂房5g，穿山甲6g，醋鳖甲10g，卷柏10g，石上柏10g，鹅不食草10g，生黄芪30g，苏木6g，鱼腥草15g，蛇舌草30g，半枝莲30g，生甘草10g。14剂，水煎服，煎服法同前。

中成药：加味西黄解毒胶囊，每次0.5g（2粒），口服，每日3次。

2011年12月26日复诊：发现鼻咽癌两年半，放化疗后。10月份鼻腔镜复查未见异常。症见：鼻干，分泌物多，夹脓血，耳内有脓性分泌物，不伴有疼痛、耳鸣等症状，其他一般情况可，舌红，苔薄白，脉沉细。加强清热解毒、利咽生津作用。

处方：金银花15g，菊花10g，款冬花10g，丹皮10g，鹅不食草10g，栀子10g，卷柏10g，天麦冬各10g，生地黄12g，山药30g，女贞子10g，苍耳子10g，辛夷花10g，浙贝母10g，穿山甲6g，醋鳖甲10g，莪术5g，醋龟甲10g，山慈菇10g，五味子10g，草河车15g，蛇舌草30g，浮萍10g，生甘草10g。14剂，水煎服，煎服法同前。

中成药：加味西黄解毒胶囊，每次0.5g（2粒），口服，每日3次。

2012年4月9日复诊：发现鼻咽癌近3年，未手术，放化疗后。症见：鼻干，分泌物多且夹脓血，口干口苦，其他一般情况可，舌胖干，苔黄，脉沉细。予小柴胡汤合五味消毒饮化裁。

处方：柴胡10g，黄芩10g，清半夏10g，太子参15g，木蝴蝶6g，金银花10g，菊花10g，知母10g，黄柏10g，生地黄10g，天麦冬各10g，石斛10g，鹅不食草10g，卷柏10g，山慈菇10g，五味子5g，穿山甲6g，醋鳖甲10g，浙贝母10g，夏枯草10g，生黄芪30g，制首乌15g，蛇舌草30g，生甘草10g。14剂，水煎服，煎服法同前。

中成药：加味西黄解毒胶囊，每次0.5g（2粒），口服，每日3次。

2012年6月13日复诊：发现鼻咽癌3年，放化疗后。复查血常规，白细胞降低。症见：鼻干，分泌物夹脓血，耳内分泌物减少，周身酸懒，上臂为著，二便调，左耳听力减退，不渴，其他一般情况可，舌胖干，苔黄，脉沉细。予清燥救肺汤合五味消毒饮化裁。

处方：桑叶10g，枇杷叶10g，麦冬10g，沙参10g，生石膏30g，金银花15g，连翘15g，蒲公英10g，石上柏10g，卷柏10g，羌活10g，鹅不食草10g，生黄芪30g，杭白芍15g，防风10g，鸡血藤15g，生蒲黄10g，露蜂房5g，桑螵蛸10g，桑椹15g，当归15g，蛇舌草30g，半枝莲15g，生甘草10g。14剂，水煎服，煎服法同前。

中成药：加味西黄解毒胶囊，每次0.5g（2粒），口服，每日3次。

按：周身酸懒，予蠲痹汤补气养血，祛风通络。

2012年9月5日复诊：发现鼻咽癌3年余，放化疗后。近期复查未见异常。症见：口干，鼻干，鼻腔脓性分泌物，量不多，易疲劳，纳可，左眼肿，左侧面部麻木，眠可，二便调，舌红，苔薄黄，脉沉细。予杞菊地黄丸化裁。

处方：枸杞子15g，菊花10g，麦冬10g，五味子5g，生黄芪30g，苏木5g，山茱萸15g，生熟地黄各10g，金银花10g，连翘10g，石上柏10g，鹅不食草10g，全蝎5g，蜈蚣2条，九香虫6g，穿山甲6g，醋鳖甲10g，鱼腥草15g，卷柏15g，蛇舌草30g，半枝莲15g，桑螵蛸10g，桑椹10g，生甘草10g。14剂，水煎服，煎服法同前。

中成药：加味西黄解毒胶囊，每次0.5g（2粒），口服，每日3次。

2012年11月22日复诊：发现鼻咽癌近3年半，未手术，放化疗后。近期复查未见异常。症见：鼻塞，鼻腔分泌物多，质地黏稠，时有血丝，口干，乏力，左侧面部麻木，左眼睑浮肿,纳眠可,二便调,舌红,苔白腻,脉沉细。予清燥救肺汤合五味消毒饮化裁。

处方:金银花10g,连翘10g,蒲公英15g,苦地丁15g,紫草根10g,瓦楞子10g,桑叶10g,枇杷叶10g,麦冬10g,沙参10g,生石膏30g,穿山甲6g,醋鳖甲10g,卷柏10g,石上柏10g,鹅不食草10g,天龙5g,僵蚕10g,生地黄10g,丹皮10g,全蝎5g,蜈蚣2条,蛇舌草30g,生甘草10g。14剂,水煎服,煎服法同前。

中成药:加味西黄解毒胶囊,每次0.5g(2粒),口服,每日3次。

2013年2月25日复诊:发现鼻咽癌3年半余,未手术,放化疗后。近期复查未见异常。症见:左侧面部麻木,肩痛,乏力,鼻干,鼻腔分泌物增多,纳眠可,二便调,舌红,苔白腻,脉沉细。予蠲痹汤合四君子汤化裁。

处方:羌活10g,防风10g,杭白芍15g,当归10g,生黄芪30g,路路通10g,全蝎5g,蜈蚣2条,鸡血藤15g,僵蚕10g,天麻10g,钩藤10g,太子参15g,土茯苓30g,石斛10g,炒白术15g,生石膏30g,知母10g,石上柏15g,鹅不食草10g,穿山甲6g,蛇舌草30g,重楼15g,生甘草10g。14剂,水煎服,煎服法同前。

中成药:加味西黄解毒胶囊,每次0.5g(2粒),口服,每日3次。

按:继续以鹅不食草、石上柏、生石膏、知母等清热解毒,宣闭通窍;左面部麻木,予天麻、钩藤、僵蚕、鸡血藤等息风通络。

2013年4月10日复诊:发现鼻咽癌近4年,未手术,放化疗后。3 月 19 日肌电图检查提示中枢神经性损害、周围神经损害。4 月 8 日鼻腔镜复查未见异常。症见：左脸感觉减低，左眼睑下垂，伸舌左偏，说话吐字不清晰，鼻腔分泌物，双肩酸痛，双上肢上举受限，纳眠可，二便调，舌红，苔黄腻，部分剥脱，脉沉细。予杞菊地黄丸合蠲痹汤化裁。

处方：天麻 10g，钩藤 10g，菊花 10g，枸杞子 15g，生熟地黄各 10g，山药 15g，山茱萸 15g，卷柏 10g，全蝎 5g，蜈蚣 2 条，石上柏 15g，鹅不食草 10g，天龙 5g，羌活 10g，醋鳖甲 10g，小白花蛇 1 条，生黄芪 30g，防风 10g，穿山甲 6g，僵蚕 10g，旋覆花 10g，海浮石 10g，蛇舌草 30g，生甘草 10g。14 剂，水煎服，煎服法同前。

中成药：加味西黄解毒胶囊，每次 0.5g（2 粒），口服，每日 3 次。

按：患者左眼睑下垂，伸舌左偏，说话吐字不清晰，肌电图示"中枢神经性损害、周围神经损害"，属中风之中经络，故以杞菊地黄丸合蠲痹汤加全蝎、蜈蚣、小白花蛇等滋肝养肾，息风通络。

2013 年 7 月 11 日复诊：发现鼻咽癌 4 年，未手术，放化疗后。复查未见明显异常。症见：鼻腔及双耳分泌物增多，说话吐字不清，双肩酸痛，纳眠可，二便调，舌红胖，苔薄黄，脉沉细。予清燥救肺汤合六味地黄丸化裁。

处方：桑叶 10g，枇杷叶 10g，麦冬 15g，沙参 15g，生石膏 30g，生熟地黄各 10g，山茱萸 10g，山药 30g，辛夷花 6g，苍耳子 6g，鱼腥草 15g，蒲公英 15g，连翘 10g，金银花 10g，卷柏 10g，石上柏 10g，穿山甲 6g，醋鳖甲 10g，天龙 5g，鹅不食草 10g，僵蚕 10g，半枝莲 15g，重楼 15g，生甘草 10g。

14 剂，水煎服，煎服法同前。

中成药：加味西黄解毒胶囊，每次 0.5g（2 粒），口服，每日 3 次。

2013 年 9 月 11 日复诊：发现鼻咽癌 4 年余，未手术，放化疗后。症见：鼻腔及双耳分泌物增多，咽干，偶有干咳，左面部麻木，言语吐字不清，纳差，眠可，双肩酸痛，二便调，舌红，苔薄少，脉沉细。予五味消毒饮化裁。

处方：连翘 10g，金银花 10g，蒲公英 10g，苦地丁 10g，麦冬 15g，沙参 15g，芦根 30g，杏仁 10g，木蝴蝶 6g，桔梗 10g，元参 10g，鱼腥草 15g，辛夷花 6g，苍耳子 6g，卷柏 10g，石上柏 10g，桑椹 30g，全蝎 5g，蜈蚣 2 条，鹅不食草 10g，穿山甲 6g，半枝莲 15g，重楼 15g，生甘草 10g。14 剂，水煎服，煎服法同前。

中成药：加味西黄解毒胶囊，每次 0.5g（2 粒），口服，每日 3 次。

2013 年 11 月 14 日复诊：发现鼻咽癌近 4 年半，未手术，放化疗后。近期复查未见异常。症见：左面部麻木，左眼睑发肿，伸舌左偏，双颈肩部酸痛，纳差，眠可，二便调，周身乏力，晨勃虚，舌红，苔薄少，脉沉细。予济生肾气丸化裁。

处方：桑寄生 15g，牛膝 10g，生熟地黄各 10g，丹皮 10g，土茯苓 30g，山药 30g，山茱萸 10g，全蝎 5g，蜈蚣 2 条，僵蚕 10g，路路通 10g，地龙 10g，金银花 15g，通草 6g，辛夷花 10g，鹅不食草 10g，连翘 15g，卷柏 10g，穿山甲 6g，醋鳖甲 10g，天龙 5g，重楼 15g，半枝莲 15g，生甘草 10g。14 剂，水煎服，煎服法同前。

中成药：加味西黄解毒胶囊，每次 0.5g（2 粒），口服，每日 3 次。

按：鼻咽癌等头面部恶性肿瘤多予放疗，放疗后黏膜损伤而出现一些相关症状，有些症状反复发作，不易控制。本例病人放疗后鼻黏膜损伤，腺体分泌减少，加之黏膜充血水肿，鼻腔免疫力降低，易反复发生感染而鼻流脓涕，故长期予清热解毒、利咽生津之法治疗。后期出现中风之中经络，可能与放疗损伤神经有关，故予全蝎、蜈蚣等虫类药息风通络治疗。（中国中医科学院名医名家学术传薪集.人民卫生出版社，2015）

三十七、李淑良

李淑良（1938—），生于北京。

1957～1963年就读于北京中医药大学，毕业后分配到中国中医科学院（原中国中医研究院）西苑医院，工作至今。曾师从全国著名中医喉科专家耿鉴庭。一直从事中医耳鼻咽喉科科研、教学、临床工作，总结了运用中医药治疗耳鼻咽喉科疾病的规律。如突发性耳聋从肺论治，过敏性鼻炎从肺、脾、肾论治，嗓音病从肝、脾、肺及痰瘀论治等，并大力推广"咽喉疾病治疗散风为先"的理念及方法，在肿瘤的治疗中重视扶正兼以祛邪。在此期间，曾带教研究生及徒弟7名，并为国家中医药管理局优秀中医人才带教耳鼻喉科。现任中国中医科学院西苑医院主任医师、博士生导师，全国名老中医药专家学术经验继承工作第二、三批指导老师，担任世界中医药学会联合会耳鼻喉口腔科专业委员会会长、中华中医药学会耳鼻喉科分会名誉主任委员等多项职务。编写近30部著作，如《中医症状鉴别诊断学》《中医证候鉴别诊断学》《中医传统康复医学》《中国基本中成药》《中医耳鼻喉科学》《实用中西医临床诊断治疗学》《中医老年病学》等，并撰写多篇论文。

1. 喉瘤（喉乳头状瘤）

梁某，女，5岁，初诊时间：2014年9月18日。

主诉：声音嘶哑反复发作3年余。

现病史：患儿1岁半时开始出现声音嘶哑，按照感冒等进行治疗，声音嘶哑逐渐加重，且逐渐出现憋气感，在当地医院诊为喉乳头状瘤，予以手术治疗。但术后仍时有复发，到目前为止，已经8次手术，一般手术间隔1～2月，最长相隔2年，末次手术2014年9月17日，距上次手术时间为2个月。刻下症见：声音嘶哑，咳嗽，纳眠可，二便调。患儿足月顺产。舌红，边有齿痕，苔剥脱而腻，脉浮。

治法：补肺健脾，化痰散结。

处方：消瘤散加减。

海浮石10g，胖大海10g，诃子6g，土贝母10g，珍珠母10g，荔枝核6g，橘核6g，木蝴蝶3g，僵蚕3g，荷叶6g，黄精6g，百合15g，炒扁豆10g，莲子肉10g，半枝莲6g，白花蛇舌草6g，生甘草3g。30剂，水煎服，每日1剂，分2次服。

患儿一直服用上药，截止目前，患儿尚未复发。

按：李淑良主任认为小儿喉乳头状瘤的病机为正虚邪实，正虚以肺脾两虚为主，邪实为痰浊、瘀血互结，且以痰浊为主，因此在治疗中采取扶正祛邪的原则。扶正以健脾、补肺为主，祛邪以化痰散结、清热解毒为主，或辅以补肾、化瘀，采用自拟方消瘤散为主治疗。其中，荔枝核、橘核长于行气化痰散结；白花蛇舌草、半枝莲以清热解毒，散结消肿；胖大海、诃子、土贝母、海浮石、珍珠母能化痰散结，敛阴生津；炒扁豆、莲子肉、生甘草健脾益气，养阴化痰；黄精、百合气阴双补；木蝴蝶、僵蚕为利喉开音之要药；荷叶醒脾。诸药合用，共奏化痰散结、补肺健脾、利喉开音之功。临床需要注意的是：小儿喉乳头状瘤患者多需长期服用中药治疗，在整个治疗过程中，要重视患儿脾胃的养护，以减少患儿服药后的不适，增加患儿及家长治疗疾病的依从性，以提高疗效。（中国中医科学院名医名家学术传薪集.人民卫生出版社，2015）

2. 鼻鼽（过敏性鼻炎）

黄某，女，37 岁。初诊时间：2014 年 9 月 18 日。

主诉：鼻痒、喷嚏、流涕 7 年，加重 1 月余。

现病史：患者 7 年前无明显诱因出现阵发性鼻痒，喷嚏连作，大量清涕，伴鼻塞，遇风冷加重，无明显头痛头晕，无发热及脓涕，无喘憋，无恶心呕吐，在外院做过敏原皮试示：屋尘螨 +++，粉尘螨 +++。服用抗组胺类药物效果不佳。两年间上述症状反复发作，近 1 个月加重，嗅觉减退，咳嗽，眼痒，乏力气短，为进一步诊治，来我门诊就诊。现症见：鼻痒，流清涕，鼻塞，咳嗽，食纳尚可，二便调，睡眠如常。舌淡红，苔白略腻，脉沉。

治法：益肺健脾，活血通窍。

处方：黄精 20g，百合 30g，炒白术 10g，防风 10g，高良姜 6g，羌活 6g，白芷 10g，辛夷 10g，蝉蜕 10g，丹皮 10g，黄芩 10g，桂枝 6g，太子参 15g，茯苓 30g，益母草 30g，当归 10g，生甘草 6g。7 剂，每日 1 剂，分 2 次服。

二诊：患者病情好转。时有喷嚏，咽干鼻腔干燥。舌淡胖，苔白，脉沉。

上方加炒薏仁 30g，荷叶 10g，白茅根 30g，芦根 30g。7 剂，每日 1 剂，分 2 次服。

按：本病例主要病因为气虚，病位在肺脾两脏。治疗时以健脾益肺为原则，本方将玉屏风散中的黄芪易为黄精，既可避免黄芪温燥，又可补气并兼顾肺脾两经。黄精滋阴，可生津润燥，防止虚火上炎鼻腔；白术健脾益气，加强黄精固本之功效；防风走表祛风，御风邪，为风中润剂；羌活疏风；高良姜、太子参护脾扶正；百合润肺养阴的同时又可清肺热，防止虚火上炎；方中以辛夷、白芷引经通窍；蝉衣疏风清热；黄芩、丹皮清热凉血止血；益母草、当归化瘀活血；甘草调和诸药。

二诊患者诸症皆减，加用薏苡仁、荷叶、白茅根、芦根清热利湿，以利于脾的运化升清，全方共奏益气健脾、化瘀通窍之功。（中国中医科学院名医名家学术传薪集．人民卫生出版社，2015）

3. 失嗅、鼻窒（慢性鼻炎）

邓某，男，45 岁。初诊时间：2012 年 12 月 26 日。

主诉：鼻塞，嗅觉减退 2 年余。

现病史：患者 2 年前无明显诱因出现鼻塞，嗅觉减退，伴耳鸣，右耳重，时有头痛及少量黄涕。曾在北医三院查鼻窦 CT 示：慢性鼻炎、鼻窦炎。给予药物治疗后略有好转。刻下症见：鼻塞，嗅觉减退，右耳鸣如蝉声，纳眠可，二便调。局部检查：鼻黏膜慢性充血，下鼻甲肥厚，各鼻道干净。舌质淡，舌边有齿痕，舌苔白腻，脉沉。

治法：清热利湿，健脾通窍。

方药：葛根 10g，拳参 10g，大青叶 10g，白芷 10g，辛夷 10g，黄精 15g，百合 30g，橘核 10g，荔枝核 10g，炒扁豆 15g，莲子肉 15g，车前草 30g，生甘草 6g。7 剂，水煎服，每日 1 剂，分 2 次服。

按：李淑良主任认为鼻窒多为虚实夹杂证，患者多有肺脾之脏气虚损，又加之邪气久羁，滞留鼻窍，以致缠绵难愈。因此在治疗中采取扶正祛邪的原则。扶正以益气健脾为主，祛邪以清热通窍、利湿散结为主，采用自拟方治疗。方中辛夷、白芷辛温芳香，通利鼻窍，为治疗鼻病常用药物，辛夷芳香通鼻，引药直达病所；拳参、大青叶是李老师常用的治疗鼻炎、鼻窦炎除黄涕的对药，拳参能清热镇惊，利湿消肿，大青叶有清热解毒、凉血止血、消斑的功效，两药合用，共奏清泻肺热、通利鼻窍之功；葛根用于缓解头痛、项背强痛；荔枝核入肝、肾经，功专散滞祛寒，行血中之气；橘核亦入肝、肾二经，有理气散结之力；黄精、百合共用有补气养阴、健脾润肺之功；炒扁豆、莲子肉合用，有辅助黄精益气健脾的功效；车前草利湿解毒；生甘草清热益脾，兼可调和诸药。（中国中医科学院名医名家学术传薪集.人民卫生出版社，2015）

4. 鼻窒、耳胀（慢性鼻炎、分泌性中耳炎）

方某，男，50 岁。初诊时间：2014 年 7 月 3 日。

主诉：鼻塞反复发作 4 年，右耳堵塞感反复发作 3 年。

现病史：患者 4 年前感冒后开始出现鼻塞，未引起重视，3 年前开始出现右耳堵塞感，时轻时重，曾使用多种治疗鼻炎的药物（具体不详），效果不佳。刻下症见：鼻塞，呈间歇性，遇风寒加重，不伴鼻痒、喷嚏等症状，纳眠可，二便调。局部检查：鼻黏膜慢性充血，双下甲肿大，各鼻道干净，右耳鼓膜混浊、内陷。舌淡，苔薄，脉沉细。

治法：补肺健脾，益气通窍。

方药：黄精 20g，百合 30g，炒白术 10g，防风 10g，高良姜 6g，羌活 10g，白芷 10g，辛夷 10g，蝉蜕 10g，丹皮 10g，橘核 10g，荔枝核 10g，桂枝 6g，生甘草 6g。7 剂，每日 1 剂，水煎分 2 次服。

二诊（2014 年 8 月 21 日）：患者鼻窒、耳胀等症状明显好转。舌淡，苔薄，脉沉。

上方加炒扁豆 10g，莲子肉 10g。14 剂，每日 1 剂，分 2 次服。

按：鼻窒是临床常见病，一般按照肺经蕴热、肺脾气虚、气滞血瘀等方面进行辨治。患者反复鼻塞，遇风冷加重，属于肺脾气虚的范畴。由于气虚不能卫外，则遇风寒加重，鼻黏膜慢性充血说明内有郁热、瘀滞。因此方中以黄精、白术、防风益气健脾；白芷、辛夷通窍；高良姜、桂枝、羌活辛温助阳；蝉衣、丹皮则针对郁热的病机，同时防止其他药物过于辛燥；橘核、荔枝核化痰散结，有助于通窍；生甘草调和诸药。

二诊时患者症状明显减轻，也说明了遣方用药的恰当性。（中国中医科学院名医名家学术传薪集．人民卫生出版社，2015）

5. 暴聋（突发性耳聋）

顾某，女，70 岁。初诊时间：2014 年 7 月 17 日。

主诉：左耳听力下降半月余。

现病史：患者 2 周前劳累生气后出现左耳听力下降，伴耳鸣，呈蝉鸣音，持续性，夜间更明显，伴耳堵闷感，无头晕及视物旋转，无恶心呕吐，无发热，无鼻塞鼻涕。在外地做电测听检查示：右耳重度感音神经性聋，鼓室图 A 型。在外院输液治疗 1 周后未见好转，具体用药不详。既往右耳全聋。为进一步诊治，来我门诊就诊。刻下症见：纳食可，二便如常，夜眠欠安，多梦。舌质淡红，苔薄黄，脉弦细。

治法：疏肝益肾，活血通窍。

处方：柴胡 10g，郁金 10g，葛根 10g，丹参 15g，远志 10g，路路通 10g，皂角刺 10g，黄精 30g，石菖蒲 6g，麦冬 30g，太子参 15g，五味子 10g，生甘草 6g。7剂，水煎服，每日 1 剂。

二诊（2014 年 7 月 24 日）：左耳鸣消失，仍右耳鸣，听力同前，头昏。舌红，苔少，脉弦。

上方加桑椹 30g，女贞子 10g，墨旱莲 10g。7剂，水煎服，每日 1 剂。

按：本例患者老年女性，肾气不足，情绪变化，肝失疏泄，气机不畅，耳窍失养，则会造成耳窍闭塞之病机，可导致暴聋，正如《素问·厥论篇》云："少阳之厥，则暴聋。"郁久化热，热循经上蒸耳窍，则耳闷胀失聪。故本病例的治疗以疏肝益肾、活血通窍为则。方中以生脉饮加黄精扶正益肾气；柴胡、郁金疏肝理气，解郁开窍；葛根少许以升清阳，载药上行；丹参、路路通、皂角刺、远志、菖蒲加强活血凉血、化瘀通窍、化痰散结之功。复诊时加用二至丸、桑椹增强益肾扶正功效。（中国中医科学院名医名家学术传薪集.人民卫生出版社，2015）

6. 鼻咽癌

彭某，男，63 岁。初诊日期：2012 年 11 月 8 日。

主诉：鼻咽恶性肿瘤放疗后 1 年。

现病史：患者 1 年前发现涕中带血，在当地诊断为鼻咽癌，行局部放射治疗，放疗后自觉听力下降，痰多，张口受限，疲乏无力，纳呆，眠差，多梦易醒，大便干。舌淡红，苔少，脉滑。

既往史：有高血压病史 10 年。

治法：益气养阴，化痰通络，解毒利咽。

处方：生脉饮加味。

麦冬10g，五味子10g，黄精12g，百合15g，橘核10g，荔枝核10g，土贝母10g，僵蚕10g，珍珠母10g，海浮石10g，诃子6g，胖大海10g，泽兰10g，生甘草6g，路路通10g，络石藤10g，太子参30g，丝瓜络10g，半枝莲10g，白花蛇舌草10g，天麻10g，钩藤10g，橘络10g，炒槐花10g，白芷10g，辛夷10g，白茅根30g，芦根30g。30剂，水煎服，每日1剂。

二诊（2012年12月6日）：患者诉头昏沉，走路不稳，口腔肌肉僵硬感，易疲劳，睡眠可。舌淡暗，苔少，脉沉滑。上方继服30剂。

以后一直以此方加减治疗，患者疲劳、痰多等症状明显改善。目前患者仍在治疗中，未见鼻咽癌有复发迹象。

按：李淑良主任在中医理论指导下，在长期的临床实践中逐渐认识到，肿瘤的发生，与正气不足有直接关系。经云"正气存内，邪不可干""邪之所凑，其气必虚"。鼻咽癌的发生，亦不离于此。再加上患者经过局部放疗，热毒损伤肺肾之阴较为明显，因此，诸症合参，该患者属于鼻咽癌之气阴两虚、痰瘀毒互结证，在治疗中要注意清肝散火、清肺泄热以去伏毒。因此方中以生脉饮加黄精、百合以益气养阴；予以橘核、荔枝核、土贝母、珍珠母、海浮石、胖大海、诃子等化痰散结；白花蛇舌草、半枝莲等清肺解毒；路路通、络石藤、橘络、丝瓜络等加强通络之力；天麻、钩藤则系平肝潜阳之品；白芷、辛夷通窍；白茅根、芦根等清热生津，养阴润肺。全方攻补兼施，扶正祛邪并举，以使邪去正安。临床需注意的是：放射线当属热邪，其性易伤阴液，因此需注意加强养阴生津之力。（李淑良耳鼻喉科临证经验集.北京科学技术出版社，2016）

7. 耳闭耳胀（分泌性中耳炎）

黄某，男，38 岁。初诊时间：2014 年 9 月 11 日。

主诉：右耳堵塞感、耳痛 1 周。

现病史：患者 1 周前感冒后出现右耳堵塞感，轻微耳痛，听力略下降，鼻塞，少许黄涕，咽部痰多。自服感冒药、消炎药等治疗，效果不佳。现症见：右耳堵塞感，听力略下降，低调耳鸣，呈嗡嗡声，咽部痰多，不咳，纳眠可，二便调。舌边尖红，舌边有齿痕，苔白腻，脉沉。局部检查：右耳鼓膜充血，略呈暗红色，可见液平面，左耳鼓膜内陷。

治法：清肝宣肺，行水通窍。

处方：桑白皮 10g，车前草 30g，苏叶 10g，防风 10g，白芷 10g，辛夷 10g，柴胡 10g，炒栀子 10g，郁金 10g，百合 10g，黄芩 10g，生甘草 6g。7 剂，水煎服，每日 1 剂，分 2 次服。

按：李淑良主任认为耳与肺有密切联系，"肺主气，气贯耳""手太阴肺经之络会入耳中"是肺耳相关的重要论述，肝胆与耳亦有密切的关系，因此，也需适当运用清肝泄热、利湿通窍的方法治疗急性分泌性中耳炎。从肝肺论治分泌性中耳炎是李淑良主任常用的方法之一。本例患者继发于感冒，系因风邪袭肺，肺失宣降，津液通调失职，停聚耳窍，耳窍不通，故见有耳胀闷堵塞感等症状。患者证属肝肺郁热蒙蔽清窍，治以清肝宣肺，行水通窍。方中以桑白皮、车前草、黄芩以清肺热，泻肺水；苏叶、防风、辛夷、白芷等散风通窍；柴胡、栀子、郁金等清肝经郁热，配合桑白皮等以肝肺同调。全方以清肺通窍为主，配合清肝之品，共奏清热通窍之功。李淑良主任非常注重扶正祛邪，方中的百合、生甘草，颇有深意，意在滋补肺

肾之阴，防止苦寒伤阴、辛散伤阴等。（中国中医科学院名医名家学术传薪集．人民卫生出版社，2015）

8. 耳聋、耳鸣（感音性耳聋）

郭某，男，49 岁。初诊时间：2014 年 10 月 9 日。

主诉：左耳鸣、听力下降 1 月。

现病史：患者 1 个月前无明显诱因突然出现左耳鸣，左耳闷堵感，听力下降，外院电测听提示：左耳听力高频下降。在外院给予扩张血管、营养神经药物后未见明显效果。刻下症见：左耳持续性高调耳鸣，如蝉声，左耳听力下降，晨起伴有口苦、咽干，纳眠可，二便调。舌红，苔薄黄，脉弦细。

治法：清肝泄热，开郁通窍。

处方：龙胆泻肝汤加减。

龙胆草 10g，柴胡 10g，栀子 10g，郁金 10g，葛根 10g，丹参 12g，路路通 10g，黄精 15g，皂角刺 6g，远志 10g，酸枣仁 10g，生甘草 6g。7 剂，水煎服，每日 1 剂，分 2 次服。

复诊：患者左耳堵闷感消失，仍有耳鸣及听力下降。舌红，苔薄黄，脉沉细。辨证仍为肝经郁热，治法同前。

上方加入青风藤 10g，海风藤 10g，络石藤 10g。7 剂，水煎服，每日 1 剂，分 2 次服。

按：李淑良主任根据主诉、病史及舌脉，考虑患者为肝经郁热，耳鸣耳聋为肝火上扰清窍所致。方中龙胆草大苦大寒，既能清利肝胆实火，又能清利肝经湿热；栀子苦寒泻火，燥湿清热；柴胡既可平少阳之热，又可疏畅肝经之气，引诸药归肝经；葛根、柴胡共用能升举清阳，引药入耳窍；郁金、丹参有活血通络、祛瘀止痛、清心除烦、养血安神功效；皂刺、路路通能祛风活络，利水通经；由于用了苦寒药物，为防止伤阴血，方中用黄精、酸枣仁、生甘草能兼顾滋养阴血，使祛邪不伤正，邪去而不伤阴血。诸药合用，则清补并用，祛邪不伤正，扶正不碍邪，共奏清肝通窍之功。

二诊时则加用青风藤、海风藤、络石藤以加强通窍之力。（中国中医科学院名医名家学术传薪集.人民卫生出版社，2015）

9. 耳鸣

陈某，女，36岁。初诊时间：2014年1月23日。

主诉：双侧耳鸣半年。

现病史：患者半年前无明显诱因出现双耳鸣，呈持续性高调蝉鸣音，无明显听力下降，时伴头晕。电测听提示：双耳听力大致正常。刻下症见：双侧持续性耳鸣，如蝉声，纳眠可，二便调。舌质淡红，舌苔薄白，脉沉细。

治法：补益气血。

处方：八珍汤加减。

太子参15g，茯苓30g，炒白术10g，当归10g，白芍10g，熟地黄10g，川芎10g，益母草30g，黄精20g，路路通10g，桑椹30g，女贞子10g，旱莲草10g，生甘草6g。21剂，水煎服，每日1剂，分2次服。

复诊：患者服用上药21剂后，病情好转，耳鸣减轻，呈间断性耳鸣，头晕也减轻，时有睡眠欠佳。

上方加远志10g，酸枣仁10g，黑豆30g。21剂，水煎服，每日1剂，分2次服。

按：李淑良主任认为耳鸣的病机主要有虚实两种。其属实者起病突然，多为肝胆火旺或肝胆湿热引起。虚性耳鸣常由气虚、血虚、阴虚等所致，为气血生化之源不足，而致气血亏虚，水谷之精不能上升以荣养耳窍，耳失濡养，耳窍经脉空虚，乃致耳鸣，多经久不愈。本患者辨证为气血不足，耳窍失养，方用八珍汤加减。八珍汤具有补气行气、养血活血的功效。方中人参补气，熟地黄补血，两者相伍，有益气补血功效；黄精、白术、茯苓有健脾益气功效，助人参补脾益气；白芍、当归有和营养血功效，帮助熟地黄滋养阴血；川芎行气活血，但味辛温燥，虽理气则伤气，活血则伤血，但配补益药，则可活血祛腐生新；二至、桑葚益肾养肝；生甘草益气，并调和诸药。

二诊时患者出现睡眠不佳，故加入远志，其有安神益智作用，多用于心肾不交引起的失眠多梦；酸枣仁有养心、宁心、安神作用，用于虚烦不眠，惊悸多梦。（中国中医科学院名医名家学术传薪集.人民卫生出版社，2015）

三十八、邓成珊

邓成珊（1938—），重庆人。

擅长血液病、免疫系统疾病及内科杂病治疗，尤其对各种贫血、白血病、血小板减少性紫癜、骨髓增生异常综合征、风湿及类风湿关节炎、红斑狼疮等疾病有深入研究和独到见解。

主编大型专著《当代中西医结合血液病学》《再生障碍性贫血中医治疗》及《新编常用中西成药的功能用法与禁忌》，参加编写《实用中医老年病学》《中医管理学概论》等。

瘰疬（慢性淋巴细胞白血病）

张某，男，57 岁。2011 年 9 月 28 日就诊。

主诉：发现颈部及颌下淋巴结肿大半年。

现病史：半年前患者因咽部不适，触诊发现颈部及颌下多发黄豆至花生米大小的结节，2011 年 4 月 6 日至当地医院查血常规：WBC15.63×10^9/L，Hgb156g/L，PLT190×10^9/L，LYM61.2%。骨髓穿刺病理检查示增生明显活跃，G45.5%，E20.5%，淋巴细胞占 30%，巨核细胞 136 个。颌下淋巴结活检示：小淋巴细胞灶性分布，组化示 CD_{20}^+、CD_{19}^+、CD_5^+、CD_3^+（散在）、CD_{23}^+，$MP0^+$（散在），CD_{10} 阴性。白血病免疫类型示 68.2%，表达 CD_{19}、CD_5、CD_{23}、CD_{20}、CD_{38}、CD_{25}，Lamda，CD_{22} 弱表达，

$CD_{11}C$ 部分表达，FMCT 阴性，诊断为"慢性淋巴细胞白血病"，为求中医治疗来我院门诊。刻下症：一般情况可，无发热，盗汗，眠差，舌暗，苔薄黄，脉弦。

既往体健。否认药物及食物过敏史。

查体：双颌下及颈部可触及数枚花生米大小肿大的淋巴结，无压痛，肝脾不大。

辅助检查：血常规检查：WBC13.41×10^9/L，Hgb145g/L，PLT171×10^9/L，LYM63.6%。

西医诊断：慢性淋巴细胞白血病（Ⅰ期）。

中医诊断：瘰疬。

辨证：痰瘀互结。

治法：益气健脾，化痰散结，解毒抗癌。

处方：清半夏 10g，茯苓 12g，陈皮 10g，生甘草 10g，金银花 15g，土茯苓 15g，山慈菇 10g，炒薏仁 15g，龙葵 30g，苦参 15g，蛇舌草 30g，炒白术 15g，猪苓 15g，白英 15g，酸枣仁 15g。每日 1 剂，水煎，分 2 次服。

2011 年 10 月 26 日复诊：耳鸣，舌红，苔薄黄，脉弦数。血常规检查：WBC14.58×10^9/L，Hgb140g/L，PLT166×10^9/L，LYM63%。

原方去酸枣仁。

2011 年 11 月 23 日复诊：耳鸣减轻，舌红，苔薄黄，脉弦。血常规检查：WBC13.59×10^9/L，LYM65%。

原方加半枝莲 30g。

2011 年 12 月 21 日复诊：病情稳定，但多汗，舌胖，苔薄白，脉弦滑。血常规检查：WBC13.07×10^9/L，LYM64.8%。

原方加茯苓至 15g，加浙贝母 15g。

2012年4月18日复诊：一般情况可，无明显不适。血常规检查：WBC14.5×10⁹/L，Hgb144g/L，PLT168×10⁹/L，LYM67.1%。

处方：清半夏10g，茯苓12g，陈皮10g，生甘草10g，浙贝母15g，半枝莲30g，白英15g，白花蛇舌草30g，苦参15g，山慈菇10g，龙葵40g。每日1剂，水煎，分2次服。

2012年6月13日复诊：血常规检查：WBC13.18×10⁹/L，Hb136g/L，PLT137×10⁹/L，LYM68.7%，NE27.8%。

原方加龙葵至45g，加土茯苓15g，夏枯草10g。

药后颈部淋巴结减少，缩小至黄豆大小。

按：慢性淋巴细胞白血病为惰性淋巴瘤，多发于老年人，内虚是病之根本，因虚致病，痰瘀内生，属于中医"瘰疬""癥积"范畴。脾为后天之本，气血生化之源，主运化水湿，脾虚则痰湿内生，日久成瘀，痰瘀癌毒互结，变生诸症。邓老治疗本病以二陈汤为主方加减。二陈汤益气健脾，燥湿化痰，加金银花、土茯苓、山慈菇、龙葵、苦参、白花蛇舌草、半枝莲、炒薏仁等解毒化湿，现代药理证实该类药物有解毒抗癌的作用，酌加夏枯草、浙贝母等清热散结。临证观察多年，中药治疗能有效改善患者临床症状，延长生存期，延缓疾病进展。（中国中医科学院名医名家学术传薪集.人民卫生出版社，2020）

三十九、林 兰

林兰（1938—），浙江青田人。擅长治疗糖尿病，糖尿病合并心、脑、肾及肢体等血管病变，及甲状腺功能亢进、甲状腺炎、甲状腺节结等甲状腺疾病。

参编《糖尿病中西医结合论治》《中西医结合糖尿病学》，主编《中西医结合糖尿病研究进展》，编著《临床中药学》《糖尿病证治研究》等。主审《现代中西医临床内分泌病学》。

1. 瘿病

周某，女，60岁。2010年4月17日初诊。

主诉：双甲状腺次全切术后6年。

现病史：患者6年前因甲亢行双甲状腺次全切除术，手术顺利。1年后，甲亢复发，服甲巯咪唑，不适。后在协和医院行[131]碘治疗。近1年，甲功出现异常，今来诊。刻下症：偶发心慌，周身乏力，夜寐差，无怕热，无多汗，易饥，多食，大便干结。舌质暗，舌苔白腻，脉弦细。

既往史：否认其他特殊病史。查体：中年女性，神志清晰，形体适中，心率80次/分。突眼（－），手抖（＋）。

辅助检查：TSH减低，FT_3 14.06pmol/L，FT_4 31.5pmol/L。

西医诊断：双甲状腺次全切术后。

中医诊断：瘿病。

辨证：阴阳两虚，气滞痰结。

治法：补益阴阳，宽胸化痰。

处方：自拟方加减。

生龙骨 30g，生牡蛎 30g，珍珠母 30g，白芍 10g，生地黄 15g，太子参 12g，五味子 10g，麦冬 12g，柏子仁 15g，炒枣仁 15g，远志 10g，丹参 20g，枳实 10g，薤白 10g，全瓜蒌 15g，郁金 10g。

二诊（2010 年 5 月 20 日）：患者服上方效果佳，心慌明显减轻，乏力明显减轻，纳食改善，睡眠改善，大便干结。舌质暗，边有齿痕，舌苔薄白，脉弦。血压 120/75mmHg。辅助检查：FT_3 4.67pg/dL，FT_4 1.42pg/dL，TSH0.005IU/mL，血糖 6.0mmol/L。

辨证：痰结内阻，心神不宁。

治法：化痰散结，安神定志。

处方：自拟方加减。

生龙骨 30g，生牡蛎 30g，珍珠母 30g，白芍 10g，生地黄 15g，太子参 12g，五味子 10g，麦门冬 10g，柏子仁 15g，炒枣仁 15g，夏枯草 15g，浙贝 10g，连翘 10g，决明子 15g。

按：甲亢手术治疗后复发的常见原因有：未切除甲状腺峡部或锥体叶，或切除的腺体不够，致残留的腺体过多，或甲状腺下动脉未予结扎等。复发甲状腺功能亢进的再次手术常常难以估计，而且容易损伤喉返神经和甲状旁腺。因此，对复发的甲亢，一般以非手术治疗为主。本例患者术后心慌，周身乏力，夜寐差，易饥，多食，大便干结，舌质暗，舌苔白腻，脉弦细，证属阴阳两虚，气滞痰结，治以补益阴阳，宽胸化痰。（中国中

医科学院名医名家学术传薪集. 人民卫生出版社, 2020）

2. 瘿病（甲状腺功能亢进症）

张某，女，31岁。2010年12月16日初诊。

主诉：心悸、怕热、乏力2个月。

现病史：患者自2010年10月出现乏力，心悸，怕热，多汗，有时手抖，性情急躁，大便每日3～4次，查甲功T_4高，诊断为甲亢，口服甲巯咪唑、心得安，服药后病情无变化，睡眠尚可。舌质淡暗，舌苔薄白，脉细数。体格检查：甲状腺Ⅲ度肿大，质硬，无压痛，血管杂音（＋），心率102次/分，心律整齐。

西医诊断：甲状腺功能亢进症。

中医诊断：瘿病。

辨证：阴虚阳亢，气滞痰结。

治法：滋阴潜阳，化痰散结。

处方：自拟方加减。

生地黄15g，生龙骨30g，生牡蛎30g，珍珠母30g，白芍10g，太子参12g，五味子12g，麦冬10g，柏子仁15g，炒枣仁15g，夏枯草20g，连翘10g，浙贝10g，炒白术10g，茯苓20g。

二诊（2010年12月30日）：患者遵医嘱服上方14剂，述服甲巯咪唑后周身瘙痒起皮疹，无渗出，心慌减轻，仍活动后明显，夜寐可，性急，大便次数减少，胃脘胀满，食欲差，月经不调。舌质暗红，舌苔黄腻，脉弦细。体格检查：脉搏84次/分，甲状腺Ⅲ度肿大，质硬，血管杂音可疑，手颤（＋），咽部充血，扁桃体Ⅰ度肿大。

辨证：血热瘀阻。

治法：清热凉血，化瘀通络。

处方：自拟方加减。

当归 12g，白芍 12g，生地黄 15g，川芎 10g，红花 10g，桃仁 10g，牛膝 10g，益母草 15g，丹参 20g，防风 10g，紫草 15g，香附 10g。

其他治疗：①丙硫嘧啶 50mg，每早 2 片，中、晚各 1 片；②阿司咪唑 3mg，qd（晚）；③甲亢宁 3 粒，tid。

三诊（2011 年 1 月 6 日）：患者遵医嘱服上方 7 剂，皮疹基本消失，皮肤瘙痒基本消失，偶阵发心慌，有时汗出较多，易心烦，纳食正常，睡眠正常，二便调，月经不调，量少。舌质暗淡，舌苔白略腻，脉弦细数。体格检查：体重 55kg，心率 110 次/分，心律整齐，甲状腺Ⅲ度肿大，质硬，手抖（+），扁桃体不大。血常规检查未见异常。

辨证：痰瘀互结。

治法：活血化瘀，散结除湿。

处方：自拟方加减。

当归 12g，白芍 10g，川芎 10g，生地黄 20g，红花 10g，桃仁 10g，益母草 20g，香附 10g，丹参 20g，炒白术 10g，茯苓 12g，夏枯草 20g。

其他治疗：①阿替洛尔 12.5mg，bid；②丙硫嘧啶 50mg，bid。

四诊（2011 年 1 月 13 日）：患者遵医嘱服上方 7 剂，无明显不适，夜寐可，无心悸，大便每日 1 次。舌质淡，舌体胖，舌苔黄微腻，脉细数。体格检查：脉搏 108 次/分，目胀，甲状腺Ⅲ度肿大，质硬，无压痛，血管杂音（+），手颤（+）。辅助检查：FT_4 4.23ng/mL，FT_3 11.59pg/mL。

辨证：痰瘀互结。

治法：活血化瘀，散结降逆。

处方：自拟方加减。

当归 12g，白芍 12g，川芎 10g，生地黄 20g，益母草 20g，香附 10g，红花 10g，夏枯草 20g，丹参 20g，连翘 10g，浙贝母 10g，柏子仁 15g。

其他治疗：①阿替洛尔 12.5mg，bid；②丙硫嘧啶 50mg，bid；③甲亢宁 2 粒，tid。

五诊（2011 年 1 月 27 日）：患者遵医嘱服上方 14 剂，无明显不适，夜寐可，轻微眼睑浮肿，大便每日 1～2 次。舌质尖边红，舌苔白腻，脉弦细数。体格检查：脉搏 90 次 / 分，甲状腺Ⅲ度肿大，质硬，无压痛，手颤（＋）。

辨证：阴虚阳亢，气虚血瘀。

治法：滋阴潜阳，补气活血。

处方：自拟方加减。

生龙骨 30g，生牡蛎 30g，珍珠母 30g，白芍 10g，生地黄 20g，太子参 15g，五味子 10g，麦冬 10g，柏子仁 15g，夏枯草 15g，当归 12g，香附 10g，益母草 15g，丹参 20g。

其他治疗：①丙硫嘧啶 50mg，bid；②阿替洛尔 12.5mg，bid；③甲亢宁 2 粒，tid。

按：甲亢患者对抗甲状腺药物过敏出现药物性皮疹，或肝功受损，或白细胞减少，严重影响甲亢患者的治疗，是目前西医尚难解决的一个问题，小剂量西药配合中药开辟了新的治疗途径。本病患者性情急躁，烦躁易怒，或情志抑郁者，或女性伴有月经不调、痛经者，均可从肝经辨证。遵"治风先治血，血行风自灭"之治法，其血热者宜清热凉血，化瘀通络，用紫草、荆芥、防风、白蒺藜、当归、川芎、红花、桃仁、牛膝、益母草、丹参等。(中国中医科学院名医名家学术传薪集.人民卫生出版社，2020)

3. 瘿病（甲状腺功能亢进症）

张某，女，38岁。2010年5月19日初诊。

主诉：反复心悸、易急躁伴手抖1年。

现病史：患者2009年因工作压力大出现急躁，心悸，手抖，在安贞医院检查甲功示甲状腺功能亢进，曾用甲巯咪唑，后改为丙硫嘧啶（50mg, po, bid），体重增加，二便调，现心悸已不明显，乏力。舌质暗红，舌体有齿痕，舌苔白，脉沉细。体格检查：脉搏78次/分，甲状腺Ⅱ度肿大，质中，无血管杂音。甲状腺B超未见异常。

西医诊断：甲状腺功能亢进症。

中医诊断：瘿病。

辨证：阴虚阳亢，气虚痰结。

治法：滋阴潜阳，补气化痰。

处方：自拟方加减。

生龙骨30g，生牡蛎30g，珍珠母30g，白芍10g，生地黄15g，夏枯草15g，浙贝10g，连翘10g，太子参12g，五味子10g，麦冬10g，柏子仁15g。

其他治疗：①丙硫嘧啶50mg, bid；②甲亢宁2粒, tid。

二诊（2010年6月16日）：患者遵医嘱服上方14剂，现仍述乏力，情绪稳定，自汗，无胸闷，无心慌，无饥饿感，二便调。舌质暗淡，舌体有齿痕，舌苔少白，脉弦细。体格检查：神志清楚，心肺（-），甲状腺Ⅰ度肿大，手抖征（-）。2010年6月8日查甲功：FT_3正常范围，FT_4正常范围，TSH0.107IU/mL。

辨证：气阴两虚，痰瘀内阻。

治法：益气养阴，化痰活血。

处方：自拟方加减。

党参 12g，五味子 10g，麦冬 10g，柏子仁 15g，枣仁 12g，半夏 10g，茯苓 15g，枳实 10g，夏枯草 15g，丹参 15g，益母草 20g。

其他治疗：①丙硫嘧啶 50mg，bid；②甲亢宁 2 粒，tid。

三诊（2010 年 7 月 28 日）：患者遵医嘱服上方 7 剂，现患者身觉有力，自汗，无胸闷，无心慌，无口干，无易饥，月经正常，大便正常，小便正常。舌质暗，舌苔少黄，脉沉细。体格检查：突眼（－），心率 76 次 / 分，甲状腺Ⅰ度肿大，手抖（－），无下肢水肿。2010 年 7 月 14 日甲状腺功能检查各项指标均正常。

辨证：阴虚阳亢，气虚痰结。

治法：滋阴潜阳，补气化痰。

处方：自拟方加减。

生龙骨 30g，生牡蛎 30g，珍珠母 30g，白芍 10g，生地黄 15g，太子参 12g，五味子 10g，麦冬 10g，夏枯草 15g，浙贝母 10g，连翘 10g，土茯苓 12g。

其他治疗：①丙硫嘧啶 50mg，qd；②甲亢宁 2 粒，tid。

按：肝肾亏虚是本病发病的内在基础。肝肾阴虚，水不涵木，则肝阳易亢，遇情志、劳累、饮食等外因刺激，夹痰火、瘀血之邪则可诱发。发病之初，以肝肾阴虚、肝阳上亢为主，临床多见烦躁易怒、心慌手抖、口干口苦等。病久则见气阴两伤之证，并有痰浊、瘀血之邪的化生或加重。虚火灼津为痰，血行涩滞，化生痰浊、瘀血之邪，日久不散，更加耗伤气阴，终致气阴两伤之证。虚火灼伤体内阴液，加之肝失疏泄，不能助脾运化，四肢失养，则见形体消瘦；心阴被耗，心失所养，则心悸失眠；肝木乘土，则大便溏泄，大便次数增多；气滞痰瘀结于瘿部，可见甲状腺肿大。治宜滋阴降火，养阴药宜选用轻灵柔和之品，常用药物除生地黄、白芍养肝柔肝外，还有女贞子、墨旱莲、山茱萸、制何首乌等。"壮水之主以治阳光"，滋阴清热既可防止火邪伤阴，又助于痰瘀等有形实邪的消除。临证化痰当以清热为先，清热化痰以散结，常用药物有清半夏、生龙骨、浙贝母、生牡蛎等；祛瘀当以凉血化瘀为法，常用药物有丹参、赤芍、三七等。另外，针对主症变化者可配合太子参、五味子、麦冬、炒枣仁、柏子仁益气养阴，安神定志等。（中国中医科学院名医名家学术传薪集.人民卫生出版社，2020）

4. 瘿病（甲状腺功能亢进症）

赵某，女，56岁。2010年6月15日初诊。

主诉：心慌，消瘦，乏力1年。

现病史：2009年6月无明显诱因出现体重下降，伴乏力，心慌，自汗，在当地医院查甲功，诊断为甲亢，服用他巴唑、沙肝醇4个月，服药后症状较前改善，心悸，睡眠一般，大便正常。舌体胖，舌苔薄白。

既往史：患副鼻窦炎8年。

体格检查：心率80次/分，突眼（-），手抖（+），甲状腺肿大，血管杂音（-）。

西医诊断：甲状腺功能亢进症。

中医诊断：瘿病。

辨证：肝阳上亢。

治法：平肝潜阳，化痰散结。

处方：自拟方加减。

生龙骨 30g，生牡蛎 30g，珍珠母 30g，白芍 10g，生地黄 15g，太子参 15g，五味子 10g，麦冬 10g，柏子仁 15g，炒枣仁 15g，炒白术 10g，夏枯草 15g，浙贝母 15g。

二诊（2010 年 6 月 20 日）：患者遵医嘱服上方 7 剂，近几日感心慌，自汗明显，伴头晕。舌质淡，舌边有齿痕，脉细数。体格检查：心率 84 次 / 分，血压 115/70mmHg。2010 年 6 月 16 日甲功检查：ATG149.5U/mL，FT_4 5.61μg/mL，FT_3 17.93pg/mL。

按：甲亢的病变部位在心、肝、脾、胃、肾，其中又以心、肝、肾为主。肝阴不足，阴精不能上奉清窍，则头眩耳鸣；穷必及肾，乙癸匮乏，木失水涵，则肝风内动。肾水不能上济于心，则心悸、失眠、多梦。治疗上以滋阴补肾、息风止痉为法。（中国中医科学院名医名家学术传薪集．人民卫生出版社，2020）

四十、孔令诩

孔令诩（1939—2015），北京人。当代医家，研究生导师，主任医师。1964 年毕业于北京中医学院中医系，同年赴吉林省中医中药研究所工作。1985 年调入中国中医研究院中医基础理论研究所工作，组建中医养生研究室并担任主任。

参编《中医症状鉴别诊断学》《中医证候鉴别诊断学》《中国大百科全书·传统医学分册》等。

中耳炎

沈某，女，3 岁。初诊时间：2013 年 1 月 30 日。

主诉：中耳炎 7 天，伴咳嗽，痰少。

现病史：患者 3 周前感冒，发热，咳嗽，经正规医院服药输液后，烧退，仍咳嗽。1 周前诊断为中耳炎，经输液、口服药未见好转，来诊。现咳嗽，痰少，舌红前半光，脉细滑。

诊断：中耳炎。

辨证：邪入少阳。外感未能透解，转入少阳，发为中耳炎。

治法：疏利少阳，润燥化痰。

处方：小柴胡汤合桑杏汤加减。

桑叶 9g，杏仁 6g，沙参 15g，黄芩 6g，柴胡 1.5g，浙贝母 6g，白僵蚕 6g，白蒺藜 6g，藁本 3g，玉竹 3g，法半夏 3g，半枝莲 9g，生甘草 2g。7 剂，每日 1 剂，水煎服，早晚分服。

按：孔师言：吞前半光巳伤胃阴，个用太多解表约。（中国中医科学院名医名家学术传薪集．人民卫生出版社，2020）

四十一、周文泉

　　周文泉（1940—），吉林省吉林市人。当代医学家，临床涉及诸科，以辨治老年病见长，其辨治耳鼻咽喉疾病颇具特色。

　　1963年7月毕业于长春中医学院医疗系。毕业后分配到重庆中医研究所任住院医师。1976年6月调交通部医院，同年8月到西苑医院研究生班及心血管病研究室协助工作，1981年正式调入中国中医研究院西苑医院。创建了老年医学及清宫医案研究室、老年病科，1997年成为国家中医药管理局全国中医老年病医疗中心。历任主治医师、副主任医师、研究员、主任医师、博士生导师，科室副主任、主任、中心执行主任。现为全国中医老年病医疗中心学术带头人、中国中医研究院西苑医院老年医学及清宫医案研究室研究员和中央保健委员会会诊专家。享受国务院政府特殊津贴。从事中医、中西医结合临床、科研及教学工作40余年，先后对肾病、心脑血管疾病、清代宫廷医学、老年医学及养生康复医学进行了研究。对中医内科杂证治疗颇有心得。他是冠心病心绞痛标本结合论治的最先提出者之一，倡导并主持起草了《延缓衰老临床观察规范及实验研究规程》，至今仍被广泛采用。他是清代宫廷医学主要研究人员之一。曾主持国家级和部级课题等十余项。发表学术文章160余篇，其中被美国医学文摘收录 6 篇。主编著作有《中国传统老年医学文献精华》《中国养生学精萃》《中国传统养生术》《中医老年病临床研究》《实用中医老年病学》《现代中医延缓衰老学》《中国药膳辨证治疗学》等，参加编写了《实用中医内科学》《传统老年医学》《传统养生康复医学》《实用中医保健学》《中国药膳丛书》《实用中成药》《清宫医案研究》《慈禧光绪医方选议》《实用中医药膳治疗学》等 20 余部医学专著。

1. 外感发热

患者帕某，女，15 岁。2013 年 10 月 28 日初诊。

因"间断发热 2 年，头痛十余天"就诊。患者 2 年前曾因持续发热在当地西医院就诊，但检查未见明显异常，发热断断续续持续近 1 年，后服用汤药热退病愈。之后身体状况一直良好，无发热。今年 9 月 10 日患者受凉后再次出现发热、鼻塞、咳嗽等症状，服用柴胡类、桂枝汤等疏风散寒汤药后，症状一度缓解。持续约 5 天后，无明显诱因体温再次升高，多方就诊疗效不显。症见：患者仍有发热，发热无规律，体温最高可达 39℃，头痛重，以太阳穴痛为主，手足凉，无口干口渴，无汗，无鼻塞流涕，无咳嗽咯痰，纳食一般，喜热食，眠可，大便干，小便可，月经持续 9 ～ 10 天，经期略感腹痛。舌尖红，苔白，脉弦。

辨证：风邪外犯少阳证。

处方：川芎 12g，荆芥穗 10g，防风 10g，白芷 10g，柴胡 15g，黄芩 12g，半夏 10g，藁本 12g，蔓荆子 12g，僵蚕 12g，全蝎 6g，连翘 15g，秦艽 12g，生石膏 30g，鱼腥草 30g。水煎服，每日 1 剂。

患者未再复诊，通过电话随访了解了患者情况如下：患者服用上药3剂后体温逐渐下降，头痛逐渐减轻，到第5剂后体温完全正常，头痛也已缓解，无反复。

按：从西医讲，不明原因的发热，是一个难以解决的问题，不能单纯从感染、肿瘤、自身免疫疾病和血液病等方面的疾病进行解释，就更无从下手进行针对性的治疗。此时中医通过症状及舌脉进行辨证论治，有时可突显疗效。发热原因，分为外感、内伤两类。外感发热，因感受六淫之邪及疫疠之气所致；内伤发热，多由饮食劳倦或七情变化，导致阴阳失调，气血虚衰所致。外感发热多实，见于感冒、伤寒、温病、瘟疫等病证；内伤多虚，有阴虚发热、阳虚发热、血虚发热、气虚发热、虚劳发热、阳浮发热、失血发热等多种证型。发热类型，有壮热、微热、恶热、发热恶寒、往来寒热、潮热、五心烦热、暴热等。以发热时间分，有平旦热、昼热、日晡发热、夜热等。多种情况交互错杂，加大了内伤发热的治疗难度。一诊时患者此次发热是因受凉诱发，故属"外感发热"范畴。患者受凉后已用疏风散寒之品，曾一度有效，体温下降正常。但5天之后再次发热，就诊时发热，伴有太阳穴头痛，无汗，无明显恶寒，表明此时表邪未尽，入里化热。患者头痛明显，以太阳穴为主，为少阳经脉循行部位，即《冷庐医话·头痛》所言"痛在头角部"，故为少阳头痛。周老师抓住头痛这一主症，选用川芎茶调散加减。川芎茶调散主治风邪头痛。其中川芎祛风活血而止头痛，为"诸经头痛之要药"；荆芥、防风疏风散寒止痛，清利头目；白芷、藁本祛风散寒，通窍止痛。上述药物以散未解之表邪。柴胡、黄芩、半夏清少阳半表半里之邪，清热燥湿；连翘、生石膏、秦艽、鱼腥草清热解毒；蔓荆子清利头目。通则不痛，不通则痛。其头痛，经期略有腹痛，有血瘀之象，故予搜风通络止痛之力较强的全蝎治疗头痛；僵蚕祛风、散热、止痛，加强全蝎止痛之力。全方配伍，既有疏风散寒解表、清余邪之品，有清热解毒、清里热之品，又有清少阳之邪，透里出表之品，以及搜风活血、通络止痛之品。全方集祛风解表、清热解毒、通络止痛药于一方，升散中寓有清降，疏风止痛而不温燥，用药后疗效显著。此外，周师认为，不同地域，不同民族，生活习惯不同，用药也应不同，这些因素在辨证论治时都应考虑到。由于患者形体偏胖，新疆人平素嗜食牛羊肉等食物，素体湿与热偏盛，但目前患者的舌苔情况不支持湿浊重，故不从湿论治。（中国中医科学院名医名家学术传薪集．人民卫生出版社，2015）

2. 鼻塞

李某，男，34 岁。2014 年 2 月 24 日初诊。

因"鼻塞、痰多半年"就诊。症见：鼻塞，痰多，无咳嗽，腹胀，口干口渴时有，纳食可，大便近日稍干，夜寐欠佳，尿频，口微苦，舌边尖红，苔厚略黄，脉数。

辨证：肺气失宣证。

处方：辛夷 12g，防风 10g，白芷 12g，升麻 12g，通草 12g，细辛 3g，胆南星 6g，茯苓 15g，木蝴蝶 12g，车前草 15g，白花蛇舌 15g，马鞭草 15g，陈皮 12g，合欢皮 30g。水煎服，每日 1 剂。

2014 年 3 月 3 日二诊：鼻塞缓解，咳嗽减轻，咽部有痰，量不多，夜间为干咳，自觉轻松，鼻中分泌物多，平素经常熬夜，夜眠欠佳，尿频，舌尖红，苔中微腻，脉细数。

辨证：肺气失宣证。

处方：辛夷 12g，防风 10g，白芷 12g，升麻 12g，杏仁

12g，浙贝母 12g，炒枣仁 20g，柏子仁 15g，芦根 30g，鱼腥草 20g，茯苓 30g，木蝴蝶 12g，合欢皮 30g。水煎服，每日 1 剂。

2014 年 3 月 24 日三诊：药后鼻塞消，自觉呼吸畅快，咳嗽好转明显，痰亦减少，夜寐好转，纳食可，小便正常，大便偏干，有时腰痛，舌边尖略红，苔微腻略黄，脉滑。

辨证：痰浊阻肺证。

处方：桑白皮 15g，地骨皮 15g，杏仁 12g，北沙参 15g，炒栀子 12g，桔梗 12g，紫菀 12g，白茅根 20g，火麻仁 15g，石楠藤 15g，狗脊 12g，骨碎补 15g，陈皮 12g，合欢皮 30g。水煎服，每日 1 剂。

按：本案患者初诊时鼻塞、痰多半年，腹胀，时有口干口渴，口微苦，舌边尖红，苔厚略黄，为痰热之象。肺开窍于鼻，鼻塞与肺气失和、宣降失常密切相关，周老师辨证为肺气失宣。处方以辛夷散加减通鼻窍，加胆南星、茯苓、陈皮化痰，木蝴蝶利咽，马鞭草清热通窍，车前草、白花蛇舌草清热利尿，使热从小便去。合欢皮为活动性药物，动静结合，有疏肝理气化痰的作用。

二诊时患者症状好转，效不更方，处方仍以辛夷散加减，加杏仁宣肺，茯苓、浙贝母、鱼腥草、芦根化痰，木蝴蝶利咽，加炒枣仁、柏子仁、合欢皮安神。

三诊时诉药后鼻塞消失，呼吸感通畅，咳嗽好转明显，咯痰减少，有时腰痛，夜寐尚可，无口干渴，纳食正常，小便正常，大便偏干，舌边尖略红，苔微腻略黄，辨证为痰浊阻肺。处方以泻白散加炒栀子清肺，杏仁宣肺，北沙参、白茅根、紫菀润肺止咳，桔梗利咽，火麻仁润肠通便，石楠藤、狗脊、骨碎补补肝肾、强腰膝，陈皮、合欢皮化痰。

辨证时须分清标本缓急，治疗才能层次清晰。本案患者肺气失宣，而出现鼻塞、痰多、小便频症状，急则治标，首先开窍化痰，同时用清热利尿之品，使热从小便而出，邪有出路。宣肺与利尿，上下两条通路，气道贯通。二诊时患者鼻塞已经解决，仍有痰，继续化痰通鼻窍，巩固疗效。三诊时鼻塞、小便频均解决，清肺中余热，并加润肠通便之品，因腰痛，加补肝肾、通络强腰之品。临床治疗抓住其关键问题即能见效。（中国中医科学院名医名家学术传薪集.人民卫生出版社，2015）

3. 咳嗽（上呼吸道感染）

屈某，女，85 岁。2013 年 11 月 11 日初诊。

因"感冒 3 天"就诊。既往有老慢支、冠心病史。症见：咳嗽，喘憋，有痰色白，食道灼热感，口干，纳呆，食欲一般，大便可，小便频，夜寐欠佳，须服安定辅助睡眠，怕冷。舌略暗干少津液，苔薄微黄有裂纹，脉浮细。

辨证：外邪未尽证。

处方：淡豆豉 10g，荆芥穗 10g，桑叶 12g，桂枝 12g，连翘 15g，黄芩 12g，桑白皮 15g，地骨皮 15g，杏仁 12g，生石膏 30g，鱼腥草 15g，苏子 12g，生龙牡各 30g，款冬花 12g。水煎服，每日 1 剂。

2013 年 11 月 18 日二诊：服药后咳嗽减轻，不喘，痰量减少，口鼻干燥，纳食可，小便频，大便可，夜寐欠佳，胸骨后仍热辣，但较前减轻。舌暗红，干燥少津，有裂纹，苔薄少，脉沉细滑。

辨证：肺热蕴盛证。

处方：桑白皮 15g，杏仁 12g，北沙参 15g，淡豆豉 12g，栀子 12g，紫菀 15g，桑叶 12g，地骨皮 15g，浙贝母 12g，生石膏 30g，白芍 15g，酸枣仁 20g，夜交藤 30g。水煎服，每日 1 剂。

2013 年 11 月 25 日三诊：咳嗽，痰多色白，牙痛，口十口渴，大便可，夜寐一般。舌暗紫，苔薄白，边有齿痕，脉细数。

辨证：上焦蕴热证。

处方：当归 6g，黄连 12g，生地黄 12g，丹皮 10g，生石膏 20g，陈皮 12g，黄芩 12g，柴胡 12g，党参 30g，麦冬 12g，五味子 10g，丹参 30g，木香 12g，砂仁 10g。水煎服，每日 1 剂。

2013 年 12 月 2 日四诊：牙痛、口干口渴消，口腔有灼热感，纳食可，二便可，夜寐一般。舌质暗红，苔白微腻。脉细数。

辨证：胃火未尽证。

处方：当归 12g，生地黄 12g，白芍 15g，柴胡 15g，生石膏 30g，党参 30g，麦冬 12g，五味子 10g，酸枣仁 20g，柏子仁 15g，远志 12g，夜交藤 30g。

2013 年 12 月 9 日五诊：精神好转，无口干口渴，纳食可，二便可，不怕冷。舌质暗红，边有齿痕，苔白，脉沉细。

辨证：心气不足证。

处方：党参 30g，麦冬 12g，五味子 10g，丹参 20g，酸枣仁 20g，柏子仁 15g，远志 12g，茯神 15g，珍珠母 15g，当归 12g，白芍 15g，炒白术 12g，陈皮 12g，合欢皮 30g。水煎服，每日 1 剂。

2013 年 12 月 16 日六诊：症状平稳，无不适，口不干不渴，纳食香，二便调，夜寐可。舌暗红，苔薄白，脉沉细。

辨证：气血不足证。

处方：黄芪 30g，当归 12g，白芍 15g，川芎 12g，党参

30g，麦冬 12g，五味子 10g，丹参 30g，木香 10g，砂仁 10g，知母 12g，生石膏 30g，陈皮 12g，合欢皮 30g。水煎服，每日 1 剂。

按：患者既往有慢支病史，初诊时内有宿痰，感冒受邪后，邪气引宿痰扰肺，肺失宣降，而咳嗽、喘憋。患者怕冷，提示表寒未尽；食道灼热，口干，提示温邪上受；胸中热，提示肺中有热。此患者为寒温合邪，肺内有热。舌略暗干，少津液，苔薄微黄，有裂纹，提示内热伤津。辨证为外邪未尽证。治当寒温合法。以淡豆豉、荆芥穗、桂枝散外之寒邪，连翘、桑叶散温邪，泻白散加生石膏、黄芩、鱼腥草清肺保津液，杏仁宣肺气，苏子降肺气，款冬花润肺止咳，生龙牡安神。

二诊时患者诉服药后不怕冷，咽中灼热感消失，仍口鼻干燥，胸骨后仍热，但较前减轻。从症状分析，外邪基本已除，仍有肺热，辨证为肺热蕴盛。治疗清肺润肺，止咳化痰，安神。处方以桑杏汤合泻白散加减。桑杏汤清肺润肺化痰，泻白散泻肺热，加生石膏清肺生津，白芍养阴敛营，酸枣仁、夜交藤安神。

三诊时患者牙痛，口干口渴，提示病位从太阴肺转到阳明胃。但仍有痰，咳嗽，肺火仍在。辨证为上焦蕴热。处方清胃散加减。加陈皮健脾，防寒凉药物伤胃。加柴胡、黄芩清少阳之热，少阳为枢，希冀邪从少阳转出。患者年高，热邪最易伤津耗气，且有冠心病病史，食纳一般，因此，加生脉饮、丹参饮益气养阴，和胃活血通络。

四诊时患者牙痛消，口腔仍觉灼热，口不干不渴，辨证为胃火未尽。处方以生石膏、生地黄清肺胃之热，养胃阴，当归、白芍养血敛阴和营，柴胡散热，生脉饮加酸枣仁、柏子仁、远志、夜交藤益气养心安神。

五诊时患者精神好转，无口干口渴，因热邪留内多日，热邪最易伤津耗气，加上是年高之人，辨证为心气不足。治疗仍以生脉饮加酸枣仁、柏子仁、远志、丹参、茯神、珍珠母养心安神，加当归、白芍、炒白术、陈皮、合欢皮健脾养血活血。

六诊时患者症状平稳，无不适，纳食香，大便成形，夜寐可，舌暗红，苔薄白，此为气血不足证。处方以当归补血汤、四物汤、生脉饮、丹参饮加生石膏、知母合方益气养血活血，加生石膏、知母清热以反佐，陈皮、合欢皮健脾化痰。

患者从寒温合邪感冒，到太阴肺、阳明胃之传变，与《伤寒论》六经传变符合，寒温合邪的治疗有别于《伤寒论》的单纯辛温解表治疗。有温邪外犯，上先受之，辛凉散邪的方法；在阳明胃火牙痛的治疗时，有柴胡、黄芩从少阳解散之治法。结合病史，考虑患者为高龄老年人，温热之邪伤津耗气的特点，治疗时须注重顾护津液，及对心气、心阴的顾护。针对夜寐欠安的特点，注重养心的同时安神。药物丝丝入扣，考虑周全，体现了周老师治病的特点：伤寒与温病、祛邪与扶正的有机结合，时时顾护老年人的生理病理特点，使患者得到全面的治疗，收到满意的疗效。（中国中医科学院名医名家学术传薪集.人民卫生出版社，2015）

四十二、安效先

安效先（1942—），山西省人。当代医学家，临床以儿科见长，其辨治耳鼻咽喉疾病颇具特色。

1968年毕业于北京中医药大学中医系。1968～1978年在山西省右玉县人民医院内科工作。1978年考入中国中医研究院研究生部，师从著名中医儿科专家王伯岳研究员，1980年毕业获医学硕士学位。同年被分配至中国中医研究院西苑医院儿科工作，先后任主治医师、副主任医师、主任医师、儿科副主任及主任。博士研究生导师，第三批全国老中医药专家学术经验继承工作指导老师，西苑医院专家委员会委员，中国中医研究院学术委员会委员，中国中医研究院儿科学术带头人，中华中医药学会儿科专业委员会常务委员，北京中医药学会理事、儿科专业委员会主任委员，北京中西医结合学会儿科专业委员会副主任委员。在临床工作中，重视继承、发扬和创新，主张辨证与辨病相结合，经过长期临床实践，对儿科常见病、多发病及难治病的诊治形成了自己的风格，取得了良好的效果。以中医药理论为指导，结合现代科学理论与方法，从多层次、多角度研究疾病的临床证候、演变规律、辨证论治方法、治疗方药的科学内涵。提出"风痰瘀"为小儿支气管哮喘发病原因，痰瘀闭阻肺络为其病理基础，并在此基础上研制成功"小儿止哮平喘冲剂"，运用于临床收到良好效果。提出心脏"气阴两虚，余毒未尽"是小儿心肌损害的主要病因病理，运用益气养阴、清解余毒方法早期干预防治小儿心肌损害。在临床实践基础上，根据中医理论，对小儿体质特点及小儿预防保健进行了较为系统的研究，提出小儿为"少阳之体"学说。先后发表论文近 40 余篇，主编、参编《中医儿科学》《中西医结合儿科手册》《中药新药临床指导原则》《中药临床药理学》《现代中医内科学》等 10 余部著作。

1. 咳嗽（咳嗽变异性哮喘）

武某，女，4 岁。2010 年 6 月 22 日初诊。

主诉：咳嗽 1 个月。

现病史：患儿于 1 个月前，无明显诱因出现咳嗽，无热，有痰，晨起夜咳，活动后剧烈咳嗽，在外院口服抗生素疗效不佳，昨天流涕，打喷嚏。既往曾出过荨麻疹。否认哮喘家族史。

体格检查：咽红，扁桃体不大，双肺呼吸音清，未闻及干湿性啰音，心腹检查未见异常。舌质红，苔白。

治法：疏风宣肺，降气化痰。

方药：炙麻黄 3g，蝉蜕 6g，苦杏仁 10g，川贝 10g，黄芩 10g，桑白皮 10g，葶苈子 6g，炒苏子 6g，五味子 6g，石菖蒲 6g，仙鹤草 10g，百部 10g。7 剂，水煎口服，每日 2 次，每次 80mL。

2010 年 6 月 26 日二诊：患者病情明显好转，有痰，黄涕。

查体：咽红，扁桃体不大，双肺呼吸音清，未闻及干湿性啰音，心腹检查未见异常。舌质红，苔白。实验室检查：过敏原总 IgE 阳性。

治法：疏风宣肺，清热化痰。

处方：炙麻黄 3g，蝉蜕 6g，苦杏仁 10g，川贝 10g，黄芩 10g，桑白皮 10g，葶苈子 6g，牛蒡子 6g，五味子 6g，石菖蒲 6g，仙鹤草 10g，百部 10g，芦根 10g，车前草 10g，胆南星 6g。7 剂，水煎口服，每日 2 次，每次 80mL。

按：咳嗽变异性哮喘在临床中很常见，是一种特殊类型的哮喘，表现为慢性咳嗽，症状持续或反复发作超过 1 个月，咳嗽常在夜间或清晨发作，痰少，遇冷空气或运动后加重。临床无感染表现，服用抗生素治疗无效，用支气管扩张剂可使咳嗽发作缓解。多数病儿有过敏性鼻炎、过敏性结膜炎、湿疹、荨麻疹等病史或家族遗传史。安老师认为该病应属中医"久咳""久嗽"范畴，多表现为风伏肺络。风有外风与内风之别。外风即外感风寒或风热之邪，内风是指接触过敏原。治法为疏风清肺，解痉止咳。在宣肺降气、清热化痰的基础上，安老师喜用蝉衣、苏叶、地龙、柴胡等疏风解痉。同时由于咳嗽变异性哮喘均为久咳，难免伤肺气，故配伍五味子，收敛肺气，以防麻黄宣肺太过使肺气更伤。（中国中医科学院名医名家学术传薪集.人民卫生出版社，2020）

2. 咳嗽（咳嗽变异性哮喘）

李某，男，13 岁。2004 年 1 月 8 日初诊。

主诉：咳嗽半年，加重 1 周。

现病史：患者于半年前，因感冒出现流涕，继而咳嗽，曾长期服抗生素无明显效果，后服用"美普清"有效，但咳嗽一直未消失。1 周前咳嗽加重，有痰，白黏，白天咳嗽重，晨起流涕、喷嚏，大便干，无喘，活动后咳嗽加重。否认过敏史。

体格检查：咽充血，心肺腹检查未见异常。舌红，苔白。

治法：清宣肺热，润肺止咳。

处方：炙麻黄 5g，麦冬 10g，射干 10g，苦杏仁 10g，川贝 10g，乌梅 6g，葶苈子 6g，炒苏子 6g，青黛 6g，海蛤粉 6g，白果 6g，百部 10g，款冬花 10g。7 剂，水煎服，每日 2 次，每次 200mL。

2004 年 1 月 15 日二诊：咳嗽减轻，凌晨阵咳，痰少，流涕减少，白天仅活动后咳嗽，大便干。查体：心肺腹检查未见异常。舌红，苔白。

治法：疏风解痉，化痰止咳。

处方：柴胡 10g，黄芩 10g，防风 6g，五味子 6g，乌梅 6g，川贝 10g，苦杏仁 10g，葶苈子 6g，炒苏子 6g，款冬花 10g，仙鹤草 10g，百部 10g，蜂房 6g。7 剂，水煎服，每日 2 次，每次 200mL。

后电话随诊，后有感冒咳嗽，但未超过 1 周即痊愈。

按：本例患儿诊断明确，其本为肺阴不足，标为风痰阻络，治以标本兼顾。所以用麻黄、射干、杏仁、葶苈子、苏子、青黛、海蛤粉、白果祛风、清热、化痰，使肺气清肃有常。其中青黛清肝泻火，海蛤壳苦、咸、寒，归肺胃经，清肺化痰，软坚散结，两药合用，共奏清肺泻肝、化痰止咳之效；余药滋养肺阴，化痰止咳。其中乌梅可以收敛肺气，养阴，并且可以抗感染，所以各种阴虚咳嗽均可使用。

二诊时痰热之象减轻，故减少清热化痰药，加柴胡、防风疏肝祛风，调理气机，使气机调畅，升降正常，痰浊自消，咳嗽自止；五味子养阴敛肺，止咳；炙蜂房甘平，入肝、肾、胃经，可祛风除痹，兴阳益肾，镇咳祛痰，安老师常用之治疗哮喘缓解期和慢性咳嗽，尤其是咳嗽变异性哮喘。（中国中医科学院名医名家学术传薪集.人民卫生出版社，2020）

四十三、高荣林

高荣林（1944—），天津市武清县人。当代医家，临床以内科见长，其辨治耳鼻咽喉疾病颇具特色。

1969年毕业于北京中医学院中医系，先后在宁夏西吉县公易卫生院、县人民医院工作。1979年考入中医研究院研究生班，1981年获医学硕士学位，被分配到中国中医研究院广安门医院工作。主任医师，博士生导师，享受国务院政府特殊津贴。曾任广安门医院内三科、内六科、疑难病科主任。兼任中华中医药学会内科分会委员、中华中医内科疑难病专业委员会副主任委员、中华中医药学会内科心病专业委员会委员、中华中医药学会内科肺系病专业委员会委员。师承路志正国医大师，熟悉中医经典理论，崇尚仲景学说，注重五脏关系，强调辨证论治，擅治心肺疾病、睡眠障碍、中医内科疑难病，根据《内经》理论，总结出中医睡眠学说。认为中医睡眠学说包括阴阳睡眠学说、卫气运行睡眠学说和神主睡眠学说。阴阳睡眠学说认为人体阴阳消长出入的变化，决定了睡眠和觉醒的生理活动。从广义来说阴阳失调是睡眠障碍发病的总病机；从狭义来说，阴阳失调是睡眠障碍发病的重要病机所在。阴阳学说解释了中医睡眠的生理与病理，指导着中医对睡眠障碍的诊断、治疗和调养康复。卫气运行睡眠学说主张卫气运行规律周期变化引起睡眠和觉醒的生理现象，睡眠时卫气与营气相会，运行于阴经和五脏。这种认识是相当先进的，值得进一步研究。而神主睡眠学说认为，睡眠和觉醒由神的活动来主宰。神统摄于心，关乎五脏，也就是说睡眠和人体全身的功能活动状态有关，睡眠是人体整体的生命活动形式。这种整体睡眠观，给我们开辟了广泛的研究领域。他治疗睡眠取法中庸，和调阴阳，调整人体的脏腑关系，注重睡眠卫生。著有《睡眠障碍的中医治疗》和《中医睡眠医学》。其他著作还有《中医内科急症》《实用延寿中药学》《董德懋内科经验集》等20部，是《中医症状鉴别诊断学》（第二版）和《中医证候鉴别诊断学》（第二版）的副主编，《中医内科临床手册》和《中国中医研究院广安门医院专家医案精选》的主编，发表学术论文50余篇。承担国家"十五"攻关课题"路志正学术思想及经验研究"。

1. 咳嗽（慢性咽喉炎）

刘某，男，51岁。2012年12月11日初诊。

主诉：感冒5天。

现病史：患者于5天前因受凉出现恶寒、咳嗽，曾输液治疗（具体不详）。刻下症：咽中不适，流涕清黄黏，夜间咳嗽，声哑，痰白量不多，胸不憋，伴心烦阵热，汗出而凉，精神一般，纳少，眠可，大便秘，日一行，小便可。

既往史：体健。

个人史：吸烟史20余年，每日15支。

望闻切诊：神清，精神一般，声音沙哑。舌颤，舌红裂，苔薄，脉沉细，右寸稍浮。

辨证分析：患者感受风寒，寒邪犯肺，肺失宣降，故见咳嗽。

治法：解表化痰。

处方：小柴胡加减。

柴胡 10g，法半夏 9g，黄芩 10g，党参 10g，僵蚕 10g，蝉蜕 10g，桑白皮 15g，知母 10g，前胡 10g，牡丹皮 10g，白芍 15g，酒大黄 10g。7 剂，水煎服，每日 2 次。

二诊（2013 年 12 月 18 日）：患者病情明显好转。现症：流涕止，咽中不适，夜间咳嗽，声哑，痰白量不多，精神一般，纳可，眠可，大便调。

望闻切诊：神清，精神一般，声音沙哑。舌颤，舌红裂，苔薄，脉沉细，右寸稍浮。

治法：宣肺化痰。

处方：止嗽散加减。

紫菀 10g，僵蚕 10g，桔梗 10g，前胡 10g，蜜百部 10g，黄芩 10g，知母 10g，柴胡 10g，白芍 15g，炒酸枣仁 15g，制远志 10g，荆芥 5g，枳壳 10g。7 剂，水煎服，每日 2 次。

服药 7 剂后诸症皆消。

按：医书每将《伤寒论》中"寒热往来，胸胁苦满，默默不欲饮食，心烦喜呕"称为小柴胡汤之"四大主症"，将"口苦、咽干、目眩"三症称为"提纲症"。《伤寒论》原文又有"有柴胡证，但见一证便是，不必悉具"之文。本例患者感冒后出现咽中不适，流涕清黄黏，夜间咳嗽，声哑，痰白量不多，为外邪未尽、肺气不宣之证，并见心烦阵热汗出，汗出而凉等肝肺不调、郁而化热、表里失和之证。证属外寒内热，故治以解表化痰为法，用小柴胡汤疏肝清热，和解表里。后患者流涕止，夜间咳嗽，声哑，宜宣肺化痰，故用止嗽散加减。《素问病机气宜保命集》云："咳谓无痰而有声，肺气伤而不清也。嗽是无声而有痰，脾湿动而为痰也。咳嗽谓有痰而有声，盖因伤于肺气，动于脾湿，咳而为嗽也。"实际上，二者往往不能严格分开。咳嗽的发生，总由肺气失宣所致，治疗当以宣肺为主。全方切中病机，疗效满意。（中国中医科学院名医名家学术传薪集.人民卫生出版社，2020）

2. 咳嗽（上呼吸道感染）

吕某，女，35岁，公司职员。2009年1月9日初诊。

主诉：咳嗽半月余。

现病史：半月前受凉而作咳嗽，流涕鼻塞，身痛，无发热，不恶寒，少汗，咽部不利，沙哑，咽痒，咳嗽，有痰不易咯出，胸痛心悸，无心烦急躁，大便调。未予治疗。刻下症：咳嗽，有痰不易咯出，咽部不利，咽痒，声音沙哑，流涕鼻塞，身痛，不恶寒，少汗，胸痛心悸，无心烦急躁，大便调。

既往史：患者从十余岁始发咳嗽，感冒则作，不分季节。

望闻切诊：神清，面色㿠白。舌淡苔黄，脉沉细。

辨证分析：患者中年女性，咳嗽因受凉而作，伴流涕鼻塞，故为外感风寒之证。又见咳嗽，有痰不易出，伴咽部不利，咽痒，声音沙哑，故为痰热内蕴。综合舌脉，病属咳嗽，辨证为肺气失宣，痰浊蕴肺，肝侮腑滞，病位在肺，预后良好。

治法：宣肺清热，化痰止咳。

处方：白牛宣肺汤加减。

炙麻黄3g，桃杏仁各9g，牛蒡子10g，僵蚕10g，前胡10g，荆芥6g，黄芩10g，桑白皮15g，薄荷6g，太子参10g，白芍10g，甘草6g。7剂，水煎服，每日1剂，分2次服。

药后诸症尽消。

按：本例病人属外感咳嗽，风寒外束，痰热内蕴，俗谓"寒包火"，治以宣肺清热、化痰止咳取效。肺为娇脏，易寒易热，为病广泛，易病难治。治咳要点：①咳嗽治重宣肺；②止咳必借调肝；③常需清化通润；④务使药力入肺。具体应用以宣肺散邪为第一要义。日久不愈，咳声重浊，咽喉作痒，为外邪未尽，仍要宣肺，投以白牛宣肺汤（高主任经验方，组方：炙麻黄、桃杏仁、牛蒡子、僵蚕、荆芥、薄荷、前胡等）。阵咳呛咳，心烦急躁，甚则面赤汗出，脉左关弦滑者，责之肝侮肺逆，当兼治肝，入黛蛤散、炒栀子、牡丹皮、白芍。治疗咳嗽，清肺用黄芩、生石膏、桑白皮之属；化痰用陈皮、半夏，痰热用胆南星、瓜蒌；肺与大肠相表里，凡便秘、大便不畅者，佐以通腑，选熟军、槟榔、火麻仁等药（中国中医科学院名医名家学术传薪集.人民卫生出版社，2020）

3. 咳嗽（支气管炎、慢性咽炎）

李某，男，85岁。初诊：2012年10月30日。

主诉：反复咳嗽30余年。

现病史：患者于30年前因开始吸烟，出现咳嗽，咳黄痰。经各方诊治，效果时好时差。刻下症：咳痰，不易咯，痰黏，憋闷，咽痒或甜，行动则喘，少汗恶寒，伴心烦，精神一般，纳少，眠可，大便秘，小便可。

望闻切诊：神清，精神一般。舌红裂，苔黄中稍厚腻，脉双关弦滑。

辨证分析：患者饮食不节，损伤脾胃，脾失健运，湿浊内生，上壅于肺，肺失宣降，故见咳嗽。

治法：清热化痰。

处方：白牛宣肺汤合三子养亲汤加减。

芦根 30g，白茅根 30g，桃仁 9g，杏仁 9g，薏苡仁 30g，冬瓜仁 15g，僵蚕 10g，牛蒡子 10g，炙麻黄 3g，白芍 15g，牡丹皮 10g，黛蛤散 5g，火麻仁 10g，紫苏子 10g，莱菔子 10g，北沙参 30g，白芥子 3g。7 剂，水煎服，每日 2 次。

二诊（2012 年 11 月 10 日）：咳痰减轻，不易咯，痰黏，憋闷，咽痒，行动则喘，少汗恶寒，伴心烦，精神可，纳可，眠可，大便秘，小便调。

望闻切诊：神清，精神可。舌红裂，苔黄中稍厚腻，脉双关弦滑。

处方：原方加减。

炙麻黄 3g，桃仁 9g，炒杏仁 9g，僵蚕 10g，牛蒡子 10g，牡丹皮 10g，黄芩 10g，黛蛤散 6g，莱菔子 15g，紫苏子 10g，葶苈子 10g，熟地黄 10g，当归 10g，法半夏 9g，柴胡 10g，陈皮 10g，连翘，10g。7 剂，水煎服，每日 2 次。

服药 14 剂后诸症皆消。

按：患者老年男性，中气虚弱，运化不健，水谷精微化而为痰，痰壅气逆，肺失肃降，以致食少痰多，咳嗽喘逆等。宿疾本趋平伏，偶感风邪引动，是当先取其表标，后安其根本，故以白牛宣肺汤为主。《韩氏医通》云："三士人求治其亲，高年咳嗽，气逆痰痞，甚切。予不欲以病例，精思一汤，以为甘旨，名三子养亲汤，传梓四方。"故合用三子养亲汤，方中选用白芥子温肺利气，快膈消痰；紫苏子降气行痰，使气降而痰不逆；莱菔子消食导滞，使气行则痰行。"三子"均系行气消痰之品，根据"以消为补"的原则，合而为用，各逞其长，可使痰消气顺，喘嗽自平。（中国中医科学院名医名家学术传薪集．人民卫生出版社，2020）

4. 感冒（上呼吸道感染）

宇某，女，41岁。2010年5月10日初诊。

主诉：感冒咽痛、咳嗽1周。

现病史：其子女罹患肺炎后，患者亦于上周开始出现发热、咽痛，体温最高37.9℃，曾在东方医院诊治，昨天开始体温恢复正常。刻下症：咽痛，有痰，无发热，少许汗出，稍恶寒，咽到两耳连线处觉疼痛，稍觉急躁，恶心，胃脘不适，腰痛隐隐，疲乏，纳可，二便调。

既往史：既往体健。

望闻切诊：神清，面红。舌尖红，苔黄厚，脉左关弦滑，右沉细。

治法：宣肺清化。

处方：蒿芩清胆汤加减。

青蒿10g，黄芩10g，柴胡10g，法半夏9g，竹茹9g，枳实10g，陈皮10g，茯苓15g，草河车6g，玄参30g，桔梗10g，甘草6g，栀子3g。7剂，水煎服，每日1剂，分2次服。

服药5剂，病告痊愈，又携其子女前来就诊。

按：患者中年女性，既往体健，自疑时疫病因，发热后缓解，但咽到两耳连线处觉疼痛，腰痛隐隐，患者少阳郁热，故见急躁，少许汗出，稍恶寒。加之恶心有痰，胃脘不适，知其兼夹痰湿。综合舌脉，病属感冒，辨证为少阳郁热，兼夹痰湿，病位在胆、三焦。患者感受外邪，内蕴痰湿，湿遏热郁，阻于三焦，三焦气机不畅，少阳枢机不利，诸症得见，治疗以蒿芩清胆汤泻胆火，和胃化痰，佐以桔梗甘草汤和玄参、草河车清利咽喉，使胆热清，痰湿化，气机畅，胃气和，咽喉利，诸症均解。（中国中医科学院名医名家学术传薪集.人民卫生出版社，2020）

四十四、冯兴华

冯兴华（1945—），山东省济市人。当代医家，临床以治风湿免疫科疾病见长，其辨治耳鼻咽喉疾病颇具特色。

1966 年 9 月毕业于山东省济南中医进修学校中医大专班，从师于侯汉忱、焦勉斋、郑毓桂、张之菡等山东省著名老中医。毕业后先后在济南遥墙卫生院、济南郭店铁矿职工医院、济南铁厂职工医院工作。1983 年 7 月毕业于中国中医研究院研究生部，从师于方药中、谢海洲等全国著名老中医，获硕士学位。1983 年毕业后在中国中医研究院广安门医院风湿免疫科工作至今。曾任广安门医院风湿免疫科主任、广安门医院专家委员会委员、博士生导师。兼任中华中医药学会风湿病专业委员会副主任委员、北京中医药学会风湿病专业委员会副主任委员、北京中西医结合学会风湿病专业委员会副主任委员。在类风湿关节炎、强直性脊柱炎、系统性红斑狼疮、干燥综合症、硬皮病、皮肌炎、骨关节炎、痛风等多种风湿性疾病及内科杂病的中医治疗方面，积累了丰富经验。主编《中医内科临床手册》，担任《系统性红斑狼疮》副主编，以及《实用中医风湿病学》《中医症状鉴别诊断学》《中医证候鉴别诊断学》编委，参加了《中国基本中成药》《中华风湿病学》等著作的编写工作。他发表论文多篇，主持国家、省部级课题多项。

1. 狐惑（白塞病）

张某，男，41 岁。2011 年 5 月 20 日初诊。

主诉：反复发作口腔溃疡 10 余年，伴下肢结节红斑反复发作 4 年，加重 1 个月。

现病史：就诊时患者小腿处散在结节红斑，色鲜红，触痛，局部皮温高，下肢沉重，伴舌面溃疡，乏力，纳呆，眠安，二便调。舌红，苔黄厚，脉细数。

辨证：湿热蕴毒交结不解，侵及血分，深入经络，气血逆乱，邪循经脉流注下肢，血脉凝结，发为下肢结节红斑。

治法：清热利湿解毒，化瘀散结。

处方：四妙勇安汤加味。

玄参 15g，金银花 30g，当归 15g，赤芍 30g，川芎 15g，红花 10g，莪术 9g，连翘 15g，公英 15g，炒栀子 10g，丹参 30g，牛膝 15g，黄柏 10g，生薏米 30g，穿山甲 10g，生甘草 6g。28 剂，水煎服，每日 2 次。

二诊（2011 年 6 月 30 日）：患者病情明显好转，下肢结节红斑明显减小，色暗，无新发，舌面溃疡已愈，仍感乏力，下肢沉重。

处方：上方加生黄芪 60g，玄参 15g，夏枯草 15g。28 剂，水煎服，每日 2 次。

药后患者口腔溃疡愈合，下肢结节红斑减少，病情好转。

按：在四妙勇安汤的基础上加用赤芍、川芎、红花、莪术、丹参以活血通络。更加穿山甲，味淡性平，气腥而窜，"其走窜之性，无微不至，故能宣通脏腑，贯彻经络，透达官窍，凡血凝血聚为病，皆能开之"（《医学衷中参西录》）。加用连翘、公英、炒栀子以清热解毒，连翘亦能散结；黄柏、生薏米清热燥湿；牛膝引药下行。

二诊时，重用生黄芪60g益气以散瘀，《本草便读》云："黄芪之补，善达表益卫，温分肉，肥腠理，使阳气和利，充满流行，自然生津生血，故为外科家圣药，以营卫气血太和，自无瘀滞耳。"并加用夏枯草，散结解热，可"愈一切瘰疬湿痹"。（中国中医科学院名医名家学术传薪集.人民卫生出版社，2020）

2. 狐惑（白塞病）

王某，男，24岁。2011年3月11日初诊。

主诉：口腔溃疡反复发作2年余，加重1个月。

现病史：患者于2009年1月无明显诱因出现反复发作口腔溃疡，曾有外阴溃疡及眼炎发作，于当地医院确诊为白塞病，给予激素及反应停治疗，服用半年后症状减轻，自行停药。刻下症：口腔黏膜及舌面多处溃疡，溃疡面深大，疼痛难忍，无法进食，大便干，四日未行，小便黄。无外阴溃疡，无眼炎，无关节肿痛，无发热，无皮疹。舌红，苔黄厚腻，脉滑数。实验室检查：ESR37mm/h，CRP47mg/L。

辨证：本例患者为青壮年男性，以口腔溃疡、大便干结为主要特点，辨证为湿热蕴毒、壅结脾胃证。

治法：清热燥湿，解毒化浊。

处方：芩连平胃散合白虎汤加减。

黄连10g，黄芩10g，苍术15g，厚朴10g，陈皮10g，藿香10g，防风10g，生石膏30g，知母10g，玄参30g，赤芍30g，竹叶10g，炒栀子10g，丹皮10g，生甘草10g。14剂，水煎服，每日2次。

二诊（2011年3月25日）：患者病情好转，口腔溃疡明显减轻，已能进食，纳呆，二便调。舌红，苔薄黄，脉滑数。

处方：上方去生石膏，加白术10g，茯苓10g。28剂，水煎服，每日2次。

药后患者病情好转，口腔溃疡明显减轻，病情基本缓解。

按：本例患者为青壮年男性，以口腔溃疡、大便干结为主要特点，辨证为湿热蕴毒、壅结脾胃证。芩连平胃汤出自《医宗金鉴》，方中黄芩"其性清肃，所以除邪；味苦所以燥湿；阴寒所以胜热，故主诸热"（《本草经疏》）；黄连，去中焦湿热而泻心火，且"诸痛痒疮，皆属于心，凡诸疮宜以黄连"（《脾胃论》）；苍术辛香苦温、燥湿健脾，厚朴芳化苦燥、行气化湿，陈皮理气和胃、燥湿醒脾，甘草调和诸药，共奏清热燥湿、运脾和胃之功。配以白虎汤之生石膏、知母泄胃中久蕴热毒之邪；加用藿香芳香化浊，善理中州湿浊痰涎；玄参、赤芍、竹叶、丹皮、生甘草、炒栀子清热解毒，泄热凉血；犹在妙用防风，取其"火郁发之"之意。诸药合用，使湿浊化、热毒清而病自愈。（中国中医科学院名医名家学术传薪集.人民卫生出版社，2020）

四十五、王书臣

王书臣（1945—），河北雄县人，当代医家。对呼吸系统疾病有深入的研究，特别是在呼吸系统疾病的治疗方面颇有造诣，主要涉及支气管哮喘、肺栓塞、肺心病、肺气肿、慢支、肺纤维化及免疫系统疾病等内科疑难杂症，其辨治耳鼻咽喉疾病亦颇具特色。

1. 鼻鼽（过敏性鼻炎）

孙某，女，42岁。初诊日期：2012年5月29日。

主诉：鼻塞、流涕1个月余。

初诊：患者过敏性鼻炎病史10余年，春秋季好发。1个月前无明显诱因出现鼻塞，流清涕，喷嚏时作，伴眼干眼痒，遇风加重，偶咳，基本无痰，舌质淡，苔白，脉滑。

既往史：支气管扩张病史5年，否认其他疾病史。

过敏史：自诉对尘螨、花粉过敏。

体格检查：心肺查体未见异常。

西医诊断：过敏性鼻炎，支气管扩张。

中医诊断：鼻鼽。

辨证：肺卫不固，风邪袭窍。

治法：益卫固表，祛风通窍。

处方：黄精20g，蜜麻黄10g，辛夷12g，杏仁12g，车前草30g，白芷15g，苏叶12g，苏子12g，生石膏30g，黄芩15g，黄连10g，穿山龙30g，地龙15g，苦参15g，赤芍20g，炒僵蚕20g，蜂房10g，炙黄芪30g，防风10g，姜半夏10g，生甘草10g。7剂，水煎服，每日1剂。

二诊（2012年6月12日）：服药后症状缓解，停药后有反复，鼻塞，流涕，喷嚏，舌质淡，苔白，脉滑。

上方去生石膏、苏子，加野菊花10g，苍耳子10g。7剂，水煎服，每日1剂。

三诊（2012年6月19日）：服药后诸症缓解，偶有鼻塞，流清涕，基本不咳，舌质淡，苔白，脉滑。

上方去车前草、姜半夏、生甘草，加玄参20g，麦冬20g，桑白皮20g。7剂，水煎服，每日1剂。

按：王老师认为，过敏性鼻炎总属本虚标实之证，临证中首先应注意与普通感冒鉴别，许多患者就诊时往往自述"近期反复感冒，症状稍有缓解又感冒"，其实不然，相当一部分患者是罹患了过敏性鼻炎，鉴别要点是普通感冒常有明显的寒热表象，而过敏性鼻炎则无此特点，所以用药宜平和，不宜过用寒凉或温热。其次用药不宜遵循感冒病"中病即止"的原则，疗程宜适当延长，原因为过敏性鼻炎内因为脏腑虚弱，正气不足，补虚固本非一朝一夕之功，中病即止易使病情反复发作，只有肺卫得固才能保证病情稳定。最后是祛风通窍药物的应用，辛夷、白芷、苍耳子、野菊花等是常用的宣肺通窍药物，还应注重使用僵蚕、地龙、蜂房等虫类药物搜风通窍。

王师点评：该病与患者的体质有关，多因先天不足，后天失养，治疗宜宣肺通窍，清肺化痰。方中黄精、黄芪、防风、

蜂房的使用是治其本，是缓解病情，延缓反复发作的关键。（中国中医科学院名医名家学术传薪集．人民卫生出版社，2020）

2. 咳嗽（咳嗽变异性哮喘）

周某，女，36岁。初诊日期：2013年4月9日。

主诉：咳嗽反复发作4年，加重1周。

现病史：患者4年前无明显诱因出现咳嗽，干咳少痰，时轻时重，每遇春秋、异味及着凉后发作，2010年在某医院做过敏原试验，提示对尘螨、花粉、霉菌等过敏，并做气道激发试验，诊断为咳嗽变异性哮喘，间断西医对症治疗。7天前着凉后咳嗽再次加重，遂来我院就诊。刻下症：阵发性咳嗽，咯少量黏液性痰，鼻塞，流涕，色白，咽干咽痒，畏寒，乏力，时有胸闷，胸胁部胀痛，善太息，纳可，小便可，大便偏干，夜眠欠安。舌淡，苔薄白，边有齿痕，脉沉弦细。

既往史：过敏性鼻炎病史10余年。

西医诊断：咳嗽变异性哮喘。

中医诊断：内伤咳嗽。

辨证：肾不纳气，风邪袭肺，肝气不疏。

治法：补肾养阴，祛风止咳，疏肝理气。

处方：仙茅20g，淫羊藿20g，僵蚕12g，防风12g，地龙15g，黄芩15g，黄连10g，半夏10g，干姜10g，五味子10g，香附12g，瓜蒌30g，厚朴10g。7剂，水煎服，每日1剂，分2次服用。嘱患者尽量远离刺激性气味，如花粉、油烟、油漆、辣椒等。

二诊（2013年4月16日）：咳嗽明显减轻，仍有流涕，鼻塞，胸闷，胸胁部胀痛好转，大便已调，夜眠好转，舌脉同前。

前方去瓜蒌，加辛夷10g，苍耳子10g，郁金20g。再服

7剂。

三诊（2013年4月23日）：患者偶咳，无痰，鼻塞、流涕好转，无咽干咽痒，偶有胸闷，胸胁部胀痛，效不更方。

前方继服14剂后，患者上述症状消失，停药6个月后随访未复发。

按：王老师认为，咳嗽变异性哮喘属于"咳嗽"范畴中的内伤咳嗽，虽然与外邪致病有一定关系，但其多为久咳，伤气伤阴，以正虚为主。王老师提出体质的差异性决定着个体对某些疾病的易感性，咳嗽变异性哮喘与哮喘患者同样是内有"宿根"，所谓"宿根"即中医学特殊禀赋体质类型，即先天肾精不足。通过补益先天之肾精，可使"正气存内，邪不可干"。同时根据现代医学补肾可以改善人体内环境，促进皮质激素的分泌，从而减轻气道的变应性炎症和高反应性的观点，治疗时当抓住根源，即从肾论治。王老师指出，风邪在致病中起到重要作用，治疗时须加以重视，所谓"风盛则痒""风盛则挛急"。咳嗽变异性哮喘患者常先表现为咽痒，然后刺激性咳嗽，王老师认为符合风邪致病的特点。患者多因肝肾之阴不足，虚阳之气上浮，虚风内伏于体，又感外邪，外邪引动内风，而表现为顽固性咳嗽。即"内外合邪"而致咳。祛风法既包括祛外风又包括息内风，常以防风、蝉衣等除外在之风邪，以僵蚕、地龙等虫类药物息身体内在之风。

王师点评：咳嗽变异性哮喘属于难治性咳嗽，容易被忽视，反复咳嗽，久治不愈。该病的关键是了解病人咳嗽的特点，不同于慢性支气管炎和感冒后咳嗽，肺功能检查有助于诊断。（中国中医科学院名医名家学术传薪集．人民卫生出版社，2020）

四十六、林洪生

林洪生（1949—），女，汉族。当代医家，临床以肿瘤科见长，其辨治耳鼻咽喉肿瘤颇具特色。

1976 年毕业于北京中医学院中医系。主任医师，博士生导师。现任中国中医研究院广安门医院肿瘤科主任、全国中医肿瘤医疗中心副主任、国家中医药管理局重点研究室主任。兼任中华中医药学会肿瘤专业委员会副主任委员、中国中西医结合学会肿瘤专业委员会副主任委员、中华中医药学会养生康复学会副主任委员等。从事中医、中西医结合治疗肿瘤的临床和科研工作近几十年，通过向余桂清、段凤舞、张代钊等中医中西医结合治疗肿瘤老前辈的学习和经验整理，并通过自己的临床实践，提出许多新的思路和方法。发表论文几十篇，主持国家及省部级课题多项。

1. 鼻咽癌

李某，女，56 岁。2006 年 3 月 16 日初诊。

鼻咽癌确诊 4 年。

患者 2002 年于当地医院确诊为鼻咽癌，行放化疗治疗。2005 年复查提示鼻咽癌复发，后对病灶行放疗治疗，治疗期间出现急性乳突炎，被迫停止放疗。现患者慢性乳突炎，伴耳内闷胀感，耳鸣，听力下降。体力差，易疲劳，鼻干，鼻塞，口干，牙龈肿痛，纳眠可，二便调。检查：胸部 CT 提示颈部多枚小淋巴结，右下肺胸膜处可见结节影。舌红，苔白，有剥脱，少津，脉沉细。谨遵治则治法，辨证施治。

处方：法半夏 10g，苏梗 10g，蒲公英 10g，金银花 10g，补骨脂 12g，当归 12g，党参 12g，川牛膝 10g，百合 12g，石斛 10g，白芍 12g，辛夷 10g，白英 15g，蛇莓 15g，徐长卿 15g，半枝莲 15g。水煎服，每日 1 剂，连服 90 剂。

配合服用西黄解毒胶囊（每次 0.75g，每日 2 次）。外用四黄膏涂抹于乳突及耳道内，玉红膏涂抹于鼻腔内。

二诊（2006 年 6 月 27 日）：患者自述体力较前明显好转，乳突炎较前显著改善，鼻干口干减轻，仍伴有耳鸣，但耳内闷胀感较前缓解，纳食不香，余同前。复查胸部 CT：颈部小淋巴结较前减少，胸膜下结节影较前缩小。舌红，苔白，脉沉细。

按原治则治法继续施治，并加以消水利肿之药。

处方：生地黄 12g，元参 10g，石斛 15g，辛夷 12g，天冬 12g，麦冬 12g，猪苓 12g，茯苓 12g，党参 12g，川牛膝 10g，醋莪术 10g，桑白皮 12g，焦神曲 15g，枸杞 12g，龙葵 15g，土茯苓 15g，绿萼梅 15g。汤药、中成药以及外用药使用方法同前。

后定期复诊，病情稳定，春秋两季偶发牙龈炎，鼻内分泌物多，根据具体病情变化在原方基础上调整用药，停用外用药。

至 2011 年开始中药汤剂隔日 1 剂，西黄解毒胶囊服用同前。

至 2015 年 3 月 24 日复诊，患者病情稳定，慢性乳突炎痊愈，停药。

按：该例患者系鼻咽癌放疗后放射性损伤，即引起乳突炎症、口腔干燥症、耳鸣听力下降、鼻黏膜萎缩等，西医治疗收效甚微。中医认为，放射线为热毒之邪，易干耗气伤阴。肺开窍于鼻，鼻咽癌放疗后所致口干鼻干、鼻塞不通当系肺之气阴不足，宣降失职。该患者因放射线反复照射，热毒蕴结于皮肤，即发急性乳突炎，余毒不清，遂转为慢性，同时伴发反复牙龈肿痛。肾开窍于耳，热毒伤及肾阴，阴虚内热，虚热上扰，故见耳鸣、听力下降、耳内闷胀等诸多并发症。林洪生教授针对放射性损伤，多以养阴生津、清热解毒、凉补气血之法治之，同时加用辛夷祛风通窍，法半夏化痰散结，川牛膝引火下行等对症之药，以改善头颈部不适症状。加用广安门医院院内制剂西黄解毒胶囊可有效地增加抗癌散结的作用，控制病灶，外用四黄膏和玉红膏可有效地促进皮肤黏膜的修复。内外同治，标本同疗，有效地促进了患者康复。（中国中医科学院名医名家学术传薪集.人民卫生出版社，2015）

2. 感冒（上呼吸道感染）

李某，男，61岁。2012年5月15日初诊。

主诉：反复外感伴汗出乏力3年。

现病史：患者3年前诊断为右肺非小细胞肺腺癌，双肺及纵隔淋巴结转移，后行手术、放疗、化疗等治疗。治疗结束后，患者诉易患感冒，平素易于疲劳，动辄汗出，恶风畏寒，以季节交替为甚。7天前又患感冒，现已好转。就诊时自汗恶风，乏力明显，偶有咳嗽，痰多，胸闷气短，食欲不振。舌淡，苔薄白，脉弱。

西医诊断：上呼吸道感染。

中医诊断：感冒，属表里气虚，卫外不固。

治法：益气扶正，固表止汗，解毒散结，兼以止咳化痰。

处方：玉屏风散加减。

生黄芪30g，焦白术10g，防风12g，法半夏10g，浙贝母10g，党参12g，枇杷叶10g，天南星10g，续断10g，茯苓10g，三七粉3g，金荞麦15g，白英15g，八月札15g，鱼腥草10g。水煎服，每日1剂，连服14天。

二诊（2012年5月29日）：服药后自汗、恶风、乏力及咳嗽痰多症状明显缓解，胸闷气短及食欲不振减轻，余无明显不适，舌淡，苔薄白，脉沉。

上方去枇杷叶、天南星、鱼腥草，加枳壳10g行气宽胸散结，加黄精10g益气养阴，健脾益肾。继予14剂巩固疗效。

患者自2012年5月至12月一直在林教授门诊随诊，且均以玉屏风散为主方进行治疗，历经夏秋冬三季，未曾感冒，且无明显自汗恶风及乏力易疲劳等症状。

按：林教授认为，肺癌感冒多由于表里气虚易感风邪所致，治风者，"不患无以驱之，而患无以御之"。治疗宜使风去而不复来，因此益气固表为气虚外感的治本之法。林教授根据肺癌的疾病特性，主张辨病与辨证相结合。肺癌多有肺气虚衰、表里不固之证，故患者常自诉易患感冒、疲劳乏力、动则汗出等，尤以季节交替时更为多见。而玉屏风散主要适用于卫气虚弱而不固表，表虚则腠理疏松，易感风邪，卫表不固，营不内守，则津液外泄的自汗恶风之证。玉屏风散与该案病证达成了高度的方证对应。林教授应用玉屏风散益气固表，在扶正的基础上祛风散邪或防邪入侵，预防肺癌的气虚外感，防止反复发作，疗效显著。（中国中医科学院名医名家学术传薪集．人民卫生出版社，2015）